体育院校通用教材

健康教育学

何本祥　主编

全国体育院校教材委员会　审定

人民体育出版社

图书在版编目（CIP）数据

健康教育学 / 何本祥主编 . -- 北京：人民体育出
版社，2023（2024.12 重印）

ISBN 978-7-5009-6337-0

Ⅰ . ①健… Ⅱ . ①何… Ⅲ . ①健康教育学 Ⅳ .
① R193

中国国家版本馆 CIP 数据核字（2023）第 127818 号

*

人 民 体 育 出 版 社 出 版 发 行
天 津 中 印 联 印 务 有 限 公 司 印 刷
新 华 书 店 经 销

*

787×1092 16 开本 16 印张 336 千字
2023 年 9 月第 1 版 2024 年 12 月第 2 次印刷
印数：6,001—11,000 册

*

ISBN 978-7-5009-6337-0
定价：60.00 元

社址：北京市东城区体育馆路 8 号（天坛公园东门）

电话：67151482（发行部）　　　邮编：100061

传真：67151483　　　　　　　　邮购：67118491

网址：www.psphpress.com

（购买本社图书，如遇有缺损页可与邮购部联系）

编委会

主　　编　　何本祥　成都体育学院

副 主 编　　李军汉　成都体育学院
　　　　　　李红娟　北京体育大学
　　　　　　庄　洁　上海体育大学

编 写 成 员　（按姓氏笔画为序）
　　　　　　王洪丹　吉林体育学院
　　　　　　王　琳　郑州大学体育学院
　　　　　　王　磊　武汉体育学院
　　　　　　冯　宁　沈阳体育学院
　　　　　　邢建辉　河北体育学院
　　　　　　庄　洁　上海体育大学
　　　　　　刘　涛　西安体育学院
　　　　　　汤　强　南京体育学院
　　　　　　李庆雯　天津体育学院
　　　　　　李军汉　成都体育学院
　　　　　　李红娟　北京体育大学
　　　　　　何本祥　成都体育学院
　　　　　　徐国琴　广州体育学院
　　　　　　常　凤　哈尔滨体育学院
　　　　　　崔玉鹏　首都体育学院
　　　　　　董　琛　山东体育学院

编委会秘书　　王　坤　成都体育学院
　　　　　　张玮扬　成都体育学院

健康是青少年全面发展的基础，加强普通高等学校健康教育、提升学生健康素养，是贯彻落实党的教育方针，全面实施素质教育、促进学生全面发展、加快推进教育现代化的必然要求，是贯彻落实《"健康中国 2030"规划纲要》，建设健康中国、全面提升中华民族健康素质的重要内容。

近年来，各地高校在推进健康教育、提升学生健康素养方面做了大量工作，取得了积极进展，但健康教育的覆盖面不广、针对性不强、措施落实不到位等问题仍然存在；部分学生健康意识淡漠，维护和促进自身健康能力不足，锻炼不够、睡眠不足、作息不规律、膳食不合理等不健康生活方式正在成为影响学生健康的危险因素。

健康教育作为教育的重要内容，是素质教育的重要标志，现已成为解决现代社会公共健康问题的核心策略。《"健康中国 2030"规划纲要》明确提出加大学校健康教育力度，"将健康教育纳入国民教育体系，把健康教育作为所有教育阶段素质教育的重要内容"。普通高等学校健康教育是中小学健康教育的延续和深化，是全民健康教育的重要组成部分。

学校体育是实现立德树人根本任务、提升学生综合素质的基础性工程，是加快推进教育现代化、建设教育强国和体育强国的重要工作。《关于全面加强和改进新时代学校体育工作的意见》《关于深化体教融合　促进青少年健康发展的意见》等文件明确要求，加强学校体育工作，树立"健康第一"的教育理念，推动青少年文化学习和体育锻炼协调发展，帮助学生在体育锻炼中享受乐趣、增强体质、健全人格、锤炼意志，实现"文明其精神、野蛮其体魄"和"以体育智、以体育心"的独特功能。体育作为促进健康、推动健康关口前移的重要途径和全面育人的重要内容，需要系统的健康教育作为支撑和保障。

教材是人才培养的重要载体和支撑，高质量的教材是培养合格人才的基本保证，对专业人才培养目标的达成尤为重要，直接关系党的教育方针的有效落实和教育目标的全面实现。目前，健康教育学的教材建设相对滞后，相关课程资源也比较匮乏。因此，编

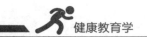
写一部能满足体育学类本科专业学生学习需要的健康教育学教材甚为重要和迫切。为进一步加强高校健康教育，提升学生健康素养，促进学生身心健康和全面发展，帮助大学生树立健康意识，掌握维护健康的知识和技能，形成文明、健康的生活方式，提高自身健康管理能力，增强维护全民健康的社会责任感，编委会结合多年大学体育和健康教育的教学科研实践经验编写了本教材。

　　本教材在编写过程中，坚持以习近平新时代中国特色社会主义思想为指导，贯彻落实"教育强国、人才强国、体育强国、健康中国"战略部署要求，落实立德树人根本任务，全面融入课程思政内容，知识结构系统完整，符合体育学类专业特点，并充分吸收和借鉴同类教材先进经验和做法，凝聚了全国体育院校教育工作者的集体智慧和心血。本教材的不足之处，将于再版时修订完善，敬请各位专家学者及广大师生提出宝贵的意见和建议，共同为健康教育事业的发展贡献智慧和力量。

何本祥

2023 年 6 月

　　健康教育学是一门研究健康教育和健康促进的理论、方法和实践的科学，是普通高等学校体育学类本科专业均须开设的专业类基础课程之一。健康教育学的研究范围非常广泛，它不仅和公共卫生与预防医学、临床医学、中医学等医学相关学科关系密切，还涉及教育学、心理学、体育学、公共管理学、社会学等，相关学科的交叉融合促进了健康教育学的快速发展。

　　为深入贯彻新时代全国高等学校本科教育工作会议和全国卫生与健康大会精神，以及《中国教育现代化 2035》《教育部关于深化本科教育教学改革　全面提高人才培养质量的意见》的新要求，坚持"以本为本"，推进"四个回归"，培养适应新时代体育事业发展需求的高素质应用型人才，我们组织编写了"十四五"体育院校通用教材《健康教育学》。

　　本教材共分为 13 章，包含绪论、健康行为与生活方式、生长发育与青春期保健、心理健康、传染病预防与突发公共卫生事件应对、安全应急与避险、运动与健康、营养与健康、性与生殖健康、慢性非传染性疾病的预防、健康传播、健康管理，以及健康教育项目的设计、实施与评价等内容。既涵盖了普通高等学校健康教育要求的"健康生活方式、疾病预防、心理健康、性与生殖健康、安全应急与避险"五个方面的主要内容，又在此基础上结合体育学类本科专业学生的特点与学习需求，延伸和拓展了"运动与健康、营养与健康"等特色内容。

　　本教材的编写坚持问题导向和目标导向，遵循"三基、五性、三特定"编写原则，各章按照导读、学习目标、案例分析（问题思考、政策思考、情景思考等）、学习内容、思考题的统一体例格式编写，坚持"教材质量本身就是课程思政"的理念，全方位融入课程思政元素，内容丰富、知识系统、易学易懂，"体育"特色鲜明，理论与实践结合。

　　本教材可供体育教育、运动训练、社会体育指导与管理、武术与民族传统体育、运动人体科学、运动康复、休闲体育等体育学类专业，以及其他相关专业的学生使用，也可作为健康教育、卫生与健康管理、健康科普等从业人员的学习参考资料。同时，本教

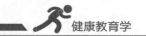

材附有融合出版数字化资源，提供多种形式、立体化的教学共享资源。

　　本教材在编写过程中，得到了全国各高等体育院校及部分综合、医药、师范院校的大力支持与帮助，更得到了国家体育总局全国体育院校教材委员会和人民体育出版社的大力指导与支持，还参考了一些专家学者编写的相关教材、著作及研究成果，在此一并表示衷心的感谢！

　　本教材内容涉及面广，学科交叉融合性强，由于编写时间仓促，限于能力水平，难免还有不妥、疏漏甚至谬误之处，恳请广大师生和读者批评指正，以便再版时修订完善。

《健康教育学》编委会

2023 年 6 月

目 录 ONTENTS

第一章　绪　论 …………………………………………………………… 001

　第一节　健康概述 ……………………………………………………… 003

　第二节　健康教育与健康促进 ………………………………………… 005

　第三节　健康教育发展简史与展望 …………………………………… 007

第二章　健康行为与生活方式 …………………………………………… 013

　第一节　健康行为 ……………………………………………………… 015

　第二节　健康生活方式 ………………………………………………… 019

第三章　生长发育与青春期保健 ………………………………………… 027

　第一节　生长发育的规律 ……………………………………………… 029

　第二节　青春期发育与保健 …………………………………………… 036

第四章　心理健康 ………………………………………………………… 047

　第一节　心理健康概述 ………………………………………………… 049

　第二节　影响心理健康的常见心理因素 ……………………………… 050

　第三节　运动与心理健康 ……………………………………………… 054

第五章　传染病预防与突发公共卫生事件应对 ………………………… 057

　第一节　传染病预防基础知识 ………………………………………… 059

　第二节　突发公共卫生事件应对 ……………………………………… 071

第六章　安全应急与避险 ………………………………………………… 077

　第一节　生命与安全教育 ……………………………………………… 079

　第二节　突发事件与现场救护 ………………………………………… 081

第三节 常见突发事件的应急处置与避险 ·· 086

第七章 运动与健康 ·· 099
第一节 运动概述 ··· 101
第二节 运动损伤与常见运动性病症 ··· 109
第三节 运动医务监督 ··· 122

第八章 营养与健康 ·· 131
第一节 营养概述 ··· 133
第二节 合理营养与健康饮食 ··· 134
第三节 特殊人群营养 ··· 141
第四节 营养品与运动营养补充剂 ··· 152

第九章 性与生殖健康 ·· 159
第一节 性与生殖健康概述 ··· 161
第二节 性传播疾病 ··· 165
第三节 性健康与安全性行为 ··· 174

第十章 慢性非传染性疾病的预防 ··· 179
第一节 慢性非传染性疾病概述 ··· 181
第二节 常见慢性非传染性疾病的预防 ··· 182

第十一章 健康传播 ··· 199
第一节 健康传播概述 ··· 201
第二节 健康传播技巧 ··· 210

第十二章 健康管理 ··· 217
第一节 健康管理概述 ··· 219
第二节 个体健康管理 ··· 223

第十三章 健康教育项目的设计、实施与评价 ····································· 231
第一节 健康教育项目的设计 ··· 233
第二节 健康教育项目的实施 ··· 237
第三节 健康教育项目的评价 ··· 240

参考文献 ··· 243

【导读】

　　健康是一个具有强烈时代感的综合概念，有着深蕴的内涵。在不同历史发展阶段，人们对健康的认识存在差异，并随着社会的发展、人类文明的进步而逐步深化。健康教育通过健康传播、健康管理和行为干预等措施，促使个体或群体掌握健康知识，树立健康信念，养成良好的行为与生活方式，以减少或消除影响健康的危险因素，促进和维护健康。健康促进通过健康教育、健康共治，促成健康的行为与生活方式，增进人类健康和福祉。

【学习目标】

1. 掌握健康、健康教育和健康促进的概念，以及影响健康的主要因素。
2. 熟悉健康教育与健康促进的关系。
3. 了解国内外健康教育学的发展简史。
4. 树立正确的健康观，增强"健康第一"的意识。

国家培养青年、少年、儿童在品德、智力、体质等方面全面发展。

——《中华人民共和国宪法》

健康是促进人的全面发展的必然要求，是经济社会发展的基础条件。实现国民健康长寿，是国家富强、民族振兴的重要标志，也是全国各族人民的共同愿望。

——《"健康中国 2030"规划纲要》

【案例分析】

一年前，某地发生劫持案件。大二学生王某见状挺身而出，制服了歹徒，被当地政府部门授予"见义勇为奖"。但王某在与歹徒搏斗中折断了胳膊，致左肘关节不能完全伸直，留下终身残疾。王某曾一度噩梦连连，情绪低落，寡言少语，体重下降。学校健康教育中心的老师们得知情况后，给予了及时的心理疏导和康复指导。一年来，在老师的关爱、同学们的帮助下，王某学习生活恢复常态，享受着大学的美好时光。通过这一案例谈谈你对健康的理解。

第一节 健康概述

健康是人们共同追求的目标，是人类发展的永恒主题，是民族昌盛和国家富强的重要标志。我国坚持以人民为中心的发展思想，把人民健康放在优先发展的战略地位，奋力推进健康中国建设，全方位、全周期保障人民健康。

一、健康的概念

在不同的年代和社会条件下，人们对健康的认识和理解存在差异。在古代，人们对健康的认识非常浅显，甚至认为健康是神灵所赐或魔鬼造成的，把祈祷、驱邪、赎罪等作为治疗疾病和维护健康的主要手段。

健康标准

在近代，随着医学科学的进步，人们在相当长的一段时间里，一直将健康单纯地理解为无伤残、无疾病，即"无伤病就是健康"。一般情况下，健康被称为人体的"第一状态"，身患疾病被称为人体的"第二状态"，介于健康与疾病之间的临界状态，被称为"第三状态"，也就是俗称的"亚健康"。

随着社会的发展和进步，人们对健康的理解也在逐步发生改变和深化，融入了影响健康的社会、心理等因素。1948 年，世界卫生组织（WHO）将健康定义为"健康是身体、精神和社会适应的完好状态"。这一定义表明：健康不仅是在身体上没有疾病或不虚弱，还应该保持精神上的良好状态，以及对社会的良好适应。

1989 年，WHO 对健康的定义进行了补充，提出"四维"健康理念，极大丰富了健康的内涵，认为"健康是指生理、心理、社会适应能力和道德处于良好状态，而不仅仅是躯体没有疾病"。

1998 年，WHO 对健康的定义再次进行了修改和完善，将健康定义为"健康是身体、智力、精神和社会适应良好的一种不断变动的状态"。这一定义表明，健康是一个综合性概念，涵盖了身体的、生理的、心理的、精神的、情绪的健康，还包括社会和谐、文明、道德、社会适应的完好状态，健康是人的自然属性与社会属性的统一体。

二、影响健康的主要因素

健康受各种因素的影响，包括行为与生活方式因素、环境因素、生物学因素和医疗卫生服务因素。

1. 行为与生活方式因素

行为与生活方式因素包括衣、食、住、行等生活必需的基本行为与生活方式，以及

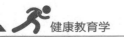

娱乐休闲、社会交际等其他行为与生活方式。

行为与生活方式因素对健康的影响极大,是影响人类健康的最主要因素,具有潜袭性、累积性和广泛性等特点。良好的行为与生活方式是健康的重要保证,而不良的行为与生活方式会给个人、家庭乃至社会的健康带来直接或间接的危害。近年来,随着社会的飞速发展,压力过大、精神紧张、营养失衡、久坐少动或身体活动不足等累积而成的"现代文明病""富贵病",同行为与生活方式因素关系密切。吸烟、酗酒、滥用药物等物质滥用行为,以及不合理膳食、缺乏体育锻炼等健康危险行为,已成为影响儿童青少年生长发育的重要危险因素,应引起足够重视。

2. 环境因素

环境因素主要包括自然环境因素和社会环境因素。

自然环境是人类赖以生存发展的物质基础,是人类健康的根本。人类与自然是一种共生关系,人类对自然的伤害最终会伤及人类自身。自然环境因素对健康的影响具有两面性。良好的自然环境有利于人类的生存,如果自然环境被破坏或受到污染,势必对人类健康造成危害。因此,人类要尊重自然、顺应自然、保护自然,促进人与自然和谐共生。

社会环境因素包括生产力发展水平、政治制度、经济状况、社会风俗、文化教育等诸多方面。在社会环境中,政治制度的变革、社会经济的发展、文化教育的进步,以及风俗习惯的改变都与人类的健康紧密相连。社会环境因素不仅影响疾病的发生、转归,还直接或间接地影响人们的健康观念和健康维护能力。

3. 生物学因素

生物学因素包括生长发育、衰老,以及遗传、病原微生物等。

出生、生长发育、成熟、衰老、死亡是生命的基本规律,人类在生命的不同阶段,健康状况有其阶段性特征。生命的早期比较脆弱,易受外界有害因素的影响;成熟阶段比较强壮,健康状况较好;衰老阶段,健康状况逐渐衰弱直至死亡。

健康与遗传因素密切相关,不同的种族有不同的特征性遗传基因,呈现出不同的健康特征。有的种族易患某些疾病,有的种族具有抵抗某些疾病的遗传特质;不同的家族遗传特征使个体对遗传性疾病(血友病、白血病等)、遗传倾向性疾病(糖尿病、恶性肿瘤等)的易感性或易患性不同。

病原微生物引起的传染病和感染性疾病一直都是导致人类死亡的原因之一。医学技术的进步虽使大部分传染病和感染性疾病逐渐被人类控制,但人类免疫缺陷病毒、新型冠状病毒等新的病原微生物不断出现,给人类健康造成新的威胁。

人类不同个体之间存在较大的生物学差异。在同种危险因素下,不同个体对某种疾病的易感性、易患性及感染的严重程度也有所不同,有的无任何症状,有的症状严重、出现并发症甚至死亡。

4. 医疗卫生服务因素

医疗卫生服务因素包括医疗卫生服务保障体系、服务方式、服务水平和服务质量，以及有组织、有计划、有目的地提供健康干预的情况等。

健全的医疗卫生服务体系、完备的服务网络，以及合理的卫生资源配置，可提供范围广泛的健康促进和优质的疾病预防、诊疗与康复服务，维护和改善居民的健康状况，实现 WHO 提出的"人人享有卫生保健"的目标。

第二节　健康教育与健康促进

健康教育与健康促进是疾病防控工作的重要手段和策略，也是公共卫生工作领域的核心内容之一。加强健康教育与健康促进，提高人们的健康素养，是提高全民健康水平最根本、最经济、最有效的措施之一。研究健康教育与健康促进的理论、方法与实践，对维护和提高人类健康水平有着十分重要的意义。

一、健康教育

健康教育是指通过有计划、有组织、有系统的社会和教育活动，提高人们的健康意识，树立正确的健康观念，掌握科学的健康知识，促使其自觉采纳有益于健康的行为和生活方式，消除或减少影响健康的危险因素，达到预防疾病、促进健康和提高生活质量的目的。

健康教育的核心问题就是以教育的手段，促使个体或群体改变不良行为和生活方式，达到健康的目的。改变不良行为和生活方式并非易事，而是一个艰难、复杂的过程。许多不良行为或生活方式受文化背景、社会风俗、经济条件、环境状况及政治因素影响或制约，因而要创造改变不良行为和生活方式所必需的条件，建立有益于健康的外部环境，才能有效促使个体、群体或社会的行为改变。因此，健康教育不仅仅是教育活动，也是社会活动。

健康教育的内容包括提高健康意识、传播健康知识、发展健康行为技能等。开展健康教育要有完整的教育计划、明确的教育对象、具体的实施步骤与实施内容，以及合理的评价手段。健康教育的对象和场所不同，其内容与方式亦有所不同。健康教育按照教育场所划分，可包括社区健康教育、学校健康教育等；按照教育对象划分，可包括职业人群健康教育、患者健康教育、消费者健康教育等。学校是开展健康教育的重要场所，学校健康教育的基本内容包括健康行为与生活方式、生长发育与青春期保健、心理健康、疾病预防与突发公共卫生事件应对、安全应急与避险等。此外，学校还要开展专题健康教育，包括艾滋病健康教育、生殖健康教育、控烟及毒品预防教育等。

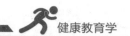

开展健康教育的形式多种多样，主要包括传统健康教育、参与式健康教育，以及信息与数字化健康教育。传统健康教育形式包括健康讲座、健康咨询、发放健康宣传资料等，可使受教育者迅速了解健康知识，树立健康观念，引导健康行为改变。参与式健康教育包括健康讨论、辩论和演讲、角色扮演、生活技能训练、参观采访等，可激发受教育者主动参与健康教育的过程。信息与数字化健康教育是通过网络数字技术使受教育者获取健康知识、健康技能等，是新时代健康教育的新形式，具有传播速度快、受众广、不受时间或空间限制等特点。因此，健康教育应根据教育的对象和不同场景选择适宜的教育形式。

二、健康促进

1986 年，WHO 在加拿大首都渥太华召开的首届全球健康促进大会上发布了《渥太华宪章》，提出了健康促进的概念、基本策略和活动领域。《渥太华宪章》指出"健康促进是指促使人们提高、维护和改善自身健康的过程"，同时指出，健康促进是一个综合的社会政治过程，包含加强个人素质和能力的行动，以及改变物质、社会环境和经济条件等。我国学者结合实践经验，把健康促进定义为"充分利用行政手段，广泛动员和协调个人、家庭、社区及社会各相关部门履行各自对健康的责任，共同维护和促进健康的一种社会行为"。

健康促进主要是通过提高认知、改变行为和创造支持环境等方面的联合作用，促使人们改变不健康的生活方式。支持环境不仅是指与健康息息相关的自然环境，还包括政策法规、物质基础、经济条件、群众参与等社会环境。健康与环境的整合需要政府、社会组织、个体通过跨部门的合作来完成。因此，健康促进作为一种社会行为或综合的社会政治过程，一方面需要政府各部门加强协作，通过行政手段加强健康促进体

健康促进基本
策略和行动领域

系建设，将健康融入所有政策，创造健康的支持性环境，营造健康的社会氛围；另一方面需要动员全社会广泛参与，承担健康的社会责任，通过健康共治、健康共建共享，培养自主自律的行为，形成健康的生活方式，不断提高健康水平和生活质量。

三、健康教育与健康促进的关系

健康教育与健康促进既有区别，又关系密切。健康教育不能脱离健康促进，健康促进也不能没有健康教育。

健康教育是旨在帮助目标人群或个体改善健康相关行为的系统社会活动，必须以健康促进思想为指导，需要有效的环境（社会环境、自然环境）支持，否则改变某些不良行为往往难以达到预期。健康教育融合在健康促进的各个环节之中，既是健康促进的基础，又是健康促进的重要策略和方法。健康促进的推动和落实，首先要对人们进行健康教育，帮助人们树立正确的健康意识，掌握必要的健康知识和技能，营造健康促进的氛围，使人们自觉采取有益于健康的行为和生活方式。

健康促进是在健康教育的基础上发展起来的，既是健康教育的结果，又是健康教育的发展与延伸。健康促进包含健康教育，政策、法规、组织及其他环境的支持，都是其重要的组成部分。因此，健康促进是健康教育及能促使行为与环境改变的政策、法规、组织的结合体，是影响、教育人们健康的一切活动的全部过程。健康促进实质上是政治和社会运动，通过动员全社会承担健康职责，参与健康共治，推进有益于健康的公共政策改革和支持性环境的创建，推动有益于健康的社会行动的实施，对行为改变具有约束性和持久性。

总之，没有健康促进，健康教育就会失去指导和支持；反之，没有健康教育，健康促进就缺乏基础和动力。与健康教育相比，健康促进更侧重社会性，着重于发挥社会功能。健康教育与健康促进的区别见表1-1。

表1-1 健康教育与健康促进的区别

类别	健康教育	健康促进
目标人群	所有人	所有人，同时注重决策者、政策制定者、管理者等
工作目标	健康素养、健康技能、自我保健能力、健康行为	有益于健康的政策制定、环境改善、社会变革和社会行为，以及健康文化的形成和生活质量的改善
工作内容	健康相关知识、技能、行为	健康政策、环境、社区能力、技能、健康服务
策略与方法	传播、指导、训练、培养、咨询	政策倡导、赋权参与、多方协调、社会动员
工作人员	医药卫生人员和健康教育专业技术人员	任何人

（引自：龙敏南.健康教育学[M].北京：中国医药科技出版社，2020：11.）

第三节 健康教育发展简史与展望

健康教育的发展历史悠久，但其快速发展始于20世纪中后期。尤其近半个多世纪以来，健康教育与健康促进相关的机构和学术组织相继成立，健康教育的理论和实践迅速发展，已经逐步形成了较完整的科学体系，对人类的健康做出了突出贡献。

一、健康教育的发展简史

健康教育的发展与特定的历史条件及人们对健康的认识和需要密切相关。总体来说，发达国家的健康教育起步较早、发展较快，发展中国家起步较晚、发展相对滞后。

（一）国外健康教育发展概况

纵观国外健康教育的发展，大致可以分为三个时期。

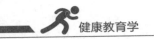

1. 生物医学发展时期

20 世纪 70 年代以前，处于以疾病为中心的生物医学模式年代，传染性疾病、感染性疾病及营养不良等是造成死亡的重要原因，人们对健康的关注重在疾病的治疗和预防。随着各种抗生素的发现、疫苗的应用，以及营养状况的改善和生活水平的提高，为传染病的防治提供了威力强大的武器，大幅度降低了传染病发病率和死亡率，以及孕产妇、婴儿死亡率，人均寿命显著延长。这一时期的健康教育主要以致病的生理学危险因素为出发点，重视疾病的起因，忽视了个人行为与生活方式、社会因素等对健康的影响。

2. 行为医学发展时期

20 世纪 70 年代以后，随着工业化、都市化和现代化进程的不断发展，以及医学技术的进步，人们的生活水平也不断提高，威胁人类健康的传统疾病（如传染病、营养不良等）得到较好控制。随之，人类疾病谱、死亡谱发生了根本性变化，慢性非传染性疾病（如心脑血管疾病、糖尿病、恶性肿瘤等）成为主要死因，这些疾病的危险因素与个人的不良行为及生活方式、环境因素、心理因素等密切相关，生物医学手段已不能满足现有疾病预防和健康维护的需求，以"改变行为与生活方式"为健康教育方法与手段的行为医学受到广泛关注。健康教育成为预防和控制慢性非传染性疾病的有效措施，通过健康教育促使人们自愿地改变不良的行为与生活方式，达到减少危险因素、预防疾病、促进健康的目的。

3. 健康促进时期

20 世纪 80 年代以来，健康教育的内涵得到进一步延伸和拓展。人们逐渐认识到行为问题不仅有个人的因素，包括物质、社会环境等在内的行为背后的因素也起着重要的作用。健康教育和支持性环境相结合的健康促进越来越受到重视，健康教育的发展进入新时期——健康促进时期，提出了以人为本、以健康为中心，从社会、经济、环境全方位解决健康问题的新理念，政府主导、社会支持、跨部门合作和社区参与的健康促进，成为健康教育的重要策略和维护健康的大趋势。

（二）国内健康教育发展概况

我国健康教育的思想与实践伴随着生产、生活及健康实践活动的产生而产生，依次经历了古代以养生与修身为起源的健康教育萌兴发展时期、近代中西健康教育思想融合发展时期，以及新中国成立后卫生宣教、健康促进全面推进的蓬勃发展时期，对中华民族的繁衍昌盛和人类的健康产生了深远影响。

1. 萌兴发展时期

古代中国主要以口耳相传和行为模仿等方式进行大众健康教育，其目的在于维护生活安定和祛病保健，主要体现为一些经典文献中蕴含的中医养生、疾病预防、科学饮食等思想。例如，《庄子·养生主》提出养生要"循天之理"进行"养神"和"养形"，其中养神论为后世中医七情五志论奠定理论基础。《论语》提出"色恶不食、臭恶不食""唯酒无量不及乱"等科学饮食观，还提出"仁者寿"的修身养生境界。《素问·四气调神大论》提出"圣人不治已病治未病"，这种"治未病"思想折射出我国古代健康教育理念的前瞻性。秦及秦之后的健康教育体现于卫生保健、心理健康教育与童蒙健康教育等方面的初步探索。例如，公元前168年左右的《导引图》、三国时期华佗所创的五禽戏等都是早期人类运动保健思想与实践的代表；吕渭刻于宋代宣和四年的"养气汤方"、唐代名医孙思邈所著的《千金要方》、东汉末年张仲景凝聚毕生心血写就的《伤寒杂病论》等在传播中国传统健康教育知识方面起到积极作用；古代学者对人"知虑"的重视、"情欲"的调节及通过"知行合一"途径培育"理想人格"等的心理教育探索，对儿童的"冠必正，纽必结"的仪表礼仪、"必轻嚼细咽"的饮食行为教育颇具特色。

2. 融合发展时期

近代中国健康教育的发展表现为西方医学思想的传播、卫生教育书刊的出版、学术团体及卫生教育机构的产生。大约16世纪中叶，西方医学思想就开始传入我国，之后《西医略论》《妇婴新说》《儒门医学》等书刊相继出版，1901年翻译出版的《学校卫生学》一书是我国学校卫生方面最早的专著。这一时期还兴起了如"中国教会医学会""上海医学会""中华医学会"等学术团体，创办了《中华医学杂志》。1929年，南京国民政府教育部和卫生部协同组建"学校卫生委员会"，这是我国最早设置的国家级健康教育行政机构。为培养更多本土化的健康教育人才，1931年中央大学创办了卫生教育科，这是我国最早创办的培养健康教育高级人才的专门机构。1934年"中小学卫生教育设计委员会"成立并专门研讨中小学健康教育事宜。1935—1936年先后成立了中国卫生教育社和中国健康教育学会。近代健康教育的思想与实践对破除旧中国封建陋习、传播医疗健康知识、推动卫生知识的大众传播具有积极意义。

3. 蓬勃发展时期

新中国成立后，我国的健康教育得到快速发展，并与人民的健康需求，以及卫生与健康工作方针相适应，主要经历了三个阶段。

（1）新中国成立初期——卫生宣教与爱国卫生运动阶段 新中国成立伊始，面对经济不发达、医疗卫生事业落后的现状，以及人民群众对卫生保健的迫切要求，我国提出"面

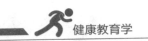

向工农兵，预防为主，团结中西医，卫生工作与群众运动相结合"的卫生工作方针，加快建设卫生防病体系，预防和消除传染病，迅速改善人民体质。在这一方针指导下，卫生宣传教育和爱国卫生运动在全国范围内开展，农村合作医疗、巡回医疗等政策广泛实施，"赤脚医生"队伍迅速壮大，大大改善了当时的医疗卫生状况，提升了人民的健康水平。1978年，我国的"合作医疗"和"赤脚医生"的经验被写进《阿拉木图宣言》，WHO将之作为解决初级卫生保健问题的成功范例在发展中国家推广。

（2）改革开放新时期——健康教育与健康促进并重阶段 党的十一届三中全会后，我国开启了改革开放的历史新时期。为适应改革开放以现代化建设为中心的新形势，医疗卫生部门开始酝酿新的卫生工作方针。1996年召开的全国卫生工作会议，总结了新中国成立以来特别是改革开放以来卫生工作的成绩和经验，明确提出了新时期卫生工作的指导方针，即"以农村为重点，预防为主，中西医并重，依靠科技与教育，动员全社会参与，为人民健康服务，为社会主义现代化建设服务"。围绕这一方针，社会开展多种形式的健康教育与健康促进活动，提升人民群众的健康意识和自我保健能力。同时，医疗改革逐步推开并全面深化，新型农村合作医疗、城镇居民基本医疗保险相继建立，大病医疗保险、医疗救助等补充性医疗保障制度不断发展，共同发挥着维护人民群众健康的作用。

（3）新时代中国特色社会主义时期——健康促进阶段 党的十八大以来，中国特色社会主义进入新时代，我国健康教育与健康促进随之进入新的发展阶段。党和国家对人民健康越来越重视，把人民健康放在优先发展的战略位置，指出健康是促进人全面发展的必然要求，是经济社会发展的基础条件，是国家富强、民族振兴的重要标志。2016年召开的全国卫生与健康大会，提出了新形势下的卫生与健康工作方针，即"以基层为重点，以改革创新为动力，预防为主，中西医并重，将健康融入所有政策，人民共建共享"。新时代卫生与健康工作方针的根本要求是坚持以人民为中心的发展思想，坚持为人民健康服务，推进卫生与健康工作从"以治病为中心"向"以人民健康为中心"转变，努力实现全民健康。为此，国家对卫生与健康工作积极统筹规划，实施健康中国战略，深入推进健康中国建设，推动我国进入全民健康时代。

二、健康教育的现状与展望

自WHO提出健康教育与健康促进的概念以来，健康教育与健康促进作为卫生保健的总体战略已得到全世界的关注和重视，各国的健康教育与健康促进事业呈现出良好的发展态势，对促进人类健康起到了积极的作用。但是，随着健康理念的深入发展和人类对健康的更高需求，健康教育与健康促进将迎来更严峻的挑战，更加倡导整体性、系统性、多元性、综合性和协同性发展。

新中国成立以来，特别是改革开放后，我国健康领域改革发展取得显著成就，城乡环境面貌明显改善，全民健身运动迅速发展，医疗卫生服务体系日益健全，人民健康水平和身体素质持续提高，主要健康指标居于中高收入国家前列。与此同时，工业化、城镇化、人口老龄化、疾病谱变化、生态环境及生活方式变化等，也给维护和促进健康带来一系列新的挑战，健康服务供给总体不足与人民群众需求不断增长之间的矛盾依然突出，健康领域发展与经济社会发展的协调性有待增强，需要从国家战略层面统筹解决关系健康的重大和长远问题。

人民健康既是民生问题，也是社会政治问题。新时代新征程，我国的健康教育与健康促进应以《"健康中国2030"规划纲要》为行动纲领，以大健康观为指导，以共建共享为基本路径，以全民健康为根本目的，立足全人群和全生命周期两个着力点，全力推进健康中国建设。针对行为与生活方式、生产生活环境及医疗卫生服务等健康影响因素，坚持政府主导与调动社会、个人的积极性相结合，推动人人参与、人人尽

健康中国建设的
总体战略

力、人人享有，落实预防为主，推行健康生活方式，减少疾病发生，强化早诊断、早治疗、早康复，实现全民健康。健康教育与健康促进作为解决现代社会重要公共卫生问题的核心策略，也必将在健康中国建设中发挥越来越重要的作用。

思考题

1. 简述影响健康的主要因素。
2. 简述健康教育与健康促进的关系。
3. 举例说明我国健康教育与健康促进采取的措施。

第二章

健康行为与生活方式

【导读】

　　行为与生活方式因素对健康的影响占主要地位，健康的行为与生活方式不仅包括个人的合理膳食、适量运动、戒烟限酒、心理健康等内容，还包括家庭健康和场所健康等。个人健康与家庭健康、公共场所健康相辅相成，有助于健康促进策略的实施。健康教育的核心是行为的转变。人类行为是一种复杂的生物和社会现象，受多种因素影响和制约。要想养成健康的行为与生活方式，需要提高人们的健康素养，知悉健康行为及其影响因素，践行促进健康的行为，避免危害健康的行为，才能提高全民健康素养，促进人与社会和谐发展。

【学习目标】

1. 掌握健康行为、健康生活方式的概念。
2. 熟悉健康行为的影响因素。
3. 了解健康生活方式的内容。
4. 树立健康行为理念，增强健康生活的意识，体会健康促进的人文精神。

健全自己身体，保持合理的规律生活，这是自我修养的物质基础。

—— 周恩来

倡导每个人是自己健康第一责任人的理念，激发居民热爱健康、追求健康的热情，养成符合自身和家庭特点的健康生活方式，合理膳食、科学运动、戒烟限酒、心理平衡，实现健康生活少生病。

——《健康中国行动（2019—2030 年）》

【案例分析】

陈先生，男，32 岁，因"腰酸颈背痛三月余"就诊。自诉由于工作原因时常加班、不规律饮食，并存在久坐行为，有烟酒嗜好，吸烟史达 10 年。最近几年自感精力不足，压力大，吸烟量不断增加，现在每天吸一包。近两周失眠，情绪低落，不愿与人说话交流。最近一次体检结果显示，身高 172cm，体重 75kg，BMI 为 $25.4kg/m^2$，血压为 145/95mmHg，血总胆固醇为 6.7mmol/L。

请判断以上哪些行为是危害健康的行为，并结合体检结果，提出对应的干预方式和健康生活的建议。

第一节 健康行为

目前，全球大约有 60% 的死亡与不良的行为和生活方式有关。要实现健康行为和生活方式的转变，就必须了解人类行为的分类与基本特点、主要影响因素，以及健康相关行为干预的常用方法与策略，通过健康教育改变人们不利于健康的行为，培养、建立和巩固有益于健康的行为和生活方式。

一、行为的概述

人类行为是一种复杂的生物和社会现象，通过纷繁的表象去揭示人类行为的产生、发展的一般规律及影响因素，才能帮助我们更深刻地理解人类行为，进而研究人类的健康行为。

（一）行为的概念

行为是指有机体在内外环境刺激下引起的反应。行为既是内外环境刺激的结果，又会反过来对内外环境产生影响。人类行为是指具有认知、思维、情感、意志等心理活动的人对内外环境因素刺激做出的能动反应。美国心理学家伍德沃斯（Woodworth）提出了著名的 S–O–R 行为表示式。其中：S 代表内外环境中的刺激源，O 代表有机体，R 代表有机体的行为反应。

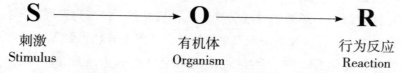

$$ S \longrightarrow O \longrightarrow R $$

刺激　　　　　　　　有机体　　　　　　　行为反应
Stimulus　　　　　　Organism　　　　　　Reaction

人类的行为表现错综复杂，体现为同一个体在不同环境条件下行为表现不同，不同个体在相同环境条件下行为表现有所差异。即使同一个体在同样的环境条件下，由于其生理、心理等因素的影响，行为表现也不尽相同。人类行为区别于其他动物行为的主要特点是兼具生物性和社会性。

（二）行为的分类与影响因素

1. 行为的分类

根据人类行为的双重属性，可将人类行为划分为本能行为和社会行为两大类。

（1）**本能行为**　人的本能行为是建立在人体的生理活动基础上，由其生物属性决定的，是人的生物遗传信息作用的结果，是与生俱来的一些行为，人的生理需要是这些行为的

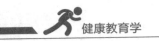

原始动力。主要包括 3 个方面：①与基本生存有关的本能行为，如摄食行为和睡眠行为；②与后代繁衍有关的本能行为，典型的表现是性行为；③攻击与自我防御行为。

（2）**社会行为**　社会行为是由于社会性刺激而产生的行为。两人以上的交互与共同行为，都是社会行为。人们的社会行为都是有目的的行为。在外界环境的刺激下，人们产生了某种需求，受需求的驱动，出现了追求一定目标的行为，具体可包括 3 个方面：①人与人之间的相互动作而产生的交互行为；②人与人结合在一起而共同做出的集体行为；③以整体为行动单位而表现出来的团体行为。

2. 行为的影响因素

影响行为的因素主要包括遗传因素、环境因素、学习因素和心理因素四类。

（1）**遗传因素**　研究发现，基因具有相当大的稳定性，这使人类在长期进化过程中获得的行为优势得以承袭；基因的突变、选择和整合，又使人类的行为能够不断丰富和发展。基因除了影响行为之外，还能决定人的行为特征和行为倾向，其复杂性又决定了人类行为的复杂性和多样性。

（2）**环境因素**　自然环境和社会环境共同构成人类的行为环境，这是人类行为的基本要素之一。人类行为是环境刺激作用于机体的产物，这就决定了环境因素必将对人类行为的形成和发展产生重要的影响。在环境对人的行为产生影响的同时，人的行为也可以对环境产生反作用。人可以积极利用有利环境，改造不利环境，减轻不利环境对人类行为造成的负性效应。

（3）**学习因素**　学习是人类行为形成和发展过程中必不可少的要素。人类的很多行为，尤其是社会行为，都需要通过学习来形成和发展。在行为发展的早期阶段，模仿是学习的重要方式，但行为发展进入自主阶段后，单纯的模仿已经无法满足发展的需要，需通过系统教育和强化来学习。学习因素对于个体工作和生活技能的形成、发展，以及改变不利于健康的行为均起着非常重要的作用。

（4）**心理因素**　行为是心理作用后体现出来的活动。影响个人行为的心理因素主要有需要、认知、情绪、态度、兴趣和性格等，其中需要和认知为主导因素。需要是个人行为积极性的基础，也是人们进行活动的原始动力。认知是个体心理活动过程的基础，是个体行为发生的前提条件，是心理因素对行为的间接影响方式。

二、健康行为

健康行为广义上是指人体在生理、心理、社会各方面功能都处于健康状态下的行为模式。在现实生活中，完美的健康行为几乎不存在，主要是被当作行为目标使人们努力实现。从狭义上理解，健康行为则是指个体为了预防疾病或较早发现疾病而采取的行为。卡索（Kasl）和科博（Cobb）将健康行为分为以下 3 类。

（1）**预防行为**　确定健康者在无疾病症状情况下采取的任何旨在维护健康、预防疾病的行为，如平衡膳食、合理运动等。

（2）**疾病行为**　不确定是否健康或自我感觉生病者采取的任何旨在确定健康状况或寻求恰当治疗的行为，如求助行为等。

（3）**病人行为**　被确诊有病者采取的任何旨在恢复健康的行为，包括主动获得治疗、照料、静养康复、主动休息等。

人类健康行为不是天生的，也不是一成不变的，而是在人的成长过程中逐步形成和发展起来的，并且有一定的规律可循，具有可干预性、可改变性和可预测性。著名健康行为学家戈奇曼（Gochman）认为，健康行为包括诸如认知元素中的认知、信念、动机、经验、价值观等个人属性；个性特征中的外向、幽默、韧性等人格特征；饮食、运动、睡眠等行为方式中与健康相关的部分；与健康维护、健康恢复和健康促进相关的外显行为模式、行动习惯，以及影响个体健康行为表现的内隐性反应。在健康教育实际工作中，健康行为长期被理解为有益于健康的行为或健康促进的行为。

三、健康相关行为

健康相关行为是指人类个体或群体与周围环境互动后产生的行为反应，会直接或间接地与个体或群体本身的健康、疾病有关联，或与他人的健康、疾病有关联，这些对健康有影响的行为即为健康相关行为。健康相关行为分为促进健康的行为和危害健康的行为。从其本质上讲，健康行为是指个体或群体健康相关行为中有益于健康的部分。

（一）促进健康的行为

促进健康的行为是指个体或群体表现出来的，有利于自身或他人健康的一组行为群，包括日常生活中有益于健康的行为、戒除或减少不利于健康的行为等。

促进健康行为的
理论模型

1. 促进健康的行为特点

（1）**有利性**　行为表现有益于自身、他人和整个社会的健康，如平衡膳食、合理运动、不抽烟等。

（2）**规律性**　行为表现是规律有恒的，不是偶然发生行为，如每天定时定量进餐。

（3）**和谐性**　行为既表现出个性，又能根据周围环境调整自身行为，使之与其所处的环境和谐。

（4）**一致性**　外显行为与其内在的心理情绪一致，无矛盾。

（5）**适宜性**　行为的强度能理性地控制，强度大小适宜。

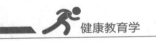

2. 常见促进健康的行为分类

（1）**日常健康行为** 日常健康行为指日常生活中有益于健康的基本行为，如合理膳食、营养平衡、睡眠充足、适量运动、饭前便后洗手等。

（2）**避免环境危害行为** 避免环境危害行为指避免暴露于自然环境和社会环境中有害健康的危险因素，如离开污染的环境、不接触疫水、积极调适应对各种紧张生活事件等。

（3）**戒除不良嗜好** 戒除不良嗜好指戒除日常生活中对健康有害的个人偏好，如吸烟、酗酒、药物滥用等。

（4）**预警行为** 预警行为指对可能发生的危害健康事件的预防性行为，以预防事件的发生，并在事故发生后正确处置的行为，如驾车使用安全带，火灾、溺水、车祸等的预防，以及意外事故发生后的自救与他救行为。

（5）**合理利用卫生服务** 合理利用卫生服务指有效、合理地利用现有卫生保健服务，以实现三级预防，维护自身健康的行为，包括定期体检、预防接种、患病后及时就诊、遵从医嘱、积极配合医疗护理、保持乐观向上的情绪、积极康复等。

（二）危害健康的行为

危害健康的行为是指个体或群体表现出来的，不利于自身或他人健康的一组行为群，包括不良生活方式、身体活动不足，以及手机成瘾、网络依赖等。

1. 危害健康的行为特点

（1）**危害性** 行为对人、对己、对社会健康有直接或间接的、明显或潜在的危害作用，如吸烟行为。吸烟行为不仅对吸烟者本人的健康产生危害作用，而且对他人（造成被动吸烟）和社会（影响发病率、死亡率）健康带来不利影响。

（2）**稳定性** 行为非偶然发生，有一定的作用强度和持续时间。

（3）**习得性** 行为是个体在后天的生活经历中学会的。

2. 常见危害健康的行为分类

（1）**不良生活方式** 一组习以为常的、对健康有害的行为习惯，如吸烟、酗酒、睡眠不足、缺乏体育锻炼、网络依赖、手机成瘾，以及不良饮食习惯（过度饮食、偏食、挑食，进食过快、过热、过硬，嗜好烟熏火烤食品等）等。不良生活方式与早衰、肥胖、心脑血管疾病、癌症等的发生有密切关联，对健康的影响具有潜伏期长、特异性差、协同作用强、个体差异大、广泛存在等特点。

（2）**致病性行为** 即导致特异性疾病发生的行为。国内外研究较多的是 A 型行为模式和 C 型行为模式。① A 型行为模式：是一种与冠心病的发生密切相关的行为模式，又叫"冠心病易发性行为"，其核心行为表现为时间紧张感、敌意和过度竞争性。研究表明，A 型行为者的冠心病发病率、复发率和病死率均比非 A 型行为者高出 2~4 倍。② C 型行为模式：是一种与肿瘤发生有关的行为模式，又称"肿瘤易发性行为"，其核心行为表现是情绪压抑，性格自我克制，表面处处依顺、谦和善忍、回避矛盾，内心却是强压怒火、生闷气。研究表明，C 型行为者易发肿瘤，宫颈癌、胃癌、食管癌、结肠癌和恶性黑色素瘤的发生率比非 C 型行为者高 3 倍左右。

医学人格分类
方法

（3）不良疾病行为　不良疾病行为指在个体从感知自身患病至疾病康复过程中表现出来的一系列不利健康的行为，如疑病、瞒病、恐病、讳疾忌医、不及时就诊、不遵从医嘱、祈祷神灵、自暴自弃等。

（4）违规行为　违规行为指违反法律法规、道德规范并有害健康的行为，这些行为不仅直接危害行为者个人健康，而且严重影响社会健康，如物质滥用、性乱等。

第二节　健康生活方式

生活方式是指人们在特定环境条件下，为生存和发展而进行的一系列日常活动的行为表现形式，是人们一切活动的总和。生活方式一旦形成就有其动力定型，即行为者不必消耗很多的心智体力，就会自然而然地去做。以健康生活方式为导向，改变个体或群体的健康相关行为，是健康教育的核心任务。健康生活方式主要体现为健康理念、健康饮食、合理运动、戒烟限酒、防止药物成瘾、养成良好个人习惯、爱护环境等。

一、个人健康

WHO 指出，一个人的健康取决于多方面因素，其中 60% 取决于个体的行为与生活方式，也就是取决于自己。《健康中国行动（2019—2030 年）》指出，践行健康的行为与生活方式，每个人都是自己健康的第一责任人。因此，维护和增进个人健康主要从以下几方面做起。

1. 平衡膳食

大量证据表明，平衡膳食模式是生命各阶段保持身体健康、降低慢性病发生风险的重要因素之一。各年龄段人群都应遵循平衡膳食模式，改变不良膳食习惯，以营养丰富的食物来替代不健康的食物，让每一口都更健康。《中国居民膳食指南》是我国居民平衡膳食的重要参考依据，自 1989 年首次发布以来，中国营养学会已先后修订了四次，在不同时期对指导我国居民通过平衡膳食改变营养健康状况、降低慢性病发生

平衡膳食八准则
与核心推荐

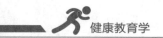

风险、增强健康素质发挥了重要作用。《中国居民膳食指南（2022）》提炼出的"食物多样、合理搭配，吃动平衡、健康体重，多吃蔬果、奶类、全谷、大豆，适量吃鱼、禽、蛋、瘦肉，少盐少油、控糖限酒，规律进餐、足量饮水，会烹会选、会看标签，公筷分餐、杜绝浪费"平衡膳食八准则与核心推荐是目前我们平衡膳食的重要指导。

2. 充足睡眠

睡眠是一种生理需求，具有保存能量、恢复体能、促进发育、增加代谢产物排出、增强免疫力、增强记忆力等生理功能。睡眠是一种最彻底的休息，充足的睡眠是保证健康的重要条件。睡眠的时间因人而异，但与年龄、性别、季节、环境、神经类型等因素有关。睡眠效果不在于时间长短，而与睡眠质量紧密相关。研究表明，充足的睡眠不仅有助于运动训练后的身体恢复，也会对训练及运动表现产生影响，而规律性的身体活动有助于保证高质量的睡眠。

不同年龄人群的
最佳睡眠时长

3. 合理运动

只要有骨骼肌的收缩就会额外增加能量的消耗，这样的活动都称为体力活动，但并不是所有体力活动都可以称为运动。运动是有计划、有组织、可重复的体力活动，只有规律且持续地进行锻炼，才能促进和维持健康。有规律的身体活动不仅可以增强体质，还可调节心理平衡、减轻压力、缓解焦虑、改善睡眠、改善脑功能、延缓老年认知功能下降，也能降低心脏病、糖尿病、癌症等慢性病的发病率。

《中国人群身体
活动指南》

4. 心理健康

积极心理健康与人体健康同样密切相关。WHO 对积极心理健康的定义是：个人能够很好地认识到自己的能力，很好地应对生活压力，富有成效地生活，而且可以为社区做出贡献。积极心理学强调人性的优点和价值，提倡以主动预防为主，使用激励方式应对心理问题。培育积极的心理品质，培养健康的生活方式，保持个人心理健康，主要方法有调整认知、管理情绪、维持良好人际关系、自我奖励、积极运动、保证睡眠等。就个人而言，提高心理健康意识，有意识地营造积极心态，培养科学运动的习惯，每天保证充足的睡眠时间，使用科学的方法缓解压力，避免采用吸烟、饮酒、沉迷网络或游戏等不健康的减压方式，出现心理问题要及时求助。

5. 个人卫生习惯及其他

养成常通风、勤洗手及注意口腔卫生、用眼卫生等良好的个人卫生习惯，爱护环境卫生，避免物质滥用。这些良好的个人卫生习惯及行为既是预防疾病、保持健康的有效措施，也是个人卫生和社会文明进步的重要体现。

二、健康家庭

健康家庭是指家庭环境卫生健康，家庭成员具有良好的卫生习惯、健康意识和健康行为。建立以家庭为单元的健康教育指导服务，开展以家庭为基础的健康教育普及、健康管理，提高家庭成员的健康素养，有效增加家庭健康的储蓄，可助力健康中国建设。

1. 家庭饮食卫生与营养

包括膳食合理搭配、定时定量饮食、炊具与餐具简易消毒、食品冷藏与储存方法等，杜绝暴饮暴食、偏食、酗酒等行为，分辨食品毒性和霉变食品，预防食物中毒。

2. 家庭行为习惯

居家起居作息和日常行为习惯直接影响着家庭成员的健康，如睡眠习惯、饮食习惯、户外活动习惯等。无论是良好习惯的建立还是不良习惯的改变，家庭健康教育都是必不可少的一环。

3. 居室环境卫生

了解居室环境的卫生要求，确保居室布局合理、装修材料环保、采光照明良好、环境卫生整洁。家庭成员需要为老年人提供健康安全的生活环境，如地面保持平整、在特殊位置安装老年人扶手等，避免老年人因不安全的生活环境受到伤害。

4. 家庭心理卫生

营造和睦的家庭氛围，防止和消除社会心理紧张刺激，是促进家庭心理健康和创造和谐社会的基础。一般来讲，家庭的发展需经过创立期、生育期、学龄期、创业期、空巢期等不同阶段，每一阶段有其特定的角色和责任，如果家庭成员不适应或处理不当，便会产生相应的健康问题。因此，应根据家庭发展阶段，适时提供咨询和指导，协助家庭成员正确解决面临的问题。正确对待与处理夫妻之间、婆媳之间、父母与子女之间的关系，以及子女教育等问题；对老年人的心理变化充分体谅、理解，积极关爱、呵护，耐心疏导，定期与老年人进行沟通，提升以家庭为单位对老年人健康生活的重视程度。

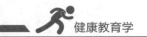

5. 家庭与运动氛围

学习和模仿是孩子的天性，儿童青少年对日常生活的理解及其行为方式往往趋于学习和模仿家人的行为，折射出家庭成员的身体活动水平，可能存在代际传递效应。近年来，我国非常关注家庭因素在促进青少年身体活动中的定位和作用。《国务院关于实施健康中国行动的意见》建议，营造良好的家庭体育运动氛围，积极引导孩子进行户外活动或体育锻炼。

三、公共场所健康

场所是指人们从事日常活动的处所。如果这些场所中的各种因素都是有益于健康的，则称为健康场所。人的一生中，会在不同的时段里和各种场所产生联系，并通过与这些场所周围的环境、组织及个人因素相互作用而影响自身的健康和幸福。健康场所不仅仅是一个健康干预的渠道，更是人们通过社会规则、规范、价值观和相互之间的关系等直接或间接地影响健康和福祉的地方。健康场所的类型很多，包括健康城市、健康社区、健康学校等。

（一）健康城市

健康城市的理念是为应对快速城市化带来的健康新问题，推进城市的可持续发展而产生的。WHO 和世界各国的众多城市都进行了积极探索。1984 年，WHO 在加拿大多伦多市召开的"超级卫生保健——多伦多 2000 年"大会上，第一次提出"健康城市"概念。1994 年，WHO 将健康城市定义为"健康城市是一个不断开发、发展自然和社会环境，并不断扩大社会资源，使人们在享受生命和充分发挥潜能方面能够互相支持的城市"。我国专家学者提出了更易被人理解的定义："所谓健康城市是指从城市规划、建设到管理各个方面都以人的健康为中心，保障广大市民健康生活和工作，成为人类社会发展所必需的健康人群、健康环境和健康社会有机结合的发展整体"。WHO 于 1996 年公布了健康城市的 10 条标准，作为建设健康城市的努力方向和衡量指标。

WHO 健康城市标准：
①为市民提供清洁安全的环境。
②为市民提供可靠和持久的食品、饮水、能源供应，具有有效的清除垃圾系统。
③通过富有活力和创造性的各种经济手段，保证市民在营养、饮水、住房、收入、安全和工作方面的基本要求。
④拥有一个强有力的相互帮助的市民群体，其中各种不同的组织能够为改善城市健康而协调工作。

⑤能与市民一道参与制定涉及他们日常生活，特别是健康和福利的各种政策。

⑥提供各种娱乐和休闲活动场所，方便市民之间的沟通和联系。

⑦保护文化遗产并尊重所有市民（不分其种族或宗教信仰）的各种文化和生活特征。

⑧把保护健康视为公众决策的组成部分，赋予市民选择有利于健康行为的权力。

⑨作出不懈努力争取改善健康服务质量，并能使更多市民享受健康服务。

⑩能使人们更健康长久地生活和少患疾病。

健康城市是为解决城市化问题给人类健康带来挑战而倡导的一项全球性行动战略。我国于20世纪90年代前后就开始了健康城市建设的积极探索。始于1989年的国家卫生城市创建活动为健康城市建设奠定了基础。1994年，WHO与我国卫生部合作，在北京市东城区、上海市嘉定区启动健康城市项目试点工作，这标志着我国正式加入世界性的健康城市规划运动中。2016年，《"健康中国2030"规划纲要》明确将推进健康城市的建设作为健康中国建设的抓手，提出"加强健康城市、健康村镇建设监测与评价。到2030年，建成一批健康城市、健康村镇建设的示范市和示范村镇"，并于当年确定了我国第一批38个试点健康城市。2016年，由国家卫生计生委和WHO联合主办的第九届全球健康促进大会，通过了《2030可持续发展中的健康促进上海宣言》（以下简称《宣言》）。《宣言》认识到健康与城市可持续发展相辅相成、密不可分，呼吁世界上所有的城市，不论面积大小、财富多少，都积极参与健康城市建设，为健康做出积极的政治决策，并承诺朝着共同的目标努力——建设我们能力所及的健康城市。

创建健康城市是创造良好社会环境的基础和前提，城市居民健康教育的普及率、良好卫生习惯和生活方式的养成、自我保健和公共卫生道德水平的提高等，是健康城市的重要考核指标。但必须强调的是，健康城市是一个动态的概念，健康城市建设更应该被看成一个过程而非结果，是一个不断推动促进社会卫生事业向前发展的过程。

全国健康城市评价指标体系

（二）健康社区

社区是居民从事生产和日常生活的基本场所，有着相对独立的社会管理体系和服务设施，是影响人们健康的重要空间。健康社区是指通过社区健康促进，使个人、家庭具备良好的行为和生活方式，在社区创建良好的自然环境、物理环境、社会心理环境，进而创建具有健康人群、健康环境的健康社区。其定义涵盖了健康政策、健康环境、健康人群、健康管理体系等要素。

我国健康社区建设是在"健康中国"战略思想和"建设健康环境"具体要求的背景下提出的，是"以人民健康为中心""全方位保障人民健康"的具体体现，是我国卫生保健事业的重要组成部分和实现基本公共卫生服务均等化的重要举措。营造健康社区是推

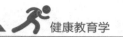

进"健康中国"战略的重要抓手。通过物质环境的优化和社会环境的赋能推进健康社区建设，有助于提升居民健康水平，实现"健康中国"。

《"健康中国 2030"规划纲要》强调"广泛开展健康社区、健康村镇、健康单位、健康家庭等建设，提高社会参与度"，将行为与生活方式、生产生活环境及医疗卫生服务作为健康社区建设的重要影响因素。2018 年，全国爱国卫生运动委员会印发《全国健康城市评价指标体系（2018 版）》并实施，凸显"大健康"理念，提出健康社区覆盖率的指标。

健康促进社区

2019 年，《国务院关于实施健康中国行动的意见》指出制定健康社区、健康单位（企业）、健康学校等健康细胞工程建设规范和评价指标，并制定了到 2030 年居民健康素养水平不低于 30%，城乡居民体质合格率达到 92.17% 等中长期健康指标。这一系列文件的印发，充分体现了党和国家维护人民健康的坚定决心和战略布局，同时也为健康社区的发展与建设指明了方向。社区需要坚持以人民健康为中心，针对城乡社区存在的主要健康问题和健康需求，实施有利于健康的公共政策，提供公平、可及的健康服务，引导各地开展健康社区建设。通过践行健康生活方式、改善社区生活环境等，促进社区文明发展、和谐发展、健康发展。

（三）健康学校

健康学校是指在学校环境中，以促进学生身体、心理和社会健康为目的，全面开展健康教育、健康管理和健康服务的学校。其核心理念是以学生为中心，全员参与，注重预防为主，实现全员全面健康发展。学校是进行健康教育与健康促进效果最好、时机最佳的理想场所，它为全社会教育提供一个创造健康未来的机会，是教育使命中最为基础的部分。学校可被视为提升国家健康水平、提高人口素质的重要场所。

我国重视健康学校建设，教育部办公厅于 2022 年印发《关于实施全国健康学校建设计划的通知》，决定在"十四五"期间，重点支持一批有条件的学校建成全国健康学校，完善德智体美劳全面培养的教育体系，提高学生身心健康水平和健康素养，提升学校卫生健康工作规范化、制度化、信息化和现代化水平。全国健康学校建设的基本条件包括基础条件、学校治理能力、教育教学、健康促进、预期效益 5 方面；

健康促进学校及其评价参考标准（2016 版）

有 7 项具体的目标任务，包括落实立德树人根本任务、健全学校健康治理体系、提升全体学生健康素养、完善学校健康教育体系、建立健康监测评价机制、增强校园健康服务能力、营造学生健康成长环境。

思考题

1. 简述健康行为的影响因素。
2. 辨析促进健康的行为和危害健康的行为。
3. 简述个人健康生活方式的主要内容。

第三章

生长发育与青春期保健

【导读】

生长发育是指身体各器官组织等量的增加及其功能不断分化、完善的质的变化过程。生长和发育两者紧密相关，生长是发育的物质基础，生长量的变化可在一定程度上反映身体器官、系统的发育成熟状况。青春期是人体生长发育的第二个高峰期，人体的形态、生理功能、心理等方面的发育突飞猛进、变化多端，其中最突出的是生殖系统的发育。青春期健康将影响个体的整个生命周期，青春期保健规范有序开展关系到青少年的健康成长。青春期的健康教育对青少年认识生长发育的规律、了解青春期保健知识和预防青春期常见疾病有积极指导作用。

【学习目标】

1. 掌握生长发育、青春期发育的概念、特点及其影响因素。
2. 熟悉青春期保健的内容。
3. 了解青春期常见疾病的预防。
4. 强化尊重客观生长发育规律的意识。

谁虚度年华，青春就要褪色。

——雨果（法国）

世界上没有再比青春更美好的了，没有再比青春更珍贵的了，青春就像黄金，你想做成什么，就能做成什么。

——高尔基（苏联）

【案例分析】┈┈┈■

　　某 10 岁学生，暑假在家作息紊乱，生活不规律，具体表现如下：经常熬夜，早上赖床，不吃早饭，夜晚 11 点又宵夜不断；挑食严重，爱吃肉，不爱吃蔬菜；不讲卫生，不爱洗澡；写作业注意力不集中；跷二郎腿，经常坐在床上或趴在桌子上写作业；每天在关灯情况下使用电子产品，且沉迷其中。

　　针对该学生的不健康行为具体情况，请从生长发育的角度对其进行教育。

■┈┈┈

第一节 生长发育的规律

生长是指身体整体及各部分大小的增长，发育是指生物体走向成熟的过程。人从出生到发育成熟的过程，是一种连续的、具有明显阶段性的生长过程。生长发育包含着许多复杂的生物学现象及复杂的变化过程，探讨其一般规律及其影响因素成为生命科学领域不断深化的重要课题。

一、生长发育的一般规律

生长发育的一般规律是指人体在生长发育过程中表现出的一般现象。人体的生长发育虽然受到多种因素的影响，并具有个体上的差异，但是，一般规律是普遍存在的。

（一）生长发育的波浪性和阶段性

生长发育在每一个阶段都有其特点，同时每一个阶段又彼此有规律地衔接。由于多种因素的作用，各个年龄阶段生长发育的速度并非均匀的，而是有快有慢，呈现出明显的波浪性和阶段性。

1. 第一个生长高峰期

由胎儿时期开始到出生后 1 岁，为第一个生长高峰期。以身高、体重为例，身高在孕中期（4~6 个月）增长最快，三个月时间超过成熟胎儿身高的 1/2；体重在孕末期（7~9 个月）增加最快，三个月时间超过成熟胎儿体重的 2/3。出生后的婴儿虽然增长速度有所减慢，但在第一年身高、体重仍呈增长趋势，其增量分别为出生时身高的 1/2、体重的 2 倍。无论身高还是体重，在出生后的第一年都是增加最快的一年。第二年身高增加约 10cm，体重增加 2500~3500g，是出生后增长速度较快的阶段。此后增长速度显著下降，身高每年增长 4~5cm，体重每年增加 1500~2500g，直到 10 岁左右。

2. 第二个生长高峰期

女孩 10~12 岁、男孩 12~14 岁进入第二个生长高峰期，即青春发育期。这个时期的一个重要特点是女孩生长发育的年龄一般比男孩早两年左右。10 岁以前，男女体态差异较小，男孩稍高于女孩。10 岁以后，女孩身高、体重等平均数都高于男孩；12 岁左右，男孩开始发育，14 岁左右男孩的身高、体重又超过了女孩。此后，男孩各项指标的数值一直高于女孩，最终形成了男女在身高、体重等方面的显著差别。第二次生长突增阶段是人体生长发育的重要时期，这一时期生长发育对于成年后的体格

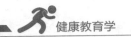

有很大影响。因此，应对这一时期的营养、卫生和体育锻炼等方面给予充分的重视和保证。

（二）生长发育的非等比性

人体各部分的生长发育有相应的比例，但身体各部分在生长发育过程的每一时期内，并不按比例增长。人体各部分的生长发育是随年龄增加而发生变化的，并有一定的规律，人的体型也随年龄的增加而发生相应的变化，成人体型虽然是在儿童体型的基础上发展起来的，但并不是儿童体型的简单放大。同样，儿童体型也非成人体型的缩影。

1. 身体各部分比例的变化

在生长发育的早期，头占身高的比例最大。2个月的胎儿头长几乎占身高的1/2，新生儿约占1/4，以后头长的比例逐渐减少，成人的头长约占身高的1/8。从婴儿至成人的整个发育过程中，头增长1倍，躯干增长2倍，上肢增长3倍，下肢增长4倍。由于头部比例减少，下肢比例增加，因此成人的重心位置由新生儿时期平第12胸椎水平下降到第2骶椎水平。胎儿时期至成人头与身长比例如图3-1所示。

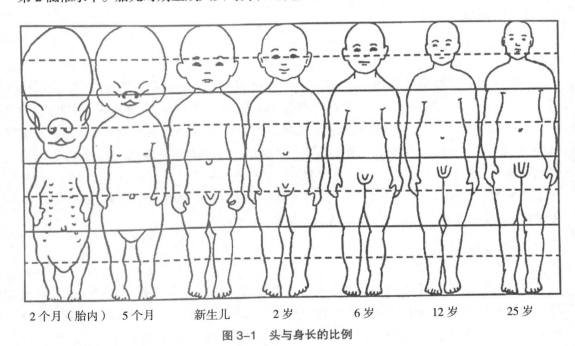

| 2个月（胎内） | 5个月 | 新生儿 | 2岁 | 6岁 | 12岁 | 25岁 |

图 3-1 头与身长的比例

（引自：王卫平，孙琨，常立文 . 儿科学 [M]. 北京：人民卫生出版社，2018：10.）

2. 身体各部分体积的变化

新生儿头和颈的体积占全身体积的 30%，成年时下降到 10% 左右。躯干的比例较为恒定，占全身体积的 45%~50%。上肢在出生时约占全身体积的 10%，至成年时仍然维持这一比例。出生时占全身体积 10% 的下肢到成年时已达到 30%。

3. 身体成分的变化

出生时人体脑、肝、心、肾等主管各种生命活动的器官重量的总和约占新生儿体重的 18%。虽然器官的重量随着体重的增加而增加，但是其占体重的百分比随着体重的增加而减少，5 岁时约为 10%，10 岁时约为 8.4%，成人仅占 5% 左右。

新生儿的脂肪含量约占体重的 16%，第一年增加至 22%。以后逐渐下降，到 5 岁时仅占体重的 12%~15%，以后保持此比例，直到青春前期体格生长突然加速时，脂肪组织占体重的比例才上升，尤以女孩为显著，约占 25%，远远超过男孩，故青春期女孩大多显得丰满。

胎儿期肌肉组织发育较弱，出生后随着小儿躯体和四肢活动增加才逐渐发育。新生儿肌张力较高，1~2 个月后肌张力才逐渐减退，肢体可自由伸屈放松。当婴幼儿运动能力增强，会坐、爬、站、行、跑、跳后，肌肉组织发育加速，肌纤维增粗，肌肉活动能力和耐力增强。学龄期儿童肌肉肌纤维比婴幼儿粗壮，到青春期肌肉发育尤为加速，男孩比女孩更加突出。9~10 岁以后，男孩肌肉约占体重的 46%，女孩约为 44%，以后几年男孩超过 50%，女孩则维持不变或略下降。

皮下脂肪和肌肉的发育与营养和运动有密切关系，保证儿童青少年摄入丰富营养，鼓励其多进行体育锻炼，如体操、球类、游泳等，可促进肌肉发育，消耗体内脂肪，避免脂肪积累过多，有助于预防肥胖，使身体灵活健壮。

（三）各系统、器官生长发育的不平衡性

生长发育过程中，各系统、器官的生长发育是不平衡的（图 3-2），但其发育顺序仍遵循一定规律。神经系统发育较早，脑在出生后 2 年内发育较快；淋巴系统在儿童期迅速生长，于青春期前达到高峰（12 岁左右达成人的 200%），以后逐渐下降；生殖系统发育较晚，出生后第一个十年内，生殖系统外形几乎没有发展，至青春期生长突增开始后生长迅猛，并通过分泌性激素，促进机体的全面发育成熟。其他器官，如心、肝、肾、肌肉的发育基本与体格生长相同步。各系统、器官发育速度的不同与儿童不同年龄阶段的生理功能有关。

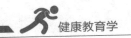
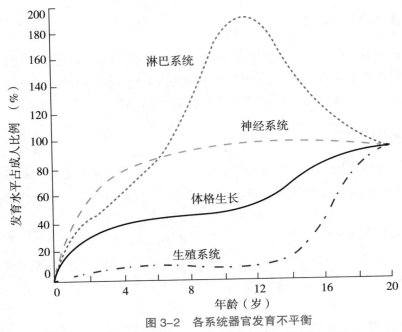

图3-2 各系统器官发育不平衡

（引自：王卫平，孙琨，常立文．儿科学 [M]．北京：人民卫生出版社，2018：7．）

（四）生长发育的程序性

人体在生长发育的不同时期，分别遵守头尾发展规律和向心发展规律的不同生长方式。

1. 头尾发展规律

在胎儿期和婴儿期，人体的生长发育首先从头部开始，然后逐渐延伸到尾（下肢）部。婴儿意识性动作发育，也先从头部的抬头、转动开始，而后发展到用手取物，进一步发展到躯干的转动与直坐，最后发展到下肢的活动及下肢与其他部位的协同动作。

2. 向心发展规律

人体直立行走以后，由于动力负荷和静力负荷发生了明显变化，生长发育的方式也由头尾发展规律逐渐过渡到向心发展规律。

①下肢发育领先于躯干。

②上肢发育领先于躯干。

③下肢发育领先于上肢。足长的发育领先于手长，下肢长的发育领先于上肢，其生长发育顺序大体上是：足长、下肢长、手长、上肢长。

④长度的发育领先于围度和宽度。人体各肢体围度发育的高峰期、结束期比长度发

育的高峰期、结束期迟 2~3 年。骨盆宽的发育高峰期、结束期比下肢长的发育高峰期、结束期迟 2~3 年。坐高的发育略早于肩宽、胸围，其高峰期出现的时间与肩宽、胸围相同，但结束期早 1 年左右。

⑤身高的发育领先于体重。身高、体重是人体的整体性指标，在整个生长发育的过程中，身高的发育程度明显地领先于体重，直到青春期的后期，体重达成年人的程度才逐渐追上身高达成年人的程度。

（五）生长发育的性别差异

从青春期开始，男、女之间的生长发育出现了明显的差异。主要表现在以下几方面。

1. 时间上的差异

女子青春期发育较男子早，各项发育指标的增长值和增长率曲线出现高峰的年龄，女子比男子早 1~2 年；青春期发育的结束时间，女子比男子早 2~3 年。

2. 体格上的差异

男子多数指标生长发育曲线的波峰比女子高，波幅比女子宽，这就造成了男子体格比女子高大。青春期男子上体的围度、宽度增长较快，女子则是下肢的围度、骨盆的宽度增长较快。因此，男子的上体粗宽、下肢细长，女子的上体窄细、下肢粗短。

3. 发育曲线的交叉

多数指标的发育曲线存在两个交叉。女子的快速增长期出现比男子早，男子在青春期的发育曲线的波峰比女子高，波幅比女子宽，所以多数指标的发育曲线出现两次交叉。以身高、体重为例，10~14 岁女子的身高、体重的平均数高于男子，形成发育曲线上的第一次交叉。14 岁左右，男子的身高、体重又超过女子，形成发育曲线上的第二次交叉。此后，男子各项指标的数值一直高于女子，最终形成了成年男女在身高、体重上的显著差异。

（六）生长发育的量变和质变规律

生长发育是从微小的量变到根本的质变的复杂过程。这一复杂的过程，不仅表现为身高和体重的增加，也表现为器官的逐渐分化、功能的逐渐成熟。生长发育的量变与质变通常是同时进行的，如大脑在逐渐增大和增重的过程中，皮质的记忆、思维和分析的功能也在不断地发展。

（七）生长轨迹现象和生长关键期

在外环境无特殊变化的条件下，个体的发育过程比较稳定，呈现一种轨迹现象，它

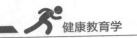

尽力使正在生长中的个体在群体范围中保持有限的上下波动幅度。许多重要的器官和组织都有"关键生长期",此时若正常发育受干扰,常可造成永久性的缺陷或功能障碍。例如,青春早期是长骨组织的关键生长期,各种阻碍生长的因素若作用于该阶段,会使骨骼生长受阻。若不采取积极干预措施,则长骨将丧失继续生长的机会,儿童的体格就无法达到其遗传潜力所赋予的水平。

二、生长发育的影响因素

人体的生长发育,是个体先天遗传和后天环境因素相互作用的结果,也是机体在外界环境中遗传性和适应性矛盾相统一的过程。影响人体生长发育的因素是多方面的,它们之间是互相影响的,其中遗传是最基本的因素,但遗传的稳定性是相对的,遗传物质在自我复制传递过程中,由于复杂的内、外部条件直接或间接影响会产生变异。因此,后天的营养、锻炼、环境因素等也极为重要。

(一)遗传因素

遗传是指子代和亲代之间在形态结构及生理功能上的相似性。遗传的物质基础是染色体,染色体上有许多基因,基因在人体的生长发育中决定各种遗传性状。基因需要一定的环境条件才能发挥作用,在某些环境条件影响下基因可以发生变异。个体生长发育的特征、潜力、趋向、限度等都受父母双方遗传因素的影响。遗传性疾病,如染色体畸变或代谢缺陷等对生长发育均会产生显著影响。种族、家族的特征同样受遗传因素影响,如皮肤和头发的颜色、面型特征、身材高矮、性成熟的早晚及对疾病的易感性等。

遗传因素的双生子研究

(二)内分泌因素

生长发育主要由各种激素调控,其中生长激素、甲状腺素和性激素尤为重要。缺乏生长激素会导致身材矮小;甲状腺素缺乏时不仅会造成身材矮小,还会使脑发育产生障碍;性激素可促使骨骺融合,影响长骨生长,故而青春期开始较早,可使最终身高相对矮小。

呆小症

(三)个体因素

1. 营养

充足合理的营养是儿童青少年生长发育的物质基础,也是保证其健康生长极为重要的因素。年龄越小,生长发育受营养的影响就越大,营养不足会导致体重不增,甚至下降,进而会影响身高的增长和机体的免疫、内分泌及神经调节等功能。进入青春期后,人体形态、生理、心理的变化更加迅猛，而其生长速度、性成熟程度、运动成绩、学习能力都与营养状况有更为密切的关系。全身旺盛的发育对营养的要求更高，营养的摄入必须与发育过程的变化相适应，否则容易导致营养不良和营养缺乏症，使生长发育受阻。

2. 生活作息

人体各组织、器官、系统的活动都有一定的节律性。在合理的生活作息下，包括脑在内的身体各部分活动和休息能得到适宜交替，机体所需营养按时得到补充，保证能量代谢正常进行，有利于促进身体发育。儿童青少年应有充足的睡眠，年龄越小，睡眠时间应越长。现有的研究表明，幼儿进入托幼机构后，生活有规律，饮食有节制，作息定时，其体格发育常在一个较短时期后较散居儿童有更显著增长。

3. 精神情绪

对青春期的青少年而言，精神情绪对生长发育起着至关重要的作用。长期抑郁、恐惧、紧张等，均可影响身心发育。现有的研究表明，长期得不到父母爱抚或父母离异家庭的儿童青少年，在身高上比得到爱抚的儿童青少年矮；长期抑郁的儿童青少年，其体内生长激素的分泌量比心情愉悦的儿童青少年少。因此，和谐融洽的家庭和良好的情绪，有利于儿童青少年的生长发育和身心健康。

4. 合理运动

运动是促进生长发育和增强体质的重要手段。在充足的营养条件下，系统地、合理地进行规律运动对身体的生长发育具有明显的促进作用。特别是儿童青少年，正处于迅速生长发育阶段，各组织器官在结构和功能上具有很大的发展潜能和可塑性，科学的运动能增强新陈代谢，促进全身各系统、各器官，尤其是运动器官的发育。

5. 疾病

疾病对儿童青少年生长发育的阻碍作用十分明显。急性感染常使体重减轻；长期慢性非传染性疾病同时影响体重和身高的增长；内分泌疾病常引起骨骼生长和神经系统发育迟缓；先天性疾病如先天性心脏病、软骨发育不良等，对体格和精神发育的影响更为显著。

（四）孕母情况

孕母在妊娠早期的病毒性感染会引起胎儿先天畸形；严重营养不良可引起流产、早产和胎儿体格生长及脑的发育迟缓；孕母若受到某些药物、放射线辐射、精神创伤等影响可导致胎儿发育受阻。

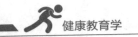

（五）环境因素

环境因素包括自然环境、社会环境和家庭环境等。良好的自然环境，如阳光充足、空气新鲜、水源清洁、居住条件舒适等，能促进儿童青少年的生长发育。反之，则带来不良影响。现有的研究表明，气候和季节对生长发育无论在身高还是体重方面都有显著影响，在我国儿童青少年各项发育指标的均值上基本是北方大于南方；春季身高增长最快，秋季体重增加最快，夏季儿童体重甚至有减轻的趋势；身高增加的季节变化与体重相反，在3—5月的3个月中身高增加为9—11月身高增加的2~2.5倍。

第二节　青春期发育与保健

青春期是人生中最具活力、身心变化最突出的时期，是生长发育的最后阶段，也是决定人一生的体格、体质和智力水平的关键时期。

一、青春期发育概述

青春期是个体从出现第二性征至性成熟的生理发展过程。WHO从年龄的角度将青春期的年龄区间定为10~20岁。女性青春期发育开始的时间早于男性，结束的时间也较男性早。一般情况下，女性青春期的年龄跨度为10~18岁，男性为12~20岁。

（一）青春期的发育特点

青春期发育特点主要表现在以下几个方面。

①体格生长加速，以身高为代表的形态指标出现第二次生长突增。

②各内脏组织器官体积增大、重量增加，功能日趋成熟。

③内分泌功能活跃，与生长发育有关的激素分泌明显增加。

④生殖系统功能发育骤然增快并迅速成熟，到青春晚期已具有繁殖后代的能力。

⑤男女外生殖器和第二性征迅速发育，使男女两性的外部形态特征差别更为明显。

⑥在形态与功能发育的同时，青春期心理发展加快，产生了相应的心理与行为变化，出现了一些青春期特有的心理行为问题。

青春期一般分为早、中、晚三期，各期发育各有特点。

①青春早期：生长突增，出现身高的突增高峰，性器官和第二性征开始发育，一般持续2年左右。

②青春中期：以性器官和第二性征的迅速发育为特征，出现月经初潮（女）或首次遗精（男），常持续2~3年。

③青春后期：体格生长速度明显减慢，但仍有所增长，直至骨骺完全融合，性器官

及第二性征继续发育，直至达到成人水平，社会心理发展加速，通常持续 2 年左右。

（二）青春期性发育

1. 性生理发育

青春期最重要的特征之一就是性发育，包括内、外生殖器官的形态变化，生殖功能的发育成熟和第二性征的发育等。

（1）**男性性发育**　男性生殖器官分内、外两部分。内生殖器包括睾丸、输精管道和附属腺，外生殖器包括阴囊和阴茎。男性的青春期性发育存在很大个体差异，但各指征的出现顺序大致相似。睾丸是男性性发育的一个信号，随着睾丸的生长，青春期生殖功能也发育成熟。遗精是男性青春期生殖功能发育成熟的重要标志之一，它是青春期健康男性都有的正常生理现象，首次遗精一般发生于 12~18 岁，约比女性月经初潮年龄晚 2 年。首次遗精多数发生在夏季，初期精液主要是前列腺液，有活力的成熟精子不多。18 岁左右，随着睾丸、附睾等的进一步发育成熟，精液成分逐步与成人接近。首次遗精发生后，身高发育速度逐步减慢，而睾丸、附睾、阴茎等迅速发育并接近成人水平。

在青春期，男性第二性征也逐渐发育，表现为阴毛、腋毛、胡须、发型等毛发的改变，此外还有变声、喉结出现等。随着体内雄激素水平的增高，喉结增大，声带变厚变长，一般 13 岁后出现变声现象，绝大多数男孩在 18 岁前完成所有的第二性征发育。值得注意的是，约半数以上的男孩也会有乳房发育，通常先开始于一侧，表现为乳头突起、乳晕下出现小的硬块，有轻度的隆起和触痛感，一般半年左右消退。

（2）**女性性发育**　女性生殖器官分内、外两部分。内生殖器包括阴道、子宫、输卵管及卵巢，外生殖器包括阴阜、大小阴唇、阴蒂、前庭和会阴。进入青春期后，在血清卵泡刺激素、黄体生成素、性激素的作用下，内、外生殖器迅速发育。女性性功能发育最重要的标志是月经初潮，被称为女性发育过程中的"里程碑"。从月经初潮开始至更年期，子宫内膜受性激素影响，发生周期性的坏死脱落，伴有出血。月经初潮多发生在夏天，个体的发生年龄波动在 11~18 岁，一般在 12~14 岁来潮。在青春期，女性第二性征也明显发育，如乳房、阴毛和腋毛的发育。乳房发育是女性进入青春期的第一个信号，平均开始于 11 岁（一般在 8~13 岁），历时约 4 年。乳房开始发育后 6 个月到 1 年出现阴毛，腋毛的出现一般在阴毛出现半年至 1 年后。身高的生长突增几乎与乳房发育同时或稍前开始，而出现身高突增高峰一般在乳房发育后 1 年左右。

2. 性心理发育

（1）**性意识的发展**　性生理发育的逐渐成熟，促使青少年的性意识急剧发展。青少

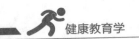

年开始意识到两性的差别，从对异性的好奇逐渐转化到一种朦胧的对异性的眷恋、向往和接近。这一时期，表面上男女青少年之间界限分明，内心却都怀着对异性的神秘感，渴望去接近对方。

正确对待早恋

（2）**性心理的发展** 青少年的性器官和性机能迅速发育成熟，必然带来性心理的发展变化，但由于青少年心理过程和个性发展的限制，特别是在教育引导不够的情况下，使得青少年性心理发展表现出相对的幼稚性。例如，性发育的成熟，客观上要求异性间的吸引和交往，但不少青少年却往往表现出异性间的故意疏远或排斥，这正是青春期性发育成熟与性心理幼稚矛盾的特征性表现。

3. 青春期性适应

青春期到来后，机体逐渐达到性成熟。身体健康的青年男女，每个人都会自然而然地产生性欲望和性冲动。可是，从性成熟到能够以合法的婚姻形式开始性生活，一般还需经历10年以上的时间，这段时期又称为"性饥渴期"，是性欲延缓满足的阶段。对于这个过程的适应，称为"青春期性适应"。青春期的性适应方式主要有以下3种。

（1）**性压抑** 有意或无意地进行性压抑，是人们面对性冲动时惯常采取的应对方式。性压抑可分为健康的性压抑和病态的性压抑。适度的性压抑是社会生活的需要，也是性心理健康的反映，不会使情欲发生畸变，不妨碍心理活动的正向性，不影响人的社会功能，甚至还能起到促进作用。相反，严重的性压抑则有害身心健康，特别对两类人的影响较大，一类是内心性冲突强烈，心理素质又比较脆弱的人，他们往往焦虑不安、苦恼郁闷，长此以往会导致心理异常，还可能出现躯体病变；另一类是对性抱有厌恶和反感的人，过度压抑会导致正常的生理反应变形扭曲，这在女性中较为多见。

（2）**性升华** 性升华是指用一些积极的、建设性的活动方式来取代、转移性欲望，如艺术欣赏、体育锻炼、娱乐活动、体力劳动、埋头学习创作等，促使性能量转化，心理躁动得以平复。

（3）**性宣泄** 性宣泄是指以某种直接的性方式释放性能量、缓解性张力、获得性满足，其最高形式是性交。性宣泄的方式多样，手淫是较常用的方式。无论采取何种方式进行性宣泄，应该遵循社会道德规范、有益身心健康、符合精神文明和社交文明的要求。

4. 青春期性道德

性道德是指调节人们性行为的社会准则和规范。简而言之，性道德就是社会道德渗透在男女两性之间的道德规范和行为准则。性道德主要解决两大类问题，一类是什么样的性行为是合乎道德的，另一类是什么样的性观念、性意识和性伦理是正确的。

青少年性道德教育主要包括性责任教育、贞操观教育、异性交往方法教育及人格教育。

（1）**性责任教育**　性责任教育主要包括两个方面。一是性的社会规范教育，就是树立正确的性价值观，明确什么样的性意识、性行为是符合社会道德标准的。二是性的权利和义务关系，每一个人当性生理、性心理成熟时都有恋爱和结婚的权利，同时也有相应的义务。人的性行为是有前提和后果的，每个人都有权利和义务在性行为上做出对自己和对别人高度负责的选择。

（2）**贞操观教育**　贞操观体现了人类的羞耻感、自尊心、名誉感、道德感。男性和女性都应该讲贞操，性忠诚是其共同的责任。自尊自爱是健康人格的重要组成部分，在异性交往中，应慎重对待性问题，不提倡婚前性行为。

（3）**异性交往方法教育**　掌握自己的情感，掌握异性交往中来往和拒绝的技巧，明确在异性交往的场合和活动范围内，哪些该做，哪些不该做。懂得怎样的衣着和言行才能赢得异性的尊重，如何在异性面前把握自己的语言、行为、表情等。

（4）**人格教育**　人格教育的目的是培养青少年的人格力量，使其在生理、心理和人际关系上保持平衡。男女之间交往要互相尊重、互相爱护，这是青春期道德的行为准则。要用自尊、自爱、自重、自强陶冶情操，要做具有高尚品德的青少年。

二、青春期保健

青春期是体格发育的第二个高峰期，是第二性征开始出现到体格发育完全及性成熟的重要时期。在这一时期，发生的一系列形态、生理、心理和行为的改变程度，都是其他年龄阶段不能比拟的。因此，青春期的保健非常重要，关系着青少年的健康成长，并影响个体的整个生命周期。

（一）青春期生理保健的要点

1. 学会科学的饮食

青春期是身体发育的高峰时期，饮食必须注重营养，保证各类营养素的合理摄入。学习营养知识、烹调方法等是科学饮食的前提，具体可以《中国居民膳食指南》为指导平衡膳食。对青春期女性而言，需树立正确的审美观，摒弃"追求消瘦身材"的不良心理，避免营养不良、厌食症等的发生。

2. 养成良好的卫生习惯

个人卫生是人生存、获得幸福和美好生活的基本需求，也是一个国家经济、文化和精神文明的标志之一。个人卫生范围广泛，包括饮食卫生、手卫生、口腔卫生、用眼卫生、居室卫生等。各类卫生习惯有相应的具体要求，譬如居室卫生，装修材料环保、室内空气畅通（每日通风 30min 以上）、保持合适的室内温度与湿度、注意

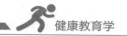

预防空调病等。

3. 保持规律的生活作息

人的生物钟是相对稳定的、有规律的、自动化调控。如果经常扰乱生物钟，特别是经常熬夜、不规律作息，就会导致身体各项机能下降，影响身体健康。睡眠是规律生活中最重要的内容，规律作息、充足睡眠对儿童青少年的生长发育至关重要。

4. 坚持体育锻炼

体育锻炼不仅可直接作用于骨、关节和肌肉等运动器官，使之产生适应性的变化，还具有增强心肺功能、提高免疫力、预防和控制肥胖等作用，对生长发育有重要的促进作用。儿童青少年运动时要特别关注动作规范性、运动形式多样化和趣味性，加强运动指导和监督。

5. 注意医疗保健

无病防病，有病就医，早防早治，是最科学有效的保健手段。学习一些医药科普知识，加强自身健康监测，定期进行医学检查和医疗保健，尽量做到小病防大、大病防残，或不生病、少生病、少生大病。

（二）青春期心理保健的要点

1. 培养良好的情绪

情绪是人的生命指挥棒，良好心境使人愉悦快乐，有利健康；不良情绪使人烦恼、忧虑，有损健康。青少年需要加强自我素养方面的锻炼，面对困难、困境时，应放下包袱，迎难而上，把压力化解、松弛和淡化，主动培养乐观性格、情趣生活。

2. 促进良好的人际交往

从小得到家长的爱抚和关怀，受到伙伴的喜爱，对生长发育有良好影响，且长大以后少患身心疾病。现有的研究表明，家庭和睦、邻居来往密切者，心血管发病率低；无密切朋友的人，心血管发病率是前者的2~3倍。良好的交往使人心情愉快，有安全感，有益于身心健康。因此，青少年应与教师、同学、亲朋等构建友爱、互助、互敬的良好人际关系。

3. 学会自我调节

自我调节是自我保护并防止心理受到伤害最为关键的方法。在平时的生活中，较难预测会发生什么事情，在遇到各类不幸、紧急情况或遭受挫折后，难免会在心理上出现低落感、挫败感，丧失自我控制能力。比如，失去自己的亲朋、考试不够理想、遭受到打击等，处于这类意外与挫折下，应学会自我调节，这对于随时保持更为良好的心理状态十分关键。

（三）青春期性保健的要点

1. 女性性保健

女性青春期性保健应重视生殖器的卫生，围经期的卫生知识教育，预防经前期紧张综合征、痛经、月经失调等。行经期间盆腔充血，可出现下腹部及腰骶部下坠感，个别人还有膀胱刺激症状，如尿频、尿急等；由于阴道内有积血，酸碱度比正常值偏低，同时宫颈口处于松弛状态，减弱了阴道－宫颈阻挡细菌感染的屏障作用，病原体易侵入；子宫内膜的脱落使宫腔内壁形成创面，亦增加了感染的机会。行经期前后内分泌活动的变化会导致轻度自主神经功能不稳定，出现情绪波动、头痛、乏力、恶心、呕吐、便秘或腹泻，以及鼻黏膜出血等症状。具体性保健措施如下。

①保持会阴清洁。青春期是女性代谢十分旺盛的阶段，皮脂腺、汗液较多，阴道中的分泌液增多，在大小阴唇中较易出现污垢而引发外阴瘙痒。因此，对会阴部进行清洗非常重要，内裤应透气性好、吸湿性好。

②保持心情舒畅。避免精神刺激，心情平和愉悦。

③注意全身保暖。天气变化时，避免吹风受凉、受寒、受湿。

④注意经期卫生。经期禁止性生活，防止逆行感染；每日清洗外阴，禁止盆浴，使用合格的卫生巾；严禁下水游泳，防止病菌侵入体内；经期可适度参加一般性劳动和体育锻炼，促进盆腔的血液循环，避免剧烈运动和重体力劳动。

⑤注意乳房卫生。注意保持乳头、乳房卫生，选择合适内衣或胸罩，月经期前后出现乳头痒痛、乳房胀痛等情况时，禁止随意按摩和揉捏。

2. 男性性保健

男性青春期性保健应重视阴茎的发育和生殖器的清洁卫生。包茎与包皮过长是青春期青少年面临的最为普遍的问题。阴茎包皮口较小，不能上翻露出阴茎龟头，称为包茎；包皮遮盖整个阴茎龟头，只能上翻露出尿道口和部分龟头，称为包皮过长。包皮会分泌出乳白色、呈"豆渣状"且伴有臭味的一种"包皮垢"，较易使细菌繁殖，引起包皮与阴茎头发炎；当包茎的包皮囊中出现的"包皮垢"无法得到清洗时，较易构成结石。更为严重的是，包茎和包皮过长都会妨碍阴茎的发育。具体性保健措施如下。

①性器官保洁。男子阴囊皱褶多，汗腺多，尤其穿化纤内裤时散热不良，汗液、残

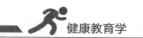

留尿液等污染局部，容易引发瘙痒、异味和感染。因此，每天睡前清洗外阴并保持干燥，清洗外阴时水温不宜太高，包皮过长者还要注意包皮垢的清洗。

②性器官防护。穿宽松的内裤，尽量少穿过紧的牛仔裤，如果衣裤过紧会造成阴囊长时间温度较高，影响精子的生成。参加激烈的身体接触性竞赛或训练时，要注意保护睾丸，必要时使用护具，规避危险动作，善用保护动作，运动后应及时更换内裤。睾丸抗低温能力弱，滑雪时应注意睾丸保暖，冬泳时不要在冷水中停留过久，以免冻伤。

③包皮环切术。包茎尽早做包皮环切术；包皮过长虽能上翻，但较紧或上翻感到疼痛者，也应与包茎一样做包皮环切术。

三、青春期常见疾病的预防

青春期疾病是指由于青春期身体、心理出现较大变化，导致的一系列疾病。也有学者认为，青春期疾病是指青春期发病率较高的某些疾病。

（一）近视

裸眼视力低于 5.0 的一般称为视力低下或视力不良。各种屈光不正（近视、远视、散光）、弱视和其他眼病均可造成视力低下。学生中发生的视力低下，大部分都是近视性的。据相关调查，在我国视力低下的人群中学生近视所占比例是：小学生 50%~60%，中学生 70%~90%，大学生 90% 以上。近视是指平行光进入眼内在视网膜前形成焦点，外界物体在视网膜不能形成清晰的影像，主观感觉看远模糊，看近清楚，用凹透镜可矫正近视。简而言之，近视就是指眼睛在观看远处景物时，景物成像于视网膜前而产生模糊不清的视觉。预防近视的措施主要有以下几种。

①注意用眼卫生，养成良好的学习习惯。平时阅读或写字时，姿势要端正，书本与眼睛的距离应保持 30cm 左右；学习时光线要充足、柔和，光源应在左前方，不要在阳光直射下学习。

②经常做眼保健操，防止眼肌疲劳。一次看书学习时长以 40~60min 为宜；若长时间学习，应每小时休息 10min 左右，尽量极目远眺或做眼保健操。

③视力异常应及时就医。出现眼部不适或视力异常应及时就医；如果患有屈光不正，应佩戴适宜度数的眼镜。

（二）脊柱侧弯

脊柱侧弯是儿童青少年时期比较常见的一种姿势性缺陷。我国 5~17 岁的儿童青少年中，姿势性侧弯发生率为 7.3%，其中固定性侧弯发生率为 1.4%。脊柱生理弧度的异常不仅影响儿童青少年的体态和身体活动，严重时还会妨碍内脏器官的正常功能，可导致儿童青少年在学习和工作时容易出现疲劳和酸痛。主要预防措施有以下几种。

①积极体育锻炼。参加体育锻炼是预防脊柱侧弯的主要方法，要遵循全面锻炼和具有一定运动量的原则。运动的项目有单杠、双杠、器械、徒手操、垫上运动、攀登架、平衡木、游泳等。

②加强姿势教育。对中小学生进行正确姿势的教育，使他们自幼养成正确的阅读、书写姿势是预防脊柱侧弯的主要内容。

③注重营养补充。注意营养，合理膳食，增强体质，预防引起脊柱变形的其他疾病。

（三）龋齿

龋齿是一种与饮食有关的感染性疾病。龋齿是指牙齿在机体内外环境因素的影响下，逐渐发生硬组织软化和有机溶解，使牙齿组织遭到破坏、缺损的疾病。儿童患龋齿以后不仅引起疼痛、降低食欲，还会影响到咀嚼和消化功能乃至生长发育。龋齿如不及时处理还可因细菌侵入继发牙髓炎、齿槽脓肿、颌骨骨髓炎等，造成进行性、破坏性损害，导致患牙全部被破坏，甚至因局部病灶而引发全身疾患，进而影响全身健康。龋齿是世界范围的流行性疾病，尤以发达国家最为严重。我国近年来由于饮食结构的改变，儿童青少年龋齿患病率有上升的趋势。预防的主要措施包括注意口腔卫生、控制甜食、药物防龋、定期进行口腔检查等。

（四）青春期综合征

青春期综合征是青春期生理与心理发育不同步，心理发育相对滞后而引发的心理失衡病症。青春期综合征在初中以上阶段青少年人群中广泛存在，严重影响身心健康和学业，主要表现为忧虑、抑郁、烦躁、消极、敏感、自卑和困惑，容易导致厌学、离家出走、性犯罪，甚至产生轻生念头。预防措施应注意以下几方面。

①正确认识自己和接纳自己。一般来说，自我认识与其本身的实际情况越接近，就越能保持心理健康；相反，就越容易产生心理问题。

②逐步提高承受挫折的能力。对待挫折要有良好的心态，并在此基础上，通过自己的努力去克服挫折以提高对挫折的承受能力。

③努力控制自己的消极情绪。良好稳定的情绪是心理健康的基本条件，纠正自我评价偏差，避免不必要的消极情绪产生。

④有意识地增进人际交往。积极参加各种感兴趣的活动，如打球、下棋、游泳等，以分散或摆脱青春期综合征对自身的影响。

（五）青春期焦虑症

青春期焦虑症是指处于青春期的青少年呈现持续性精神紧张或发作性惊恐状态。随着第二性征的出现，个体对自己在体态、生理和心理等方面的变化，会产生一种神秘感，

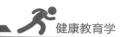

甚至不知所措，会出现恐惧、紧张、羞涩、孤独、自卑和烦恼等情绪反应，还可能伴发头晕头痛、失眠多梦、眩晕乏力、口干厌食、心慌气促、神经过敏、情绪不稳、体重下降和焦虑不安等症状。主要干预措施有以下几种。

①疏导法：主要是根据不同患者或不同病情采用劝导、启发、说明、鼓励等方法，帮助患者自我领悟，调动治疗的主观能动性，从而达到治疗和康复的目的。

②暗示法：主要是在患者清醒或催眠的状态下进行，通过催眠暗示疗法使患者进入催眠状态，然后用言语进行暗示达到缓解效果。

③行为法：包括系统脱敏法、厌恶疗法、行为塑造法、标准奖励法、自我调节法和生物反馈法等。人的各种行为都是经过学习和训练得以调整和改造，并建立新的正常的行为，这就是行为疗法治疗青春期焦虑症的理论基础。

④药物法：多采用类似安神剂类药物治疗。

（六）青春期抑郁症

青春期抑郁症是一种发生于青春期青少年的抑郁症，青春早期很少发生。主要表现为青春期逆反、身体不适、情绪低落、适应不良、过激行为等，严重者会有自杀倾向。个性内向、缺乏和父母的交流、社会适应能力差、家庭教养方式不良、生物学因素和心理应激等是青春期抑郁症的易感因素。大多数青春期抑郁症患者预后良好，80%的首发病例可痊愈。主要干预措施有以下几种。

①家长要对孩子进行正确的教导，多关心孩子，通过倾诉、转移注意力等方式帮助孩子消除抑郁情绪，增强自信心，树立正确的理想信念。

②对于青春期抑郁症患者，多接受阳光与运动。多活动身体可使其心情得到意想不到的放松，阳光中的紫外线可或多或少改善一个人的心情。

③保持规律作息与心情愉悦。规律作息和稳定的生活环境是青春期抑郁症患者最需要的，要早睡早起、保持身心愉快，不要陷入自我想象的心理漩涡，尽可能多与朋友交流。

（七）经前期紧张综合征

经前期紧张综合征是指女性在月经来潮之前出现的一系列症状，如头疼、头晕、胸闷、乳房胀痛、眼睑和四肢浮肿、精神紧张、情绪不稳、注意力不集中、烦躁、易怒、抑郁、焦虑、失眠等。这些症状一般出现于月经来潮前7~14天，月经来潮前2~3天加重，严重时会影响工作和生活，但月经到来后，以上症状会自然消失。经前期紧张综合征发生原因尚未明了，可能与雌激素水平波动、孕激素不足、催乳素升高有关。其特点是周期性发作，与经期密切相关。主要预防措施有：避免精神紧张，注意劳逸结合，必要时可在医生的指导下使用药物调节等。

（八）痛经

月经期间或月经前后发生下腹疼痛及坠胀，称为痛经。大多数痛经者伴有其他症状，如头痛、恶心、呕吐、腹泻、下背痛、面色苍白、出冷汗、全身无力、四肢厥冷，严重者还可能发生虚脱。痛经分为原发性和继发性两种。原发性痛经指自月经初潮起就有疼痛，妇科检查无明显器质性病变，常发生于未婚未育的年轻女性。继发性痛经是指以往并无痛经，由于生殖器官出现器质性病变，如炎症或子宫内膜异位症引起的痛经。对于痛经患者，要寻找病因，排除盆腔内的器质性病变，明确诊断后针对病因进行治疗。对于原发性痛经，应加强身体锻炼，消除恐惧心理和紧张情绪，可辅以镇痛解痉药等治疗。

（九）网络成瘾症

网络成瘾症也称作网络依赖症，是指长时间和习惯性地沉浸在网络时空当中，对互联网产生强烈的依赖，以至于达到了痴迷的程度而难以自我解脱的行为状态和心理状态。内向、敏感、人际交往困难的青少年易沉迷于网络。网络成瘾可影响青少年正常的生活、学习及人际交往，网络背后的心理健康问题不应被忽视。预防措施主要有以下几种。

①规律作息，严控上网时间。正确认识和使用网络，严禁浏览不合法网站或不良网页。合理安排作息时间，鼓励网络成瘾者积极参加其他活动，多与人交往，注意与父母、同学、朋友保持良好的的关系。

②积极帮助，建立自信。对网络依赖者应给予相应的指导，如人际沟通障碍者，给予交流沟通技巧方面的指导，使其体验到真实人际交往的成功，从而帮助他们重建自信。

③早期发现，积极治疗。一旦发现有网络成瘾症的各种症状出现，家属要强行限定患者上网的时间，并积极寻求心理咨询和药物治疗。

思考题

1. 简述生长发育的概念、生长发育的一般规律及其影响因素。
2. 简述青春期的概念及青春期发育的特点。
3. 简述青春期保健的要点。
4. 简述青春期常见病及其预防措施。

第四章

心理健康

【导读】

　　心理健康是健康的重要组成部分，它与身体健康密切相关。身体健康是心理健康的基础，心理健康是身体健康的保证和动力。目前，心理问题已成为重大的公共卫生问题和突出的社会问题，心理健康的维护和促进成为人们日常生活的迫切需要。心理健康不仅受到主客观因素的影响，还与先天生理因素和后天环境因素有关。关注个体的心理健康，要特别重视心理因素对健康的影响。近年来，大学生心理障碍发生率呈上升趋势，心理健康已成为大学生健康成长过程中不容忽视的重要问题。越来越多的科学研究证实，有规律的身体运动可以有效促进心理健康。

【学习目标】

1. 掌握心理健康的概念、标准及其影响因素。
2. 熟悉运动对心理健康的促进作用。
3. 了解运动促进心理健康的方法。
4. 树立运动促进心理健康的意识，培养维护心理健康的能力。

心似已灰之木，身如不系之舟。问汝平生功业，黄州惠州儋州。

——苏轼

苏轼（1037—1101），"唐宋八大家"之一，字子瞻，号东坡居士，北宋文学家、书画家、美食家。被贬谪黄州、惠州、儋州是苏轼仕途最失意之时，也是其文学成就最显著之际，由此窥见苏东坡强大的心理健康调节能力，变压力为动力，轻松化解了压力的消极影响。

【案例分析】

某研究者为了解大学生对心理健康标准的认识，对某体育院校不同本科专业/类型大学生进行了课堂小问卷调查，结果表明不同专业/类型的大学生对心理健康标准的认识存在差异（表4-1）。专业运动员学生对心理健康标准相关指标排序的前三位依次为：情绪控制能力、自我认知、人际关系；体育学专业和心理学专业学生对心理健康标准相关指标排序的前三位依次为：情绪控制能力、自我认知、人格完整统一。请结合实际情况谈谈你对心理健康的认识，试分析不同专业/类型大学生对心理健康认识产生差异的原因，以及该如何对其进行心理健康教育。

表4-1　不同专业/类型大学生对心理健康标准认识的相关指标排序　　　单位：人

专业/类型	总人数	A	B	C	D	E	F	G
专业运动员	86	84	79	85	78	69	72	51
体育学专业	60	60	52	60	54	46	53	41
心理学专业	48	48	39	48	45	39	41	25

注：A.正确的自我认知；B.人际关系融洽；C.较好的情绪控制能力；D.人格完整统一；

E.行为符合年龄特征；F.与环境和谐相处；G.优秀的时间管理能力。

第一节　心理健康概述

心理健康是个体成长与发展的基石，是整体健康的必要组成部分。心理健康作为个体良好心理素质的表现，越来越受到社会的广泛关注和重视。

一、心理健康概念

心理健康，也称心理卫生、精神卫生或精神健康。目前，国内外学者对心理健康尚未形成统一的定义。第六十六届世界卫生大会（2013年）通过了《2013—2020年精神卫生综合行动计划》，该行动计划中将心理健康定义为"一种健康状况，个人实现自身能力，能够应对生活中的正常压力，能够开展有成效和有成果的工作，并能够对社区做出贡献"。WHO于2022年提出，心理健康是一种使人们能够应对生活压力，实现自我能力，学习工作进展顺利，造福社区的心理良好状态。也就是说，心理健康不仅是没有心理上的问题，还包括积极的心理因素。一个心理健康的人应该能够应对生活中的压力，发挥自身潜力，妥善处理学习和工作，并且能够为社会做出贡献。

一般认为，心理健康的概念是多维的，涉及个人的情感、认知、行为和社会互动等方面。它是指一个人在心理和情感上的良好状态，包括积极的自我感觉、对自己和他人的认识和理解、良好的人际关系、适应能力，以及能够处理日常生活中的压力和挑战。

二、心理健康评价标准

心理健康是一个相对的概念，描述的是一个人在精神、情感、认知和社会关系等多个方面的总体状态，缺乏身体健康那样精确的客观评价指标。心理健康的标准因文化、时代和社会环境而异。综合国内外专家的评价标准，心理健康评价标准包含以下几个方面。

①积极情感状态。包括自信、快乐、满足、乐观、有爱心和有同情心等。

②良好的社交能力。包括与他人进行有效的沟通和交往、建立良好的人际关系、适应社会环境等。

③健康的认知和思维方式。包括良好的自我认知、理性思考、问题解决和决策能力、适应变化和灵活性等。

④适应和解决问题的能力。包括应对生活中的压力和挑战、解决问题、应对失败和挫折、具有自我调节和自我控制的能力等。

⑤满足自我实现的需要。包括充分发挥自己的潜力、发展自己的兴趣和优势、实现自己的目标和价值等。

⑥良好的情感稳定性。包括情感的平衡和稳定、情绪的调节和控制、不易受到外界情绪的影响等。

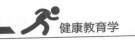

⑦良好的身体健康。包括良好的睡眠、饮食、运动和生活习惯等。

需要注意的是，心理健康的标准是因人而异的，不同的人在不同的时期和环境下可能会有不同的需求和标准。在评估自己或他人的心理健康时，需要综合考虑多方面因素，包括个人情况、家庭环境、社会文化和心理疾病等。心理健康状况是一个动态的过程，在不同的时期和环境下可能会有不同的表现和需求，因此需要定期关注和维护。

除了上述归纳的心理健康评价标准，以下指标也可用来评估个人的心理健康状况。

①自我接受和自尊。个体是否接受和欣赏自己，是否有高度的自尊心和自信心。

②焦虑和抑郁症状。个体是否有过度的焦虑和抑郁情绪，是否有困扰个体正常生活和工作的症状。

③情绪调节能力。个体是否能够有效地调节情绪，包括通过积极的情感表达和应对策略来控制自己的情绪。

④应对压力和逆境的能力。个体在面对压力和逆境时是否有应对策略和应对能力，是否有积极的心态和行动。

⑤沟通和交往能力。个体是否有良好的沟通技巧和交往能力，包括表达自己的观点和需要、倾听他人的意见和理解他人的感受等。

⑥自我控制和自我管理能力。个体是否能够控制自己的行为和情绪，有自我管理的能力，包括适当地控制自己的冲动和情绪反应，以及控制自己的消费和生活方式等。

⑦心理弹性。个体是否能够适应和应对变化及挑战，是否具有适应性和弹性，是否能够从挫折和失败中恢复并继续前进。

第二节 影响心理健康的常见心理因素

心理健康是复杂的、多方面的，不同的因素相互作用，影响着心理健康的整体水平。影响心理健康的主客观因素主要包括生物学因素、环境因素、行为与生活方式因素、心理因素等。其中，情绪、压力及人际关系等是影响心理健康的常见心理因素，需要引起特别重视。

一、情绪与心理健康

情绪是人的一种心理现象，也是心理健康的重要标志之一，良好的情绪能促进个体健康的发展。稳定而积极的良好情绪状态，往往使人心情愉快、精力充沛、身体健康；经常波动而消极的情绪状态，则往往使人心情压抑、精力涣散、身体衰弱。因此，培养良好情绪、排除不良情绪，对人的身心健康十分重要。

（一）情绪的概念

情绪是个体对客观事物是否符合自身需要时产生的主观态度反应。情绪可分为积极情绪（高兴、愉悦、欢喜等）和消极情绪（抑郁、焦虑、嫉妒等）。如果客观事物满足了个体需求，就会产生积极的主观态度反应，如心想事成便快乐；反之，没有得到满足，就会产生消极的主观态度反应，如安全的需求得不到满足时可能会产生恐惧的情绪。

（二）情绪对心理健康的影响

高兴、悲伤、恐惧、惊讶、愤怒、厌恶是人类的 6 种基本情绪，它们对人们的心理健康有不同的影响。

①高兴与心理健康。高兴作为积极情绪的代表之一，能够帮助人们增加思想行动准备，消除挥之不去的消极情绪，增加心理弹性，以维持情绪健康。同时，高兴的情绪会因为一些行为（如玩耍、突破极限和发挥创造力的冲动）而扩大。这些冲动不但在社会和身体行为中很明显，而且在智力和艺术行为中也很明显。此外，积极情绪还能帮助人们应对压力。

②悲伤与心理健康。悲伤是人类生活中不可避免的情感体验。当我们经历亲人离世、爱情破裂、疾病等一系列挫折时，往往会感到沮丧和悲伤。长期的悲伤情绪不仅会导致抑郁、焦虑等心理健康问题，还会导致个人对周围人的关注度下降，缺乏理解和共情。悲伤也会导致人们在情绪上变得敏感易怒，容易发生争吵和冲突，进而影响心理健康。

③恐惧与心理健康。恐惧会让人们感到脆弱、害怕，甚至无助，产生不能控制的感受，这种不受控制的感受会促使人们过度思考。这种无助感与不能控制的感受是恐惧影响心理健康的主要路径。恐惧不仅是因为引起恐惧事件的本身，更是由于引起恐惧事件信息的不确定性造成的。例如，由于突发公共卫生事件的突发性、传染性、危险性和不确定性，普通民众在面对突发公共卫生事件时往往会产生不同程度的恐惧情绪反应。

④惊讶与心理健康。对于惊讶，人们一直有一个错误观念，那就是"惊讶几乎很少发生"。实际上，人类一直都在感受惊讶。惊讶在所有情绪中持续时间最短，最多不超过几秒，且一旦了解发生事件的本质，惊讶就会迅速转变为恐惧、喜悦、悲伤等情绪。惊讶作为一种积极情绪时，能够促使人们保持心理健康；当它作为一种消极情绪时，人们就会僵滞。惊讶一般是事件的观察结果，要么是没有想到的，要么是以为不会发生的，这两种情况都会导致个体强烈的情绪反应。有研究者认为，惊讶程序包括四个阶段：僵滞阶段、寻找阶段、转换阶段、分享阶段。认识惊讶情绪的这四个阶段，就能更有效地缓解惊讶对我们的心理冲击，进而提升我们的心理健康水平。基于惊讶情绪积极作用的一面，在确保安全的前提下，日常生活中也可有意识地制造一些惊喜，让工作和日常生活充满欢乐，提高人们的心理健康水平。

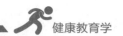

⑤愤怒与心理健康。愤怒作为一种负面情绪，与个体的心理健康状态密切相关。研究表明，大部分愤怒指标都与心理健康存在关联，即愤怒会导致个体出现抑郁、焦虑等现象。愤怒也会引发个体躯体化，当个体越愤怒时，个体的躯体化症状会越明显；当个体拥有过多的愤怒体验时，更易出现躯体化症状。

⑥厌恶与心理健康。厌恶是由令人不愉悦、反感的人或事物诱发的情绪。厌恶指向他人，会影响个体的社交关系，导致个体与周围的人疏远，甚至会导致孤独感；厌恶也会导致个体与他人之间的冲突，从而进一步恶化社交关系。厌恶指向自己，会产生自我不认同，导致羞耻感的产生。羞耻感伴随着负向的情感体验，行为上表现出对自我的强烈否定，

情绪 ABC 理论

以及依赖外界的评价。羞耻感会导致两种行为倾向，一是指向他人的攻击/欺凌行为，二是指向自己的自伤行为。研究表明，羞耻感与校园欺凌相互影响。羞耻感是校园欺凌行为的重要影响因素，同时校园欺凌行为也是欺凌者缓解羞耻体验的外部表现。

二、压力与心理健康

压力是导致心理不健康的主要因素之一，如何应对压力对健康造成的负面影响，是心理健康促进的重要内容。

（一）压力的概念

能够使我们感到紧张的环境事件或者因素叫作压力源，范围可以从上课迟到到亲友去世，从作业全对到彩票中奖。对青少年群体而言，学业压力是首要压力源。应对这些事件的反应叫作压力反应。若认为外界压力源本身可能带来"负性""灾难化""风险"，就会使大脑皮层始终处于活跃的应激状态，表现出担心、紧张、抑郁及焦虑等情绪化特点。压力是指当环境中的压力源引起压力反应时，个体生理、心理和情绪的综合状态，是一种认知和行为体验过程。

我们经常用一些消极的词语来形容压力，比如要准时完成一份困难的作业，是一种不舒服的体验。然而，压力也有积极的一面，当被选拔晋级参与体育比赛或朋友给你举办了一个惊喜生日派对时，你也会感到压力，但这是一种很舒服的体验。无论压力源的本质是什么，也无论个体对它的评价是怎样的，所有的压力源均会引起压力反应，也就是众所周知的"战斗或逃跑反应"——激活身体系统提供大量能量，来应对所感知的威胁和危险的一系列生理变化。

（二）压力对健康的影响

①良性压力。压力并不都是有害的，在某些情况下，一定程度的压力可以促进生理机能和心理活动，即适度良性压力。积极的压力可以提高记忆功效，激发我们的

潜能。此外，适度良性压力可增强我们应对挑战的能力，培养抗压能力，从而有助于心理健康。

②有害压力。过高或持续性的压力会使个体持续处于应激状态，导致疲劳、焦虑和其他不良反应，称为有害压力。此类压力会增加发生抑郁症、焦虑症、创伤后应激障碍等心理疾病的风险，损害人们的心理健康。

压力认知与
心理韧性

三、人际关系与心理健康

人际关系是心理健康的关键要素，在满足基本心理需求、提供社会支持、塑造目标感、健全自我认识和提高社交技能等方面都有重要影响。

（一）人际关系的概念

人际关系，也称人际交往，是人们在交往中心理上的直接关系或距离，它反映了个人寻求满足其社会需求的心理状态。人际关系的重要性不言而喻，心理健康的人能够建立良好的人际关系，良好的人际交往也可以促进心理健康的发展。不良的人际关系会对人们的心理健康造成诸多不良影响，如导致个体的孤独、焦虑、抑郁等不良情绪增强，逃避现实；当个体缺乏社会支持和良好的人际关系时，会感到无助、虚弱，从而体验到更多的焦虑、抑郁等负面情绪。

（二）人际关系对心理健康的影响

人际关系主要从以下几个方面影响心理健康。

①心理需求。依据需要层次理论，积极的人际关系可以促进安全感和归属感的需求得到满足，从而提升主观幸福感。

②社会支持。良好的人际关系能提供心理和现实方面的支持，有助于缓解压力和抑郁情绪。积极社交有助于保持大脑健康，缺少社交支持容易产生社会孤立，社会孤立与认知下降、阿尔茨海默病等疾病风险增加有关。

③目标感塑造。与他人的积极互动和交流能带来目的感和意义感，有助于保持良好的情绪和提升自信。

④自我认知。通过与他人互动，人们可以塑造和验证自己的形象和价值，影响自我认同和自尊。

⑤社交技能。人际交往可以培养良好的社交技能，使人们能够采用更合适的方式与他人进行交往，这有助于人们在工作、学业和其他领域取得成功。

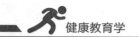

第三节 运动与心理健康

运动与心理健康有着密切的关系，科学运动可以有效增进身心健康，如缓解压力、焦虑和抑郁症状，甚至可以作为医疗康复计划的重要组成部分。研究证实，合理运动不仅对躯体健康有促进作用，而且对心理健康有积极促进作用。

运动对心理健康的促进作用通常不是立竿见影的，需要一定的时间和持续性才能产生显著的效果。另外，运动对心理健康的影响还取决于许多因素，如运动的类型、强度、频率、持续时间，以及个人的身体状况、心理状况、目标等。严重的心理问题，如重度抑郁症或焦虑症等，仅仅通过运动可能无法完全解决，需要综合运用心理治疗、药物治疗、社交支持等多种干预手段，来帮助缓解症状和改善心理健康。

一、运动对心理健康的影响

尽管不少学者对运动促进心理健康，以及预防、治疗心理疾病进行了大量研究，并提出了一系列的假说，但其作用机制尚未完全明了。归纳起来，运动促进心理健康、改善心理障碍主要从3个层面来发挥作用。

（一）生理层面

从神经生物学角度来看，合理运动可以促使身体内的一些生物化学物质发生变化，从而增加人们的积极感受，减轻心理障碍症状；同时，合理运动还可以防止神经萎缩，促进神经再生，对大脑与认知能力相关的结构和功能有积极影响；此外，合理运动也可以增强免疫力，减少炎症反应，提高积极体验。

（二）心理层面

运动可以促使人们的注意力发生转移，是心理疾病患者负面情绪转移的良好途径。运动可以提高患者的自我效能感、自我控制感和动机。研究表明，长期持续运动可以对心理疾病患者的焦虑、抑郁起到缓解作用，可以有效地降低焦虑程度，产生良好的心理效应。此外，个体还可以从运动中体会到社交乐趣、释放压抑感，从而更加自觉地投身到运动之中，这种积极的情绪体验具有直接的心理健康效益。

（三）社会支持层面

运动可以影响心理疾病患者的自我评价（自信、自尊、自我意识）；可以增加患者与社会关系互动的途径和频率，获得家人、朋友的支持，帮助其恢复社交能力。

二、运动促进心理健康的方法

促进心理健康的运动方式、方法多种多样，因人而异。

（一）调节心理状态的运动

①提高心理素质的运动。运动可促进心理素质提高，有效地发展认知能力，培养意志品质，增强运动情感，塑造良好的个性。射箭、打靶、极限运动、飞镖、体育表演与展示等均可提高参与者心理素质。

②培养意志品质的运动。意志品质是意志的表现，通常指自觉性、果断性、坚韧性和自制力。运动是培养意志品质的重要途径，是形成健康生活习惯的良好手段之一。跳高、马拉松、冬泳、冲浪、竞走、铁人三项、公路自行车、攀岩、散打等均可培养参与者的意志品质。

③增加健康情感的运动。情绪与情感是影响人的体质与健康的主要心理因素，运动作为身心健康的积极成分，有着良好的心理调节功能，是增强健康情感的重要手段。篮球、高尔夫球、交谊舞、扭秧歌、棋牌活动、水上运动等均可增加参与者的健康情感。

④健全个性特征的运动。运动对人的个性塑造起着长久的、稳定的作用。郊游、垂钓、自由体操、艺术体操、双人脚踏车等均可健全参与者的个性特征。

（二）提高适应能力的运动

①提高调节能力的运动。调节通常指人体内部的神经－体液调节、中枢神经介质调节、免疫调节和组织自身调节。导引养生功、太极拳、太极剑、导引术、健身桩等均可提高参与者调节能力。

②提高应激能力的运动。人不仅能对应激做出积极反应，而且能主动地创造条件对应激刺激进行反复适应，适时适量的应激对机体的适应过程是有益的。接力赛跑、拔河比赛、跳绳比赛、冷水浴及参加其他体育比赛等均可提高参与者应激能力。

（三）其他运动

"动以养身，静以养神"，更具东方特色的正念运动及敬畏散步等运动干预方法逐渐受到重视。

①正念运动。正念是保持身体的舒适状态，基础是腹式深呼吸，把气一直吸进腹部中，然后慢慢呼出来，专注于一件事物上，慢慢感受你的全身，从头到脚，感受你身体的不适，接受它，与它同在，然后慢慢转移到全身的感受。深呼吸，在这个过程中可能会出现注意力分散，不过不用担心，分散再集中，再分散再集中，最后睁开眼睛。正念就是"分心—集中—分心—集中"的过程，通过正念我们可以把思想锻炼得更加专注。研究表明，正

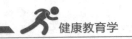

念可以增强心理抵抗力，降低焦虑水平，减少疾病发生率，使心理免疫系统和身体免疫系统都得到改善。

②敬畏散步。敬畏是指当一种神奇并且难以捉摸的东西呈现在个体面前时，个体无法用已有的认知图式对其进行解释，从而产生的一种复杂的情绪体验。个体会因为敬畏产生渺小感，从而使人越来越谦卑、自律和反思，促使个体不断成长。但这种渺小感、谦卑感并不会降低个体的自尊水平，也不会降低个体对自身社会地位的感知。因此，敬畏对个体产生一种积极向上的影响，让个体保持谦卑之心，不会妄自尊大，同时也不会因此丧失尊严和自信。敬畏能通过增强生命意义与减少物质主义的途径方式来提升个体的主观幸福感。

敬畏散步的操作流程

思考题

1. 简述心理健康的标准。
2. 简述体育锻炼对心理健康的影响。
3. 简述促进心理健康的运动方式与方法。

传染病预防与突发公共卫生事件应对

第五章

【导读】

　　人类文明的发展史也是一部与传染病斗争的历史。传染病的暴发与流行往往对人类健康及社会发展造成严重影响。历史上，传染病对人类的杀伤力远远超过了所有战争的总和。随着社会经济发展、科学进步和人类坚持不懈的努力，全球大多数传染病发病率和死亡率显著下降，影响人类健康与寿命的疾病谱，从以传染性疾病为主逐步过渡到以非传染性疾病为主。尽管传染病已不再是引起死亡的首要疾病，但由于全球化进程、气候变暖、人类生态环境和行为方式的变化，各类新发传染病不断出现，常常造成突发公共卫生事件，对人类健康构成了严重威胁，也对全球公共卫生提出了新挑战。校园具有人群聚集的特点，是预防传染性疾病和突发公共卫生事件的关键场所。

【学习目标】

1. 掌握传染病的流行环节、预防策略及阻断传染病流行的基本原则。
2. 熟悉传染病的基本特征，以及常见突发公共卫生事件的应对分级。
3. 了解传染病对人类社会的影响，体会科技进步带来的变化。
4. 培养基本公共卫生素养，树立"健康第一责任人"观念，增强传染病防控意识。

中国是个有五千年历史的伟大文明古国，历经世世代代的兴衰荣辱，才取得了今天的地位，我衷心地希望她能更加繁荣昌盛。

—— 伍连德

"国士无双"
伍连德

【人物故事】

"糖丸爷爷"——顾方舟

20世纪50年代，一种严重威胁儿童健康的急性传染病在我国多地蔓延，这种病能让患儿在一夜之间腿脚不能动弹，造成肢体残疾甚至危及生命，病死率高达27.7%。这就是俗称小儿麻痹症的脊髓灰质炎。

1957年，31岁的顾方舟临危受命，成为脊髓灰质炎研究组组长。当时的中国医学界对小儿麻痹症一无所知，任务重时间紧，在向苏联专家学习后，顾方舟认为研制并改善活疫苗，更适合中国当下国情。

活疫苗需要大量动物的组织进行培养，顾方舟带领研究组在人迹罕至的山林里，建起了昆明生物研究所。经过数年不舍昼夜的试验，活疫苗的问题被一一攻克。为了方便疫苗的储藏和运输，顾方舟又将疫苗做成了"糖丸"，陪伴了数代中国人的"糖丸"诞生了。

2000年，"中国消灭脊髓灰质炎证实报告签字仪式"在卫生部举行。这也宣告脊髓灰质炎在中国被彻底消灭了。

2019年1月2日，顾方舟因病在北京逝世。"为一大事来，成一大事去。""糖丸爷爷"顾方舟平生功业凝成糖丸一粒，既是防病灵丹，更是拳拳赤子心。

第一节　传染病预防基础知识

在人类历史长河中，传染病不仅威胁人类的健康和生命，而且影响着人类文明的进程。人类在与传染病较量的过程中，取得了许多重大成果。1980年，人类成功地消灭了天花，自1988年全球启动消灭脊髓灰质炎行动以来，大多数国家实现了无脊髓灰质炎的目标。目前全球传染病的总发病率及总死亡率降低，大多数传染病病死率下降，大规模流行减少。20世纪70年代，西方医学界甚至一度认为，传染病正在消亡。然而，1981年艾滋病、2003年传染性非典型肺炎（SARS）、2012年中东呼吸综合征（MERS）、2013年人感染H7N9禽流感、2014年埃博拉出血热，尤其是2019年以来的新型冠状病毒感染（COVID-19）等新的传染病相继出现，不断给人类敲响警钟。与此同时，登革热、结核病、疟疾及性传播疾病等老传染病再度肆虐，造成人类健康受损，而且严重影响世界经济发展和社会和谐。校园传染病的流行对学生身心健康造成严重影响的同时，对学校健康管理也提出了挑战。如艾滋病、病毒性肝炎、结核病、手足口病等传染病仍对校园构成较大威胁。大学生尤其应当成为健康生活方式的践行者和传播者，了解传染病的流行特征，自觉提高面对传染病流行和突发公共卫生事件时的公共卫生素养，做到科学防控和有效防护。

一、传染病概述

（一）传染病基本特征

传染病又称传染性疾病，是指由病原微生物（如细菌、病毒、朊粒、衣原体、支原体、立克次体等）和寄生虫（如原虫、蠕虫、医学昆虫等）感染人体后产生的有传染性、在一定条件下可造成流行的疾病。

传染病与其他疾病的主要区别在于其具有下列4个基本特征。

1. 病原体

每种传染病都是由特异性病原体引起的。病原体可以是病原微生物或寄生虫等。历史上许多传染病都是先认识其临床流行病学特征，然后才认识其病原体。随着科学研究水平的不断提高与深入，人们对各种传染病病原体的认识不断加深。特定病原体的检出在确定传染病的诊断和流行中具有重大意义。近年来，由于新技术的应用，分离和发现新的病原体的速度不断加快。

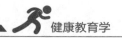

2. 传染性

传染性是传染病与其他感染性疾病的主要区别。传染性意味着病原体能通过某种途径感染他人，因此传染病患者需要隔离。传染病患者具有传染性的时期称为传染期，且在每一种传染病中都相对固定，可作为隔离患者的依据之一。

3. 流行病学特征

传染病的流行过程在自然与社会因素的影响下，表现出各种流行病学特征。

（1）流行性　传染病流行强度可分为散发、暴发、流行与大流行。散发是指某传染病在某地的发病情况常年处于一般水平，可能是由于人群对疾病的免疫水平较高，隐性感染率较高，或该病不易传播等。暴发是指某一局部地区或集体中短时间内出现许多同一疾病的患者，大多是同一传染源或同一传播途径，如流行性感冒等。当某种传染病发生率显著超过该病常年发病率水平或为散发发病率的数倍时称为流行。当某种传染病在一定时期内迅速传播，波及全国各地，甚至超出国界或洲境时称为大流行或世界性流行。如 2019 年底开始的新型冠状病毒感染大流行。

（2）季节性　不少传染病的发病率与季节相关，主要影响因素是气温的高低和昆虫等媒介的有无。如呼吸道传染病常发生在寒冷的冬春季节，肠道传染病和虫媒传染病好发于炎热的夏秋季节。

（3）地方性　有些传染病或寄生虫病由于中间宿主的存在、地理气候条件、人们的生活习惯等原因，常局限在一定的地理范围内发生，如血吸虫病、疟疾等。主要以野生动物为传染源的自然疫源性疾病也属于地方性传染病。

（4）外来性　指在国内或地区内原来不存在，而从国外或外地通过外来人口或物品传入的传染病，如霍乱。

4. 感染后免疫

感染后免疫是指免疫功能正常的人体经过显性或隐性感染某种病原体后，都能产生针对该病原体的特异性免疫。感染后获得免疫力和疫苗接种一样都属于主动免疫。通过注射或从母体获得抗体的免疫力都属于被动免疫。感染后免疫力的持续时间在不同传染病中有很大差异。有些传染病，如麻疹、脊髓灰质炎和乙型脑炎等，感染后免疫力持续时间较长，甚至保持终生；但有些传染病感染后免疫力持续时间较短，如流行性感冒、细菌性痢疾等，可出现重复感染。

（二）传染病的常见症状和体征

根据传染病临床过程的长短可分为急性、亚急性和慢性；按病情轻重可分为轻型、普通型、重型和暴发型。传染性疾病常出现发热、发疹及毒血症状等。

1. 发热

大多数传染病都可引起发热，如流行性感冒、结核病和疟疾等。发热的程度可分为低热（体温为 37.5~38℃）、中度发热（体温为 38~39℃）、高热（体温为 39~41℃）和超高热（体温为 41℃以上）。

传染病的发热过程可分为三个阶段。

（1）体温上升期　体温上升期指患者在病程中体温上升的时期，体温逐渐升高，患者可出现畏寒，可见于伤寒、细菌性痢疾等；若体温急剧上升并超过 39℃，则常伴寒战，可见于疟疾、登革热等。

（2）极期　极期指体温上升至一定高度，然后持续数天至数周。

（3）体温下降期　体温下降期指升高的体温缓慢或快速下降的时期。有些传染病如伤寒、结核病等大多需经数天后才能降至正常水平；有些传染病如疟疾、败血症等则可于数十分钟内降至正常水平，同时常伴有大量出汗。

2. 发疹

许多传染病在发热的同时伴有发疹，称为发疹性传染病。发疹时可出现皮疹，分为外疹和内疹（黏膜疹）两大类。不同传染病出疹时间、部位和先后次序不尽相同。如水痘、风疹多于病程的第 1 天出皮疹，猩红热多于第 2 天，麻疹多于第 3 天，斑疹伤寒多于第 5 天，伤寒多于第 6 天等。水痘的皮疹主要分布于躯干；麻疹的皮疹先出现于耳后、面部，然后向躯干、四肢蔓延，同时有黏膜疹。

3. 毒血症状

病原体的各种代谢产物，包括细菌毒素在内，可引起除发热以外的多种毒血症状，如疲乏、全身不适、厌食、头痛及肌肉、关节和骨骼疼痛等；严重者可出现意识障碍、中毒性脑病、呼吸衰竭和休克等表现，有时还可引起肝、肾损害，表现为肝、肾功能的改变。

4. 肝、脾和淋巴结肿大

在病原体及其代谢产物的作用下，单核 – 巨噬细胞系统可出现充血、增生等反应，临床上表现为肝、脾和淋巴结肿大。

（三）传染病的传染过程

传染过程指病原体侵入宿主机体后，与机体相互作用、相互斗争的过程，即传染发生、发展直至结束的整个过程。病原体侵入宿主机体后能否致病，与病原体的特征、数量、

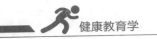

侵入的门户以及在机体内的定位密切相关。

1. 病原体的特性

（1）**致病力** 致病力是指病原体侵入宿主引起疾病的能力。致病力受到宿主和病原体等诸多因素的影响，与病原体相关的致病力取决于病原体在宿主体内的繁殖速度、所致组织损伤的程度及病原体产生毒素的毒性。致病力可用暴露者中发生临床疾病者的比例来衡量。

（2）**传染力** 传染力是指病原体侵入机体后，在机体内定居、繁殖、引起感染的能力。其大小可通过引起感染所需的最小病原体的量来衡量，也可用二代发病率衡量。不同病原体的传染力有很大的差异，如麻疹病毒、新型冠状病毒传染力较强，而麻风杆菌相对较弱。

（3）**毒力** 毒力指病原体损害人体器官组织引起严重病变的能力。常用病死率和重症病例的比例来表示。

（4）**抗原性** 抗原性也称免疫原性，指病原体引起宿主产生特异性免疫的能力。

此外，病原体在与环境相互作用的过程中，还能够发生变异，甚至出现新型病原体。

2. 宿主的防御机制

宿主是指自然条件下能被传染性病原体寄生的人或其他活的动物，能提供给病原体营养和繁殖场所的生物。病原体入侵时，尽管宿主受到损害，但也能通过自身的防御机制来抵御、中和外来入侵，当机体有足够的免疫力时，病原体难以入侵，或难以在宿主体内生存、繁殖、引起感染和疾病。

宿主的防御机制包括非特异性免疫与特异性免疫。

（1）**非特异性免疫** 非特异性免疫是机体对侵入病原体的一种清除机制。①天然屏障：如皮肤、黏膜及其分泌物（如溶菌酶、气管黏膜上皮上的纤毛等外部屏障），以及血－脑屏障、胎盘屏障等内部屏障。②吞噬作用：包括血液中游走的大单核细胞，肝、脾、淋巴结、骨髓中固有的吞噬细胞和各种粒细胞（尤其是中性粒细胞），它们都具有非特异性吞噬功能，可以清除体内的病原体。③体液因子：包括存在于体液中的补体、溶菌酶、各种细胞因子等，这些体液因子能直接或通过免疫调节作用清除病原体。

（2）**特异性免疫** 特异性免疫是指由于对抗原特异性识别而产生的免疫。由于不同病原体具有的抗原绝大多数是不同的，故特异性免疫通常只针对一种病原体。感染后免疫都是特异性免疫，且是主动免疫。

3. 感染谱

在一定环境条件影响下，根据人体防御功能的强弱和病原体数量及毒力的强弱，传染过程可以出现不同的结局，即感染谱。感染谱又称感染梯度，是指宿主对病原体传染过程反应的轻重程度，包括隐性感染、显性感染、重症病例或死亡。

（1）以隐性感染为主的传染病　这类传染病中隐性感染者所占的比例较大，只有少数人在感染后出现明显的临床症状，重症和死亡病例罕见，呈现出"冰山"现象。如脊髓灰质炎、流行性脑脊髓膜炎、乙型脑炎等。隐性感染必须通过实验室检测才能发现。

（2）以显性感染为主的传染病　这类传染病中有明显临床症状和体征的感染者居多，隐性感染较少，重症和死亡病例极少，如水痘、麻疹等。

（3）以死亡为主的传染病　在这类传染病中，大多数感染者出现严重的临床症状和体征，常以死亡为结局，如狂犬病。

不同病原体引起的疾病传染过程中，显性与隐性感染的比例不同，宿主的抵抗力与免疫力影响疾病的严重程度。了解不同传染病的感染谱，有助于制定相应的防治对策和措施。隐性感染者往往也可以排出病原体，具有传染性，因此隔离病人对以隐性感染为主的传染病意义不大，而对以显性感染为主的传染病作用明显。

（四）传染病的流行过程

传染病的流行过程就是传染病在人群中发生、发展和转归的过程。病原体从传染源排出，经过一定的传播途径，侵入易感者机体而形成新的感染，并不断发生、发展，形成人群中的传播和流行。流行过程的发生必须具备三个基本环节，即传染源、传播途径和易感人群。这三个环节相互依赖、协同作用，共同影响传染病的流行。缺少其中任何一个环节，传染病就不能在人群中传播和流行。若切断任何一个环节，流行即告终止。此外，流行过程本身又受自然因素、社会因素和个人行为因素的影响。

1. 传染源

传染源是指体内有病原体生长、繁殖，并能将病原体排出体外的人或动物。包括传染病病人、病原携带者和受感染的动物。

（1）病人　病人体内存在大量病原体，又具有某些有利于病原体排出的临床症状，如呼吸道传染病病人的咳嗽、肠道传染病病人的腹泻等，均可排出大量病原体，增加了易感者受感染的机会。因此，病人是重要的传染源。病人排出病原体的整个时期具有传染性。传染期的长短可影响疾病的流行特征，传染期短的疾病，续发病例常成组成簇出现；而传染期长的疾病，续发病例常陆续出现，流行持续时间可能较长。传染期是决定传染病病人隔离期限的重要依据。宿主感染病原体后，并不是立即具有传染性，而需要经过一定的时间。病原体感染后会经过潜伏期、临床症状期、恢复期。

1）潜伏期。潜伏期是指从病原体侵入机体到最早临床症状或体征出现的这段时间。

不同传染病的潜伏期不同：短则数小时，如细菌性痢疾；长则可达数年甚至数十年，如艾滋病。通常所说的潜伏期是指某一传染病平均或常见潜伏期，如普通流行性感冒，最短潜伏期为 1 天，最长为 4 天，平均潜伏期为 2 天。潜伏期的长短主要与进入机体的病原体数量、毒力、繁殖能力、侵入途径和机体抵抗力有关。有些病原携带者在潜伏期末即可排出病原体，具有传染性。

潜伏期在流行病学上具有重要意义和用途。①根据潜伏期的长短可判断患者受感染时间，以追溯传染源和确定传播途径。②根据潜伏期长短，确定接触者的留验、检疫或医学观察期限。一般为平均潜伏期加 1~2 天，危害严重的传染病可按该病最长的潜伏期予以留验和检疫。③根据潜伏期的长短可确定接触者免疫接种时间。④根据潜伏期来评价预防措施效果。采取一项预防措施后，如果发病数量经过一个潜伏期后明显下降，则可认为该措施可能有效。⑤潜伏期长短可影响疾病的流行特征。一般潜伏期短的传染病常以暴发形式出现，潜伏期长的传染病流行持续时间较长。

2）临床症状期。临床症状期指病人出现特异性临床症状和体征的时期。此时病人体内有大量病原体生长繁殖，又有许多有利于病原体排出的临床症状，这是传染性最强的时期，具有重要的流行病学意义。

3）恢复期。此时病人的临床症状已消失，机体处于逐渐恢复的时期。此时期病人开始产生免疫力，清除体内病原体，一般不再具有传染性，如麻疹、水痘等。但有些传染病病人在恢复期仍可排出病原体，如乙型肝炎、痢疾等；少数传染病病人排出病原体的时间可很长，甚至维持终身，成为病原携带状态，如伤寒。

（2）病原携带者 病原携带者是指感染病原体无临床症状但能排出病原体的人，包括带菌者、带毒者和带虫者，病原携带者包括 3 类。

1）潜伏期病原携带者。潜伏期病原携带者指潜伏期内携带病原体可向体外排出病原体的人。少数传染病存在潜伏期病原携带者，如白喉、麻疹、痢疾、霍乱等。这类携带者一般在潜伏期末就可排出病原体。

2）恢复期病原携带者。恢复期病原携带者指临床症状消失后仍能在一定时间内向外排出病原体的人，如乙型肝炎、伤寒霍乱等。一般来说，多数人恢复期病原携带状态持续时间较短，但少数携带者持续时间较长，甚至终身。临床症状消失后三个月内仍能排出病原体的人称为暂时性病原携带者，超过三个月者称为慢性病原携带者。慢性病原携带者常出现间歇性排出病原体的现象，因此，一般连续三次检查阴性时，才能确定病原携带状态解除。

3）健康病原携带者。健康病原携带者指从未患过某种传染病，但能排出病原体的人。这种携带者只有通过实验室检查才能证实。此类携带者排出病原体的数量较少，时间较短，因而作为传染源的流行病学意义较小。但是，有些传染病的健康病原携带者为数众多，如乙型肝炎、流行性脑脊髓膜炎等，也可成为重要的传染源。

（3）**受感染的动物** 脊椎动物和人类之间可以自然传播的疾病和感染称为人畜共患疾病，如鼠疫、狂犬病、血吸虫病等。动物作为传染源的流行病学意义主要取决于人与受感染动物的接触机会和密切程度、受感染动物的种类和密度，以及环境中是否有适宜该疾病传播的条件等。

2. 传播途径

传播途径是指病原体离开传染源到达另一个易感者的途径，传染病可有一种或多种途径传播。在外界的病原体必须借助一定的媒介物才能进入易感宿主体内，参与传播病原体的媒介物，称为传播媒介或传播因素。传染病的传播主要有两种方式，即水平传播和垂直传播。水平传播是指病原体在外环境中借助传播媒介实现人与人之间的传播。垂直传播是指病原体通过母体直接传给子代。水平传播的主要媒介包括空气、水、食物等。

（1）**经空气传播** 经空气传播是呼吸道疾病的主要传播方式，包括经飞沫、飞沫核和尘埃传播。

1）经飞沫传播。含有大量病原体的飞沫在病人呼气、喷嚏、咳嗽时经口鼻排入环境，大的飞沫迅速降落到地面，小的飞沫在空气里短暂停留，局限于传染源周围。因此，经飞沫传播只能累及传染源周围的密切接触者。此种传播在一些拥挤的公共场所，如车站、学校、临时工棚、监狱等较易发生。对环境抵抗力较弱的流感病毒、脑膜炎双球菌、百日咳杆菌等常经此方式传播。

2）经飞沫核传播。飞沫核是飞沫在空气中失去水分后所剩下的蛋白质和病原体。飞沫核可以气溶胶的形式漂流到远处，在空气中存留的时间较长，一些耐干燥的病原体如白喉杆菌、结核杆菌等可以此方式传播。

3）经尘埃传播。含有病原体的较大飞沫或分泌物落在地面，干燥后形成尘埃，易感者吸入后即可感染。凡对外界抵抗力强的病原体，如结核杆菌和炭疽杆菌芽孢，均可以此种方式传播。

经空气传播的传染病发生取决于多种条件，其中人口密度、卫生条件、易感者在人群中的比例起决定性作用。

经空气传播传染病的流行特征有以下4点。①传播途径容易实现，传播广泛，发病率高；②有明显的季节性，冬春季节高发；③在没有免疫预防的人群中，发病呈周期性；④居住拥挤和人口密度大的地区高发。

（2）**经水传播** 经水传播是指由于饮用或接触被病原体污染的水而引起感染的传播方式。经水传播包括两种传播方式：一种是由饮用粪便污染的水之后而引起的疾病；另一种是由于与"疫水"（感染的水体）接触而引起的疾病。一般肠道传染病和某些寄生虫病通过此途径传播。

经饮水传播的传染病有霍乱、伤寒、细菌性痢疾及甲型肝炎等。它的流行强度取决

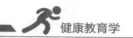

于水源类型、供水范围、水受污染的强度及频度、病原体在水中存活时间的长短、饮水卫生管理是否完善及居民卫生习惯等。

经饮水传播的传染病常呈暴发或流行，病例分布与供水范围相一致，有饮用同一水源的历史，除哺乳婴儿外，不拘年龄、性别、职业，凡饮用生水率相似者，其发病率无差异，暴饮生水者，发病尤多。在水型流行中很难从水中检出病原体，如停止使用被污染的水源或经净化后，流行或暴发即可平息。如水源经常被污染，病例可终年不断，发病呈地方性特点。

经接触疫水（感染水体）传播的疾病，如血吸虫病、钩端螺旋体病等，其病原体主要经皮肤黏膜侵入体内。此类疾病的流行特征是病人有接触疫水的历史，如在流行区游泳、捕鱼、抢险救灾等暴露于疫水而遭受感染。呈地方性或季节性特点，一般在水网地区较常见，若大量人群在流行区与疫水接触后，可呈暴发或流行。

霍乱——经水传播的典型传染病

（3）经食物传播 所有肠道传染病、某些寄生虫病及个别呼吸道病（如结核病、白喉等）可经食物传播。经食物传播有两种情况，一种是食物本身含有病原体，另一种是食物在不同条件下被污染。当人们食用了这两类食物，可引起传染病的传播。

经食物传播的传染病流行病学特征为以下4点。①病人有进食某一食物的历史，不食者不发病。②如系一次大量污染，在用餐者中可呈现暴发，其潜伏期短，临床表现往往较重。③当停供污染食物后，暴发即可很快平息。④如果食物被多次污染，暴发或流行可持续较长的时间。

（4）经接触传播 经接触传播通常分为直接接触传播和间接接触传播。

1）直接接触传播是指在没有外界因素参与下，传染源直接与易感者接触的一种传播途径，如性传播疾病、狂犬病等。

2）间接接触传播又称日常生活接触传播，是指易感者间接接触了被病原体污染的物品所造成的传播。污染物品是指被传染源的排泄物或分泌物污染的日常生活用品，如毛巾、餐具、门把手、玩具等。手的污染在此类传播中起重要作用，许多肠道传染病、体表传染病及某些人畜共患病均可经过间接接触传播。

间接接触传播传染病的流行病学特征为以下2点。①病例多呈散发状态，但可在家庭成员和同住者之间传播而呈现家庭和同住者中病例聚集的现象。②卫生条件差、卫生习惯不良的人群中病例较多。

传染病还可经节肢动物传播。某些节肢动物，如苍蝇、蟑螂可携带病原体，但病原体在它们的体内或体表并不繁殖或发育，仅在觅食时通过接触、反吐或随粪便排出病原体而污染食物或食具，从而造成传播。

此外，土壤、污染的医疗用品和生物制剂等，均可成为传染病的传播途径。

3. 易感人群

对某种传染病缺乏特异性免疫力的人群称为易感人群。人群作为一个整体对传染病的易感程度称为人群易感性。易感性的高低取决于该人群中易感个体所占的比例。人群中易感者比例越大，则人群易感性越高。与之相反的是人群免疫力，即人群对病原体的侵入和传播的抵抗力，可以用人群中免疫人口的比例来衡量。人群易感性是影响传染病流行的一个重要因素。一般来说，在引起传染病流行的其他条件不变的情况下，人群易感性高则传染病易于发生和传播；当人群免疫力足够高时，免疫人口能够在人群中形成免疫屏障，阻断或终止传染病的流行。

引起人群易感性升高的主要因素包括以下 4 点。①新生儿的增加。出生后 6 个月以上未经人工免疫的婴儿，其源自母体的抗体逐渐消失，获得性免疫尚未形成，体内缺乏特异性免疫力，对许多传染病都易感。②易感人口的迁入。某些地方病或自然疫源性疾病的流行区，当地居民病后或隐性感染而获得对该病的特异性免疫力。当缺乏相应免疫力的非流行区居民迁入时，会导致流行区的人群易感性增高。③免疫人口减少。人群免疫力的自然消退或免疫人口的死亡，会使人群易感性相对升高。有些传染病如天花、麻疹等病后有长期免疫力，有的能维持终身。一般传染病病后或人工免疫后，其免疫力逐渐下降，最后又成为易感者，使人群易感性增高。④新型病原体出现或病，原体变异。当新型病原体出现或某些病原体发生变异之后，由于人群普遍缺乏免疫力，会引起易感性增高。

引起人群易感性下降的主要因素包括以下 2 点。①预防接种。对易感人群施行人工免疫是降低人群易感性最积极的方法。人工免疫所获得免疫力不能维持终身，故对易感人群必须有计划地进行免疫接种，可提高人群的特异性免疫力，降低人群易感性。②传染病流行后免疫人口增加。经过一次传染病流行后，大部分易感者因患病或隐性感染而获得免疫，使人群在传染病流行后的一段时间内对该病的易感性降低。但对于流行强度高且容易引起重症的传染病不能依靠这种方式来实现群体免疫。

综上所述，传染病在人群中流行必须具备传染源、传播途径和易感人群 3 个基本环节，任何一个环节的变化都能影响传染病的流行和消长，而这三个环节均受到自然因素和社会因素的影响和制约，尤其是社会因素。近年来新发、再发传染病的流行，很大程度上受到社会因素的影响。人口流动加速了传染病的传播，随着全球旅游业的发展，以及国际国内交流的增多，传染病更容易在全球范围内迅速传播。

二、传染病的预防策略与措施

制定传染病防控策略，需要综合考虑疾病特点、危害、影响因素、可利用资源等方面。我国对传染病防治一直实行预防为主的方针，坚持防治结合、分类管理、依靠科学、全

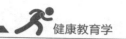

社会参与。

传染病预防可采取全人群策略或者高危人群策略。全人群策略是以整个人群为对象，采取预防措施，旨在降低整个人群对疾病危险因素的暴露水平，如儿童常规预防接种。高危人群策略是将有限的卫生资源进行再次分配，用于重点人群，更加符合成本效益原理，如重点人群预防接种。为了提高预防工作的效率，充分利用卫生资源，多数情况下采取双向策略，即将针对全人群的普遍预防和针对重点人群的重点预防联合起来使用。

传染病的预防控制措施主要包括传染病监测和针对构成传染病流行过程的3个基本环节采取综合性措施，并且根据各种传染病的特点，针对传播的主导环节，采取适当的措施，防止传染病继续传播。应采用将经常性的预防措施和在传染病发生后所采取的预防措施相结合，也就是平战结合的原则。

（一）针对传染病流行环节的预防

传染病预防是疾病控制机构和传染病临床工作者的一项重要任务。作为传染源的传染病患者往往由临床工作者首先发现，因而及时报告和隔离患者非常重要。同时，应当针对构成传染病流行过程的3个基本环节采取综合性的措施，防止传染病继续传播。

1. 管理传染源

早期发现传染源才能及时进行管理，这对感染者个体和未感染的群体都很重要。传染病报告制度是早期发现、控制传染病流行的重要措施。《中华人民共和国传染病防治法》及《突发公共卫生事件与传染病疫情监测信息报告管理办法》规定了40种法定传染病，包括甲类的鼠疫、霍乱，乙类的传染性非典型肺炎等，以及丙类的流行性感冒等。对于甲类的烈性传染病，发现后必须在2h内通过传染病疫情监测系统上报并采取严格的强制管理措施；对于乙类传染病要求在发现后24h内通过传染病疫情监测系统上报，并采取相应管理措施。

对传染病的接触者，应根据该种疾病的潜伏期，采取留验（隔离观察）、医学观察、应急接种、药物预防等措施。同时，应尽可能在人群中检出病原携带者，对病原携带者应做好登记并进行管理。

对被传染病病原体污染的场所、物品及医疗废弃物，必须按照法律法规相关规定，实施消毒和无害化处理。

2. 切断传播途径

对于各种传染病尤其是消化道传染病，切断传播途径通常是起主导作用的预防措施，主要措施包括隔离和消毒。

（1）**隔离**　隔离是指将患者或病原携带者妥善地安排在指定的隔离单位，暂时与人群隔离，积极进行治疗护理，并对具有传染性的分泌物、排泄物、用具等进行必要的消毒处理，防止病原体向外扩散的医疗措施。隔离包括以下 7 种。①严密隔离：适用于甲类传染病和传染性极强的乙类传染病；②呼吸道隔离：适用于流行性感冒、麻疹、白喉、水痘等通过空气飞沫传播的传染病；③消化道隔离：适用于伤寒、细菌性痢疾、甲型肝炎等通过粪 – 口途径传播的传染病；④接触隔离：适用于狂犬病、破伤风等经皮肤伤口传播的疾病；⑤昆虫隔离：适用于通过蚊子等昆虫叮咬传播的疾病；⑥血液 – 体液隔离：适用于直接或间接接触感染的血液及体液而发生的传染病；⑦保护性隔离：适用于抵抗力特别低的易感者。

（2）消毒 消毒是切断传播途径的重要措施，指用化学、物理、生物的方法杀灭或消除环境中致病性病原体的一种措施，包括疫源地消毒和预防性消毒，即对目前或曾经存在传染源的地区进行消毒，以及对可能受污染的场所和物品进行消毒。

隔离的种类与
颜色标志

3. 保护易感人群

保护易感人群的措施包括特异性和非特异性两个方面。非特异性保护易感人群的措施包括改善营养、规律锻炼等，可提高非特异性免疫力。在传染病流行期间，应保护好易感人群，避免与患者接触。对有职业性接触的高危人群，应及时给予预防性措施，如预防接种或药物预防。特异性保护易感人群的措施是指采取有重点有计划的预防接种，提高人群的特异性免疫水平。

（二）传染病的监测

传染病监测是公共卫生监测的一种，主要是对传染病的发生、流行及影响因素等进行监测。传染病监测是预防和控制传染病的重要举措，世界各国根据自己的情况确定法定报告传染病的病种。《中华人民共和国传染病防治法》规定，我国法定传染病分为甲类、乙类和丙类，共 40 种。

我国法定传染病

国务院卫生行政部门根据传染病暴发、流行情况和危害程度，可以决定增加、减少，或者调整乙类、丙类传染病病种并予以公布。如国家卫生健康委 2020 年 1 号令，将新型冠状病毒感染的肺炎纳入乙类传染病，按照甲类管理。2022 年 12 月 26 日，国家卫生健康委员会发布的《关于对新型冠状病毒感染实施"乙类乙管"的总体方案》明确指出：2023 年 1 月 8 日起，对新型冠状病毒感染实施"乙类乙管"，是在综合评估病毒变异、疫情形势和我国防控工作等基础上作出的防控策略调整。

国家卫生行政部门制定国家传染病监测规划和方案，省、自治区、直辖市人民政府卫生行政部门根据国家传染病监测规划和方案，制定本行政区域的传染病监测计划

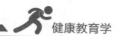

和工作方案。各级疾病预防控制机构对传染病的发生、流行及影响其发生、流行的因素进行监测;对国外发生、国内尚未发生的传染病或者国内新发生的传染病进行监测。

（三）传染病经常性预防措施

1. 改善卫生条件

有计划地建设和改造公共卫生设施,改善饮用水卫生条件,对污水、污物、粪便进行无害化处置。加强环境卫生建设,消除鼠害和蚊、蝇等病媒生物的危害。深入开展爱国卫生运动,突出农村、城乡接合部等重点地区和薄弱环节,创新方式方法,持续推进城乡环境整治,不断完善公共卫生设施。

2. 开展健康教育

组织开展群众性卫生运动,进行预防传染病的健康教育,倡导文明健康的生活方式,提高公众对传染病的防治意识和应对能力。如注意个人卫生、规律作息、平衡膳食、规律参加体育锻炼、心态平衡、戒除烟酒等不良嗜好,均有助于提高非特异性免疫力,对传染病及各种慢性非传染性疾病的预防均有益处。同时应推动爱国卫生运动进社区、进村镇、进家庭、进学校、进企业、进机关,推动将健康融入所有的政策。

3. 免疫预防

我国实行有计划的预防接种制度,对儿童实行预防接种证制度,国家免疫规划项目的预防接种实行免费。医疗机构、疾病预防控制机构与儿童的监护人应当相互配合,保证儿童及时接受预防接种,对常见传染性疾病建立人群免疫屏障。

4. 实行国境卫生检疫制度

为了防止传染病由境外传入或由境内传往境外,我国实行国境卫生检疫制度。入境和出境的人员、交通工具、运输设备及可能传播传染病的行李、货物、邮包等物品,都应当接受检疫,经国境卫生检疫机关许可,方准入境或者出境。

（四）传染病暴发流行时紧急措施

1. 群体水平的紧急措施

按照《中华人民共和国传染病防治法》规定,传染病暴发、流行时,县级以上地方人民政府应当立即组织力量,按照预防、控制预案进行防治,切断传染病的传播途径,必要时，报经上一级人民政府决定，可以采取如下 5 种紧急措施并予以公告：①限制或者停止集市、影剧院演出或者其他人群聚集的活动；②停工、停业、停课；③封闭或者封存被传染病病原体污染的公共饮用水源、食品及相关物品；④控制或者扑杀染疫野生动物、家畜家禽；⑤封闭可能造成传染病扩散的场所。

2. 个体水平的预防措施

面对传染性疾病流行，必须树立"每个人都是自己健康的第一责任人"的意识，自觉提高健康素养和自我防护能力。应当遵守防疫基本行为准则，坚持勤洗手、合理防护（如呼吸道传染病流行时要戴口罩）、常通风、使用公筷、保持社交距离、咳嗽时要掩口鼻、清洁消毒等良好卫生习惯和合理膳食、适量运动等健康生活方式，提高非特异性免疫力。同时科学接种疫苗，增强主动免疫。还应做到疫情严重期间减少聚集，患有基础疾病的老年人及孕妇、3 岁以下婴幼儿等尽量减少前往人员密集场所。

第二节　突发公共卫生事件应对

突发公共卫生事件是威胁人类健康、社会安全和造成重大社会经济负担的重要公共卫生问题。校园等人群密集场所是突发公共卫生事件预防与应对的重点场所。

一、突发公共卫生事件概述

根据《突发公共卫生事件应急条例》，突发公共卫生事件是突发事件的一种，是指突然发生，造成或者可能造成社会公众健康严重损害的重大传染病疫情、群体性不明原因疾病、重大食物和职业中毒及其他严重影响公众健康的事件。

突发公共卫生事件具有突发性与不确定性、公共性与社会性、严重性、紧迫性、复杂性、应对艰难性等特征，如不能及时妥善处理，往往带来严重的人群健康危害、公共损失、公众恐慌和社会秩序混乱等不良社会影响。

（一）突发公共卫生事件的分类

根据突发公共卫生事件定义，可将突发公共卫生事件分为 4 类，即重大传染病疫情、群体性不明原因疾病、重大食物和职业中毒，以及其他严重影响公众健康的事件。

1. 重大传染病疫情

重大传染病疫情指某种传染病在短时间内发生、波及范围广泛，出现大量的病人或死亡病例，其发病率远远超过常年的发病率水平的情况。主要是指病毒、细菌、寄生虫等病原体导致的传染病暴发、流行。如 2009 年 4 月，在墨西哥、美国暴发的甲型 H1N1

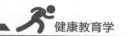

流感，在全球大规模流行，至 2010 年 8 月，WHO 才宣布甲型 H1N1 流感大流行期结束；2020 年初开始的新型冠状病毒感染全球大流行，至 2022 年 10 月已造成了 6 亿多人感染，600 多万人死亡。

2. 群体不明原因疾病

群体不明原因疾病指在短时间内，某个相对集中的区域内同时或者相继出现、具有共同临床表现的多名患者，且病例不断增加、范围不断扩大，又暂时不能明确原因的疾病。查找病因是一个循序渐进、逐步深入的过程，"原因不明"仅仅只是暂时现象，或用常规手段难以发现其原因。随着流行病学调查研究的不断深入，一些"原因不明"的疾病可以被揭示出致病的真正原因。如一些新发传染病最初往往是原因不明的，但随着科学研究水平的提高和科学技术的日益发展，明确原因所需的时间不断缩短。例如，2005 年 6 月，四川省发生不明原因疾病疫情，病例具有高热、畏寒和瘀点、瘀斑等症状和体征，同年 7 月 25 日，此次疫情查明原因为人感染猪链球菌病；2019 年 12 月，武汉出现首例不明原因肺炎病例，到中国疾病预防控制中心宣布分离出新型冠状病毒，仅仅用了一个月时间。

3. 重大食物和职业中毒

重大食物和职业中毒指由于食品污染和职业危害而造成的人数众多或者伤亡较重的中毒事件。

（1）食物中毒　食物中毒的发病特征有以下 5 点：①潜伏期短，发病突然，常呈暴发性；②中毒者病源相同，进食的是同一种中毒食品，一般具有相似的临床症状，常常出现恶心、呕吐、腹痛、腹泻等消化道症状；③发病与食物有明确的关系；④病人对健康者无传染性，停止食用有毒食物，发病很快停止；⑤从中毒食物和病人的生物样品中能检测出引起中毒临床表现一致的病源。食物中毒可分为细菌性、真菌毒素性、动物性（如河豚、鱼胆等）、植物性（如毒蘑菇、发芽马铃薯等）、化学性及其他食物中毒。

（2）职业中毒　职业中毒是在一定条件下，劳动者在生产过程中因接触较小剂量即可引起机体暂时或永久性病理改变，甚至危及生命的化学物质而引起的中毒。生产性毒物主要通过呼吸道、皮肤和消化道进入人体导致中毒。职业中毒主要包括金属与重金属中毒（如铅中毒、锰中毒）、刺激性气体中毒（如臭氧中毒、甲醛中毒）、窒息性气体中毒（如一氧化碳中毒、硫化氢中毒）、有机溶剂中毒（如苯中毒、二氯乙烷中毒）、高分子化合物中毒（如氯乙烯中毒、丙烯腈中毒）和农药中毒等。

4. 其他严重影响公众健康的事件

其他严重影响公众健康的事件包括自然灾害、事故灾难、突发社会安全事件引发的

072

健康问题（如严重威胁或危害公众健康的突发性环境污染事件等）、三恐事件（如生物、化学、核辐射等恐怖袭击事件）、动物疫情（如有潜在威胁的传染病动物宿主、媒介生物发生异常等）和其他严重影响公众健康和生命安全的事件（如预防接种、预防性服药后出现群体性异常反应，传染病菌种、毒种丢失等）。

视野：国际关注的突发公共卫生事件

（二）突发公共卫生事件分级

根据突发公共卫生事件性质、危害程度、涉及范围，突发公共卫生事件可划分为4级，即特别重大（Ⅰ级）、重大（Ⅱ级）、较大（Ⅲ级）和一般（Ⅳ级）。

1. 特别重大突发公共卫生事件（Ⅰ级）

有以下情形之一的为特别重大突发公共卫生事件。

①肺鼠疫、肺炭疽在大、中城市发生并有扩散趋势，或肺鼠疫、肺炭疽疫情波及2个以上省份，并有进一步扩散趋势。

②发生传染性非典型肺炎、人感染高致病性禽流感病例，并有扩散趋势。

③涉及多个省份的群体性不明原因疾病，并有扩散趋势。

④发生新传染病或我国尚未发现的传染病发生或传入，并有扩散趋势，或发现我国已消灭的传染病重新流行。

⑤发生烈性病菌株、毒株、致病因子等丢失事件。

⑥周边及与我国通航的国家和地区发生特大传染病疫情，并出现输入性病例，严重危及我国公共卫生安全的事件。

⑦国务院卫生行政部门认定的其他特别重大突发公共卫生事件。

2. 重大突发公共卫生事件（Ⅱ级）

有下列情形之一的为重大突发公共卫生事件。

①在一个县（市）行政区域内，一个平均潜伏期内（6天）发生5例以上肺鼠疫、肺炭疽病例，或者相关联的疫情波及2个以上的县（市）。

②发生传染性非典型肺炎、人感染高致病性禽流感疑似病例。

③腺鼠疫发生流行，在一个市（地）行政区域内，一个平均潜伏期内多点连续发病20例以上，或流行范围波及2个以上市（地）。

④霍乱在一个市（地）行政区域内流行，1周内发病30例以上，或波及2个以上市（地），有扩散趋势。

⑤乙类、丙类传染病波及2个以上县（市），1周内发病水平超过前5年同期平均发病水平2倍以上。

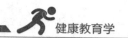

⑥我国尚未发现的传染病发生或传入，尚未造成扩散。

⑦发生群体性不明原因疾病，扩散到县（市）以外的地区。

⑧发生重大医源性感染事件。

⑨预防接种或群体性预防性服药出现人员死亡。

⑩一次食物中毒人数超过 100 人并出现死亡病例，或出现 10 例以上死亡病例。

⑪一次发生急性职业中毒 50 人以上，或死亡 5 人以上。

⑫境内外隐匿运输、邮寄烈性生物病原体、生物毒素造成我境内人员感染或死亡的。

⑬省级以上人民政府卫生行政部门认定的其他重大突发公共卫生事件。

3. 较大突发公共卫生事件（Ⅲ级）

有下列情形之一的为较大突发公共卫生事件。

①发生肺鼠疫、肺炭疽病例，一个平均潜伏期内病例数未超过 5 例，流行范围在一个县（市）行政区域以内。

②腺鼠疫发生流行，在一个县（市）行政区域内，一个平均潜伏期内连续发病 10 例以上，或波及 2 个以上县（市）。

③霍乱在一个县（市）行政区域内发生，1 周内发病 10~29 例，或波及 2 个以上县（市），或市（地）级以上城市的市区首次发生。

④一周内在一个县（市）行政区域内，乙、丙类传染病发病水平超过前 5 年同期平均发病水平 1 倍以上。

⑤在一个县（市）行政区域内发现群体性不明原因疾病。

⑥一次食物中毒人数超过 100 人，或出现死亡病例。

⑦预防接种或群体性预防性服药出现群体心因性反应或不良反应。

⑧一次发生急性职业中毒 10~49 人，或死亡 4 人以下。

⑨市（地）级以上人民政府卫生行政部门认定的其他较大突发公共卫生事件。

4. 一般突发公共卫生事件（Ⅳ级）

有下列情形之一的为一般突发公共卫生事件。

①腺鼠疫在一个县（市）行政区域内发生，一个平均潜伏期内病例数未超过 10 例。

②霍乱在一个县（市）行政区域内发生，1 周内发病 9 例以下。

③一次食物中毒人数 30~99 人，未出现死亡病例。

④一次发生急性职业中毒 9 人以下，未出现死亡病例。

⑤县级以上人民政府卫生行政部门认定的其他一般突发公共卫生事件。

二、突发公共卫生事件应对

（一）突发公共卫生事件应对分级

突发公共卫生事件预警级别按危害程度分为Ⅰ级、Ⅱ级、Ⅲ级和Ⅳ级，分别用红色、橙色、黄色和蓝色标示，Ⅰ级为最高级别。

Ⅰ级（特别重大）：由国务院负责组织处置；

Ⅱ级（重大）：由省级政府负责组织处置；

Ⅲ级（较大）：由市级政府负责组织处置；

Ⅳ级（一般）：由县级政府负责组织处置。

在突发公共卫生事件发生时，社会对于突发公共卫生事件的应对会经历一个由了解到有效应对的过程，这个过程越短，突发公共卫生事件对社会造成的危害就越小。对突发公共卫生事件进行应急处理时，采取多种渠道、多种途径向社会公众普及和传播健康知识，对于提高公众的突发公共卫生事件应急能力和自我保护能力、引导公众树立健康的生活观念都具有十分重要的积极意义。此外，把相关信息及时、准确、科学地向公众进行发布，还能够消除公众的恐慌情绪，促进社会的和谐与稳定。

（二）学校突发公共卫生事件应对策略

学生是特殊的群体，具有流动性、社会性等特点。学校里学生数量众多、密度较高，增大了传染病的诱发风险，是突发公共卫生事件的高风险场所。学校常见的突发公共卫生事件包括传染病暴发事件（尤其以呼吸道传染病和肠道传染病多见）、食物中毒等。

健全学校传染病防治体系，以及卫生、教育等部门间的沟通联动机制，强化管理监督，落实校内重点场所通风消毒，改善校内卫生设施等，对预防突发公共卫生事件尤其是重大传染病疫情具有重要意义。同时，加强健康教育与应急预警教育，促使学生养成良好的行为方式和应对紧急事件的自我保护能力；建立师生健康档案及数据信息共享平台，实现数字化的实时监测预警，缩短事件响应的时间，能有效地预防和控制学校突发公共卫生事件发生。

思考题

1.简述传染病流行过程的基本环节。

2.简述常见传染性疾病的传播途径。

3.简述针对传染性疾病流行环节的防控原则。

4.简述突发公共卫生事件的种类与分级。

第六章

安全应急与避险

【导读】

寻求安全是人类的本能欲望，安心安身是人最基本的需求。现实生活中，人类几乎每天都面临着诸如车祸、火灾、泥石流、洪水、地震等各种突发事件的威胁。虽然不可能完全防止各种突发事件的发生，但可通过完善公共安全体系建设，提高自身防灾减灾意识和应急能力，把突发事件带来的损失降到最低。因此，增强安全责任意识，学会急救知识，掌握自我保护、自救与他救、避险与逃生的基本技能，提高早期预防、及时发现、快速反应和有效应对突发事故、自然灾害等突发事件的能力，预防安全事故的发生，对人类生命安全具有非常重要的意义。

【学习目标】

1. 掌握常见突发事件的应急处置方法。
2. 熟悉生命安全及生命安全教育的意义。
3. 了解常见突发事件的危害及影响。
4. 树立正确的生命安全观，增强防灾减灾意识，掌握自救和他救技能。

预防和减少突发事件的发生，控制、减轻和消除突发事件引起的严重社会危害，提高突发事件预防和应对能力规范突发事件应对活动，保护人民生命财产安全，维护国家安全、公共安全、生态环境安全和社会秩序。

——《中华人民共和国突发事件应对法》

加强全民安全意识教育……提高防灾减灾和应急能力。完善突发事件卫生应急体系，提高早期预防、及时发现、快速反应和有效处置能力。

——《"健康中国 2030"规划纲要》

【案例分析】

据报道，2022 年某月某日晚，某地区发生大规模踩踏事故，导致至少 156 人死亡、151 人受伤。事故发生地在该地区的一条有斜坡的狭窄小巷内，聚集人数约 10 万人，人流密集程度超出预期。事后有人回忆说："当时现场人流非常密集，地面也凹凸不平，还有些滑。当时自己被夹在人群中被动前行，曾听到有人说'用力推'，之后就出现了有人因推搡跌倒的情况，斜坡上密集的人群如多米诺骨牌般层层倒下，被压在下面的人根本无法动弹，最终酿成了惨剧。"

试想，如果身处现场，面对人群拥挤、发生踩踏时，应该如何处理才能保证自己和他人的生命安全？

第一节　生命与安全教育

生命只有一次,对谁都是珍贵的。尊重生命的存在,体会生命的珍贵,认识生命的责任,理解生命的价值和生命安全的意义,形成积极向上的生命观,在生活实践中激发生命潜能等,对于提升生命的价值与质量有重要作用。

一、生命与生命安全教育的概述

(一)生命与安全的概念

现代生物学认为,生命是生物体所表现的自身繁殖、生长发育、新陈代谢、遗传变异以及对刺激产生反应等的复合现象。生命的基本特征包括化学成分的同一性、严整有序的结构、新陈代谢、应激性、稳态、生长发育、遗传与进化、适应。生命的过程有三个阶段:发生、存续、消亡。任何一个生物个体都不能长期存在,只能通过代谢而生长发育,并通过生殖产生子代使生命得以延续。每一种生物都有自己特有的生活环境,特定的结构和功能总是适合在这种环境条件下的生存和延续。

安全是在人类生产过程中,将系统的运行状态对人类的生命、财产、环境可能产生的损害,控制在人类不感觉难受的水平以下的状态。简而言之,安全就是指人没有危险。由于社会的进步,人类生活方式愈趋复杂,可能危害人体生命安全的情况也会随之增加。

(二)生命教育与生命安全教育

生命教育是一种全人教育,它涵盖了人从出生到死亡的整个过程和这一过程中所涉及的各个方面,既关乎人的生存与生活,也关乎人的成长与发展,更关乎人的本性与价值。生命教育既是一切教育的前提,也是教育的最高追求,其目标在于使人们学会尊重生命、理解生命的意义。

相比生命教育,生命安全教育更强调自然生命的安全与健康,注重生存技能的培养,更具备实践性和实用价值。从某种意义上讲,生命安全教育是生命教育的重要组成部分。

二、生命安全教育的基本原则与主要内容

(一)生命安全教育的基本原则

生命安全教育应遵循以下基本原则。

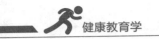

1. 教育性和管理性原则

教育是一种有目的地培养人的活动，在生命安全教育中，必须体现以教育为主导的原则，注重传授相应的生命安全知识，促使人们掌握生命和安全的基本技能。为了达到这一目的，必须创造良好的氛围和环境条件，制定完善的生命安全教育制度和严格的管理措施来进行保障。

2. 全员性和全程性原则

生命安全教育需要全社会、全员参与、多部门联合。生命安全教育贯穿生命的各个阶段，也就是全生命周期，因此需要坚持全程性的原则。对儿童青少年来说，可分阶段、分层次、有针对性和重点性地采取恰当合理的方式和方法进行生命安全教育。

3. 预防性和持续性原则

生命安全教育要坚持"预防为主"的原则，在日常学习和生活中，应根据不同场景积极预防和发现可能存在的安全隐患，有针对性地进行生命安全教育，预防不良事件或重大公共卫生事件的发生，而不是等到不安全事故发生之后才进行反思和教育。开展生命安全教育是个系统、长期的过程，需要有持久战的思想准备，只有平时通过反复地加强教育，才能真正提高人们对生命安全教育的重视程度，使其掌握有关的基本知识、方法和技能。

4. 系统性和规范性原则

生命安全教育是一项长期的系统工程，在开展生命安全教育过程中，应充分考虑所面对的对象需掌握的生命安全教育的知识，针对不同对象、年龄段选择相应的教育内容。儿童青少年生命安全教育尤应重视，要遵循国家的基本规定，建立完善系统的规章制度，促使生命安全教育的制度化、规范化。

5. 多样化和现代化原则

生命安全教育应采取理论和实践相结合的方式，通过系统知识讲授和各种教学模拟及创新活动加深教育对象的理解及学习的积极性。充分利用现代科技方法和途径，如广播、电视、网络等，推出丰富多样、别致新颖的教育形式和内容，吸引各类人群，特别是儿童青少年积极主动参加和接受生命安全教育。

（二）生命安全教育的主要内容

生命安全教育涉及人身伤害安全、交通安全、消防安全、饮食安全、设施安全、教学行为安全、心理健康安全等方面。尊重和珍爱生命，需要加强生命安全教育，促使人们牢固树立和强化安全意识，掌握必要的安全知识和基本适宜技能。生命安全教育的主要内容如下。

①生活安全教育，包括衣、食、住、行、工作、运动、急救、护理、防病、防伤、防毒、防水、防火、防风、防电、防震等。

②交通安全教育，预防和避免行路、乘车时发生的意外事件。

③避险技能教育，培养防灾减灾、避险、疏散等基本技能。

第二节　突发事件与现场救护

突发事件是当前社会面临的严峻挑战，严重威胁着社会公众的生命安全与身心健康。健康教育和健康促进是应对突发事件的重要组成部分，对提高公众防控意识和防控能力，帮助公众做好突发事件的预防控制、自我防护、应急避险、自救与他救等有重要作用。

一、突发事件的概述

（一）突发事件的概念

突发事件是指突然发生，造成或者可能造成严重的社会危害，需要采取应急处理措施予以应对的自然灾害、事故灾难、公共卫生事件和社会安全事件。

（二）突发事件的分类

1. 根据事件性质特征分类

突发事件根据事件性质特征分为自然灾害事件、事故灾难事件、公共卫生事件和社会安全事件，这4类事件常相互交叉渗透。不同类型事件的性质决定了其不同的外在表现（表6-1）。

表6-1　突发事件类型及特征

突发事件类型	特征描述	具体事例
自然灾害事件	自然因素导致的突发事件	地震、龙卷风、海啸、洪涝、泥石流、暴风雪、酷热或寒冷、干旱或昆虫侵袭等
事故灾难事件	人为因素造成的紧急事件，包含因人类活动或人类发展所致的计划之外的事件或事故	化学品泄漏、核放射泄漏、设备故障、交通事故、城市火灾等

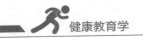

突发事件类型	特征描述	具体事例
公共卫生事件	病原体所致的大规模疾病流行事件	新冠疫情、人感染禽流感、鼠疫、食物中毒等
社会安全事件	人为主观因素产生的、危及社会安全的突发事件	踩踏事故，暴乱、游行等引起的社会动荡，恐怖活动，校园安全事件等

（引自：张进军.医疗救护员培训教程[M].北京：人民卫生出版社，2016：143.本表略有修改）

2. 按照社会危害程度、影响范围等因素分类

自然灾害、事故灾难、公共卫生事件分为：特别重大、重大、较大和一般4级。

3. 按照紧急程度、发展态势和可能造成的危害程度分类

自然灾害、事故灾难和公共卫生事件的预警级别分为：一级、二级、三级和四级，分别用红色、橙色、黄色和蓝色标示，一级为最高级别。

（三）突发事件的特点

1. 突发性

事件的发生突如其来，或只有短时预兆，必须立即采取紧急措施加以处置和控制，否则会造成更大的危害和损失。

2. 不确定性

事件发生的时间、形态和后果往往缺乏规律，无法用常规思维方式进行判断、预测。人们对许多突发事件和风险难以预见其在什么时候、什么地方、以什么样的形式发生；有些突发事件和风险，如地震、台风、旱灾、水灾、疫情等，虽能做出一定的预测预报，但这些突发事件和风险发生的具体形式及其造成的影响或后果难以完全准确预见。

3. 复杂性

突发事件往往是各种矛盾激化的结果，总是呈现一果多因、相互关联、牵一发而动全身的复杂状态。事件发展迅速多变，处置不当会加大损失、扩大范围，甚至转为政治事件。

4. 危害性

不论什么性质和规模的突发事件，都必然会给社会造成不同程度的破坏、混乱和惶恐，而且由于决策时间及信息有限，容易导致决策失误，造成不可估量的损失和社会危害。突发事件的危害性突出表现在公众生命受到威胁、经济遭受重大损失、日常生产和生活秩序遭到破坏、造成社会局部动荡和混乱等。此外，突发事件还会给人们心理造成无法用量化指标衡量的负面效应。

5. 持续性

突发事件一旦暴发，总会持续一个过程，分为潜伏期、暴发期、高潮期、缓解期、消退期。持续性表现为蔓延性和传导性，一个突发事件常导致另一个突发事件的发生。

6. 机遇性

突发事件存在机遇性，不会凭空出现，需要付出代价。机遇的出现有客观原因，偶然性之后又有必然性和规律性。但突发事件毕竟是人们不愿看到的，不应过分强调其机遇性，应该尽力降低突发事件发生的频率和次数。

（四）突发事件应急救援的基本原则

为确保突发事件现场的应急救援有序开展，要严格遵循以下原则和顺序。

1. 明确指挥

突发事件发生突然，事先往往无充足思想准备，若无统一指挥开展有组织、有纪律、有协调的救援工作，不仅无法进行有效施救，还会引起救援现场混乱，甚至导致参加救援的人员出现危险和引起公众恐慌。因此，建立指挥系统进行统一指挥是突发事件应急处置的第一原则。

2. 确保安全

突发事件的现场存在多种多样的、不同程度的，甚至不可预知的危险，如高空坠落物、漏电、爆炸物品、玻璃碎片、燃料泄漏等。建立指挥系统后，优先考虑的是确保生命安全，然后是及时的现场评估。

3. 保证通信和信息的畅通

通信畅通和及时信息交流是应急处置和确保人员安全最重要的因素。突发事件早期救援失败最大的原因就是没有建立通畅的通信和信息交流渠道，从而导致现场混乱。通信信息的交流在突发事件现场指挥中不可或缺，建立通信网络是提高急救应急能力的基础，要充实无线电话设施，力求信息畅通。

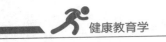

4. 现场评估

现场评估是重大伤亡事件管理的必须程序，通过环境评估、病情评估等，建立科学、合理的现场指挥和控制系统，并尽快组织开展医疗救援工作。

5. 检伤分类

检伤分类是将有限的医疗资源用在最需要的病患身上。重伤、轻伤病患各自需要的处理能力与人力可能会有所不同，检伤分类可合理、有效地分配医疗资源。

6. 现场处置和治疗

在突发事件中，进行医疗处置的场所主要包括突发事件现场、检伤分类场所、突发事件救护所和转运途中。现场医疗救治主要是指在对患者转运前，给伤病患者进行合理的救治，保证生命安全及防止伤病恶化；检伤分类场所救治主要是确保气道开放和对动脉止血；在突发事件救护所内除对患者进行二次检伤分类外，主要对危重患者进行紧急救治，为下一步安全转运打下良好基础；转运途中医疗救治以监护和处理急性并发症为主。

7. 转运

在现场接受紧急救治后的患者，应该将其移动到转运等待区接受转运前的检伤分类，按照优先顺序使用救护车等运输工具将其分散转送到医疗机构。如将重症患者集中转运到一个医疗机构，势必会导致对每个患者提供的医疗质量下降，使其在突发事件中死亡的危险性增高。转运途中，要做好应对病情恶化的准备。

二、生命支持与创伤救护

生命只有一次，危险却无处不在。为了有效应对在突发事件发生时自身和他人面对的生命危险和死亡威胁，提高自救和他救的能力非常重要。

（一）生命支持

1. 生命体征评估

一旦出现心搏骤停，应立即识别、正确判断、快速行动，必须争分夺秒地实施基础生命支持。基础生命支持只对环境、意识、呼吸和脉搏进行快速评估即可。

（1）环境 迅速排除现场潜在的各种危险因素，如交通安全隐患、塌方等，确保现场环境、患者及施救者的安全。现场无法施救时，需将患者撤离危险环境，应避免导致患者再次受到伤害，外伤患者尤应注意保护颈椎。

（2）**意识判断**　施救者位于患者一侧，双手轻拍患者双肩，同时大声呼唤："你怎么啦？需要帮忙吗？"有意识：能睁眼，按指令反应；无意识：不能睁眼，无反应，意味着有呼吸心跳停止的可能。

（3）**呼吸**　观察患者有无呼吸运动，即有无胸腹起伏，同时注视口鼻有无呼吸迹象。检查时间至少 5s 且不多于 10s。

（4）**启动 EMSS**　对于成人或青少年，若无呼吸或非正常呼吸（仅为喘息），应启动应急医疗服务体系（Emergency Medical Service System，EMSS），拨打急救电话（120），呼救专业急救人员，同时向周围人求救，使用自动体外除颤仪（Automated External Defibrillator，AED），尝试除颤。有人目击的儿童猝倒启动 EMSS 方法同上；对于无人目击的儿童猝倒，应先给予 2min 的心肺复苏，然后离开患者启动 EMSS 并获取 AED，再回到儿童身边并继续进行心肺复苏，AED 到来后尽快使用其进行除颤。

（5）**脉搏**　成人检查颈动脉，婴儿检查肱动脉。施救者位于患者一侧，将两手指并拢找到患者甲状软骨，即颈部正中线隆起处，向自身方向平行移动约 2.5cm，于胸锁乳突肌内侧可触及。婴儿颈动脉检查困难，可将其一侧上肢举过头顶，在其上臂内侧的肘和肩之间，用两手指感觉肱动脉有无搏动。检查时间至少 5s 且不多于 10s。

2. 心肺复苏

心肺复苏（CPR）是对患者基础生命支持的技术，是抢救呼吸心搏骤停最有效的方法，也是院前急救中最为重要的技能。对突发意外引起的呼吸心搏骤停及时正确地实施心肺复苏，是进行现场急救、挽救患者生命所必需的一种技术。呼吸心跳突然停止后，血液循环终止，脑细胞由于对缺氧十分敏感，一般在循环停止后 4~6min 大脑即发生严重

心肺复苏（CPR）

损害，甚至不能恢复。因此，必须争分夺秒，立即进行有效的心肺复苏。复苏开始越早，存活率越高。实践表明，4min 内进行复苏，有一半人可能被救活；4~6min 开始进行复苏，10% 的人可能被救活；超过 6min 开始进行复苏，存活率仅有 4%；10min 以上开始进行复苏，存活的可能性更小。

3. 自动体外除颤

心搏骤停患者早期 85%~90% 是室颤，尽早除颤是治疗室颤最有效的方法。除颤每推迟 1min，存活率降低 7%~10%。心肺复苏与除颤的早期有效配合使用，是抢救心跳呼吸骤停患者的最有效手段。AED 的工作原理就是自动分析患者心电图，从而判断是否有室颤发生，一旦有室颤发生，便会自动放电进行除颤，还会指示操作者进行心肺复苏，如此循环，直到患者生命体征恢复或急救车到来为止。一旦 AED 到位，可应用于心肺复苏

AED 的使用方法

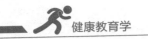

抢救的任意时段，但须与心肺复苏无缝隙连接。

（二）创伤救护

突发事件发生人员创伤时，及时、正确、有效地现场救护能挽救受伤者生命、预防感染、防止病情恶化、减少受伤者痛苦以及预防并发症。创伤救护常用的技术有止血、包扎、固定和搬运（具体详见本书第七章第二节相关内容）。

第三节　常见突发事件的应急处置与避险

突发事件种类繁多、突发性强、变化多端，其应急处置面临诸多挑战。有效预防、科学处置各种突发事件，对切实保障人民群众生命安全、身心健康和社会稳定有着十分重要的意义。现选择几种常见突发事件的应急处置予以介绍。

一、自然灾害的应急处置

（一）地震灾害

地震又称地动、地振动，是地壳快速释放能量过程中造成的振动，期间会产生地震波的一种自然现象。2012年发布的《国家地震应急预案》规定：地震灾害分为特别重大、重大、较大、一般4级，地震灾害应急响应相应分为Ⅰ级、Ⅱ级、Ⅲ级和Ⅳ级。地震灾害的安全应急包括破坏性地震发生前所做的各种应急准备，以及地震发生后采取的紧急抢险救灾行动。

地震灾害及其
应急响应的分级

1. 地震灾害的危害与影响

（1）地震直接破坏　地震时，由于地面强烈震动引起的地面断裂、变形、冒水、喷沙和建筑物损坏、倒塌，会造成人畜伤亡和财产损失等。

（2）地震次生灾害　强烈的地震会使山体崩塌，造成滑坡和泥石流；水坝河堤决口或山崩壅塞河道等会造成水灾或堰塞湖；房屋倒塌或装置破坏，可能会造成煤气泄漏或其他明火，进而引起火灾；震后生存环境的严重破坏和水源食品污染，会引起震后传染病流行和食源性疾患；海底地震还可能引起海啸。

（3）心理创伤及其他　地震会给人们造成严重的心理创伤，出现失眠、易怒、过度警觉、惊吓、坐立不安、心跳加快等身体应激反应，影响人们对社会的认知，出现心理阴影、性格改变，甚至做出极端行为。此外，地震的震动使人们产生的恐惧、害怕感，可使心脏病、高血压等患者病情加重或猝死。

2. 地震灾害的安全应急与避险

（1）地震前的应急准备 在已发布破坏性地震临震预报或易发生地震的地区，应做好应急工作。备好临震急用物品，如一定数量的食品、水、急救药品、带电池的手电筒和日用品，以及重要文件复印件（如身份证、户口本、存折、电话号码簿）等；建立临震避难场所；划定疏散场所，转运危险物品；组织人员撤离；组织抢险队伍，防止次生灾害的发生；做好家庭防震准备，制订家庭防震计划，检查并及时消除家里不利防震的安全隐患。

（2）地震发生后的安全应急处置 开展各项卫生防疫工作的同时广泛开展健康教育工作，提高灾民对次生、衍生灾害的防范意识，以及自救和互救的能力。

①积极开展自救：抓紧时间紧急避险，保持头脑清醒冷静，及时判别震动状况。条件允许时，及时撤离到空旷、安全的地方避难。若不能及时撤离，应选择合适的避震空间，做好自我保护，保持镇静。选择好躲避处后蹲下或坐下，抓牢固定物，避免摔倒受伤，保护头颈部。室内较安全的避震空间有承重墙墙根、墙角，水管和暖气管道等处；室内最不利避震的空间是没有支撑物的床上、吊顶或吊灯下、周围无支撑的地板上、玻璃（包括镜子）和大窗户旁。如被掩埋时，应树立生存的信心，保持呼吸畅通，节约水和食物消耗，等待救援；积极有效应对煤气泄漏、外伤等伤害。

②灾区应急处置：根据灾情和抗灾救灾需要，采取有效综合措施。发动基层干部群众，开展自救和互救；组织基层抢险救灾队伍开展人员搜救和医疗救护；开放应急避难场所，及时转移和安置受灾群众；抢修基础设施，保障灾区群众基本生活需要和应急工作需要；加强次生灾害监测预警，防范次生灾害，维护社会治安；按照上级抗震救灾指挥机构的安排部署，领导和组织实施灾区抗震救灾工作。

③地震避险注意事项：生命宝贵，逃生时不要迷恋钱财；不要乘电梯；不要到阳台、窗户或外墙边等建筑物容易受损的地方；不要跳楼逃生。

（二）洪涝灾害

洪涝灾害包括洪灾和涝灾两类，二者共同表现为地表积水（或径流）过多。其中，由于强降雨、冰雪融化、冰凌、堤坝溃决、风暴潮等原因引起江河湖泊及沿海水量增加、水位上涨而泛滥及山洪暴发所造成的灾害称为洪灾；因大雨、暴雨或长期降雨量过于集中而产生大量的积水和径流，排水不及时，致使土地、房屋等渍水、受淹而造成的灾害称为涝灾。由于这两种灾害常常同时或连续发生在同一地区，难以准确区分，被统称为洪涝灾害。有的时候还会因为短时大量降水夹杂大量的土石松散物，在特殊的地形条件下形成泥石流灾害。洪涝及泥石流等灾害，常造成人员伤亡、财产损失、道路和桥梁等基础设施的毁坏及环境资源破坏。

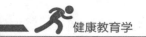

1. 洪涝灾害的危害与影响

（1）**环境污染** 洪水冲倒厕所、畜圈，人畜粪便四溢；新产生的生活垃圾及粪便不能进行无害化处理，化学品不能及时转移和处理等，这些均会导致水源和生活环境污染。洪水会导致原本隐蔽、局限的自然疫源性疾病的疫源地暴露和扩散，动物尸体腐烂，蚊蝇滋生，生物性污染骤增，进而导致传染病及其他水媒疾病流行。

（2）**人群机体免疫力下降** 食物供应困难、营养不足、体力消耗巨大、非正常起居生活环境和心理创伤等，都将导致人群机体免疫力下降。

（3）**传染病流行** 洪涝灾害期间，生态环境、人群卫生行为的改变、疫水接触机会的增加及人群抵抗力的下降可导致传染病的流行。由于饮用水源被污染，卫生条件差，消化道疾病常为灾后早期的首发病；灾后中期，如果洪水长期不退，受灾人群频繁接触疫水，呼吸道传染病和自然疫源性疾病的发病率将会增加；灾后后期，洪水消退，鼠类、钉螺及蚊类容易繁殖，自然疫源性疾病成为主要威胁。

（4）**医疗卫生条件受到破坏** 洪涝灾害会导致交通不畅，可能造成药品、器械短缺，使人们的疾病不能得到及时的救治。另外，洪涝灾害还会带来对人群慢性病和心理疾病的影响。

2. 洪涝灾害的安全应急与避险

（1）**洪水来临前防灾** 多雨季节，应随时关注天气预报和灾害预警信息，根据当地政府防汛预案，做好应对洪涝灾害的准备；洪涝灾害易发地区居民家庭应自备简易救生器材，以备来不及撤离时自救和互救使用；应防备滑坡、泥石流、房屋垮塌等次生灾害；保持通信畅通，方便撤离、呼救使用；洪涝灾害撤离时，应注意关掉煤气阀、电源总开关等；撤离时，要听从指挥，险情未解除时不要擅自返回。

（2）**洪水到来时避险** 洪水来到时，要迅速向高处转移，来不及转移时，应尽快就近抓住固定物或漂浮物；如果被洪水包围，应设法发出求救信号，及时寻求救援；在撤离时应避开高压电线；安全转移要本着"就近、就高、迅速、有序、安全、先人后物"的原则进行；当发现有人溺水或被洪水围困时，应在保证自身安全的情况下设法营救；洪涝灾害期间，需谨慎驾车，在不能确保安全的情况下，不可在湿滑山路、积水路段、桥下涵洞等处行驶。

（3）**洪涝灾害后防病** 不喝生水，只喝开水或符合卫生标准的瓶装水、桶装水，或经漂白粉等处理过的水；不吃腐败变质的食物，不吃淹死、病死的禽畜；注意环境卫生，不随意丢弃垃圾；避免长时间浸泡在水中，尽量保持皮肤清洁干燥，预防皮肤溃烂和皮肤病；做好防蝇防鼠灭蚊工作，预防肠道和虫媒传染病；勤洗手，不共用个人卫生用品；如出现发热、呕吐、腹泻、皮疹等症状，要尽快就医，防止传染病暴发流行；在血吸虫病流行区，尽量不接触疫水，必须接触时应做好个人防护。

二、事故灾难事件的应急处置

（一）交通事故

交通事故是指车辆在道路上因过错或者意外造成人身伤亡或者财产损失的事件。交通事故不仅可由不特定的人员违反交通管理法规造成，也可由地震、台风、山洪、雷击等不可抗拒的自然灾害造成。交通事故在广义上还可包括铁路机车车辆、船舶、飞机造成的事故，但习惯上仅指公路运输和城市交通中突发的事故。

1. 交通事故的危害与影响

（1）伤情复杂　交通事故发生时，可能涉及行人、骑车人、司机、同车人的伤害。事故中致伤因素多、致伤机制复杂，多发伤、复合伤发生率高，现场可能出现急救需处理的各种创伤，如撞击伤、跌落伤、碾轧（压）伤、切割伤、刺入伤、挤压伤等；还会出现烧伤、爆炸伤、溺水、中毒、窒息、心跳呼吸骤停等。

（2）伤亡严重　严重的交通事故中，伤者的伤势会较严重，休克发生率、死亡率高。常见的主要致死原因为颅脑伤、胸腹部伤（如血气胸，心脏、肺、肝、脾和肾损伤等）及其联合损伤。

2. 交通事故的安全应急与避险

（1）交通事故发生后安全处置　①迅速了解交通事故现场情况，同时拨打120急救电话。②急救现场要按交通事故要求设置提醒标志等信息,确保不会出现后续的交通事故，使救护人员不受伤害。③尽快准确了解伤亡情况，不要随意搬动伤员。对于意识清醒的伤员，在进行创伤救护前，需获得其许可。

（2）现场急救　交通事故中多人受伤时，要先根据意识、气道、呼吸和循环等方面判断伤情危重程度。①生命危急状态者：需立即施加急救措施，如心肺复苏。②非生命危急状态者：迅速检查身体，并对一些紧急情况做必要的处置，如止血、包扎、固定，以防进一步损伤。③失血性休克或创伤性休克者：首先应取平卧位，再适当调整体位，抬高头、胸10°~20°，抬高下肢20°~30°，使患者处于中间部位较低、两端较高的中凹位，有利于患者呼吸及血液回流入心脏，同时立即拨打120急救电话。

（3）交通事故避险注意事项　①安全驾驶，驾驶人、非机动车和行人遵守交通规则，文明礼让。②雨天、雾天、雪天时小心驾驶。③不疲劳驾驶、不酒后驾驶、不醉酒驾驶、不超速驾驶、不超载驾驶、不客货混装，各行其道，保持安全车距。④道路施工维修单位、人员做好安全警示标志。

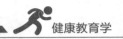

（二）火灾

火灾是指在时间或空间上失去控制的灾害性燃烧现象。在各种灾害中，火灾是最经常、最普遍的威胁公众安全和社会经济发展的主要灾害之一。在生活中，火灾可由各种原因引发，根据可燃物的类型和燃烧特性，可分为固体物质火灾、液体物质火灾、气体火灾、金属火灾、带电火灾及烹饪物火灾。

1. 火灾的危害与影响

（1）逃生、救援困难　发生火灾后，在热传导、热对流和热辐射的作用下，火势蔓延极其迅速，扩大的火势又会造成大量的高温热烟，在风火压力推动下，高温热烟会快速扩散，特别是发生在高层建筑的火灾，火势蔓延更快，人员疏散困难，灭火难度大，给逃生、救援带来极大的困难和威胁。

（2）人员伤亡重，经济损失大　火灾通常发生在人员密集的场所，尤其是高层建筑、交通工具等，疏散通道狭长曲折，安全出口少，不利于疏散。燃烧会消耗大量氧气，产生大量高温有毒的烟气，极易导致人的中毒窒息，造成巨大人员伤亡和财产损失。救援人员如果不能很好地评估现场情况，也极易受到人身伤害，甚至死亡。另外，建筑材料超过耐火极限后，就会造成坍塌及砸伤、掩埋、摔伤、刺伤等继发伤害。

2. 火灾的安全应急与避险

（1）应对火灾及逃生方法　①发现火灾初起时，应及时拨打"119"报警，并利用楼内的消防器材扑灭火源，同时对其他未着火的地方进行防护，防止火势扩大。②要保持头脑清醒，千万不要盲目乱跑，迅速选择人流量较小的疏散通道撤离。火势蔓延时，应用湿毛巾或湿衣服遮掩口鼻，放低身体姿势，浅呼吸，快速、有序地向安全出口撤离。尽量避免大声呼喊，防止将有毒烟雾吸入呼吸道。离开房间后，应关紧房门，将火焰和浓烟控制在一定的空间内。③利用建筑物阳台、避难层、缓降器、应急逃生绳等逃生，也可将被单、台布结成牢固的绳索，牢系在窗栏上，顺绳滑至安全楼层，绝不能乘坐升降电梯或跳楼逃生。④若火势扩大，应切断总电源。电气火灾必须切断电源后才能灭火，如果不能确保是否切断电源时，严禁使用水灭火。⑤应急指挥部门对火灾、爆炸现场进行警戒，同时疏散人员及周边居民。如有人员伤亡，救出伤员并现场急救后，及时转送医院。⑥做好现场保护，等待调查处理。

（2）火灾现场救护　①迅速脱离现场热源。发现身上着火时，应赶紧设法脱掉衣服或就地打滚，压灭火苗；周围有水源的可及时跳进水中或朝身上浇水、喷灭火剂等。②及时处置生命危险情况。先检查可危及伤员生命的一些情况，对心跳、呼吸停止者立即进行心肺复苏，待其复苏后立即送医院。合并外伤者，按创伤救护原则进行处理。③预防和处置现场中毒。烟雾吸入中毒是发生火灾时造成伤员早期死亡的主要原因，多在相对密闭的燃烧现场或在火场中奔跑呼叫时发生。现场救护时，应迅速将伤者移至通风处，给予吸氧，并准备送医处理。④科学处置烧伤情况。烧伤是火灾现场最常见的损伤，参见烧烫伤的现场应急处置。

烧烫伤的现场
应急处置

　　（3）火灾避险注意事项　身处日常工作生活及陌生环境时，务必留心疏散通道、安全出口及楼梯方位等，以便在关键时刻尽快逃离火灾现场。突遇火灾时应注意以下几点。①保持镇静，辨明逃生路径方向，迅速撤离，尽早脱离火灾现场。②撤离时，应朝明亮处或外面空旷的地方跑，要尽量往楼层下面跑；若通道已被烟火封阻，应背向烟火方向离开，通过阳台、气窗等通往室外逃生。③逃离现场后，把抢救伤员生命放在首位。④已逃离火灾现场的人，千万不要重返险地。

常用的灭火方法

（三）溺水

　　溺水是被水淹没导致原发性呼吸系统损伤，引起人体缺氧窒息的急症。溺水时，由于溺水者在水中挣扎，呼吸时水会进入气管，充满呼吸道和肺泡，从而引起呼吸障碍而窒息死亡。

1. 溺水的危害与影响

　　溺水者可能会头痛或有视觉障碍、剧烈咳嗽、胸痛、呼吸困难、咳粉红色泡沫样痰；皮肤发绀，面色青紫肿胀，球结膜充血，口鼻充满泡沫或泥污；腹部膨隆，四肢厥冷；呼吸表浅、急促，心律失常、心音微弱或消失，严重者心跳、呼吸停止。

2. 溺水的安全应急与避险

　　（1）自救　首要的是保持头脑冷静，避免惊慌失措，不要因为害怕沉入水中而做出双手上举或胡乱划水等挣扎上浮动作，这样只会适得其反。水中自救应注意以下几点。①不要慌张，去除身上的重物，及时观察周围情况，发现周围有人时立即呼救。②身体沉入水中时，屏住呼吸，放松全身，可采取抱膝式或仰漂式自救方式（图6-1），此时身体会慢慢上浮。采取抱膝式自救，当感觉背部离开水面时，迅速向下推水，同时抬头换气；采取仰漂式自救，当身体上浮时，应冷静地采取头向后仰，争取先将口鼻露出水面，口鼻一经露面，立即进行呼吸，同时大声呼救。

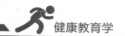

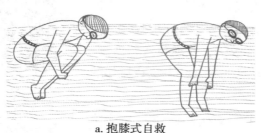

a. 抱膝式自救
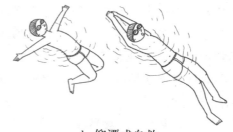

b. 仰漂式自救

图 6-1　溺水自救

（2）**互救**　施救者要有自我保护意识，把自己的安全放在首位。尽可能呼唤多人参与救援，多人施救可相互照应，提高救援的安全性，尽量避免单人盲目下水施救。救援时，如感到极度疲劳、呛水、头晕眼花、胸部憋闷、呼吸困难、四肢僵硬等严重不适，应立即果断放弃抢救。若溺水者还处在清醒状态，救援前与溺水者充分沟通，告诉溺水者正确的水中自救方法，并根据情况可选用伸手救援、借物（如绳索、竹竿）救援或借助救生圈、木板、泡沫塑料等抛物救援和划船救援等。

（3）**现场急救**　保持溺水者呼吸道通畅，将溺水者头部推向一侧，清除口腔内呕吐物、泥沙；对溺水者进行生命危急状况判断，若其呼吸微弱无脉搏或已停止呼吸，立即施行心肺复苏。一旦复苏成功，将其安置成侧卧位送往医院。溺水者有心跳、呼吸体征时，可尽快实施倒水。施救者一腿跪在地上，另一腿屈膝，将溺水者腹部置于屈膝的大腿上，让其头部下垂，用手拍打其背部，使溺水者呼吸道、消化管中的水倒出。倒水操作只能在不延误心肺复苏的前提下适当实施。

（4）**溺水避险注意事项**　学习游泳技能；勿在不熟悉的水域游泳；勿在身体不适的情况下游泳；勿在急流和漩涡处游泳；四肢易抽筋者不宜参加游泳或不要到深水区游泳；游泳时切勿太饥或过饱，更不要酒后游泳；游泳前，需做好下水前的准备，先活动身体，适应水温。

（四）气道异物梗阻

气道异物梗阻是指食物或者其他物体卡在咽喉、气管等处，导致气道阻塞，呼吸道不通畅，空气不能进入肺部。

1. 气道异物梗阻的危害与影响

气道异物梗阻是常见的临床急症之一，会引起咳嗽及呼吸困难，严重时会出现憋气、不能咳嗽和发声，随即意识丧失，最后呼吸、心跳停止。

2. 气道异物梗阻的安全应急与预防

（1）海姆立克（Heimlich）急救法　海姆立克急救法的原理是通过冲击患者腹部及膈肌下软组织，产生向上的压力，压迫肺部，使肺部残留气体形成的气流进入气管，将气管、咽喉部的异物冲出（图6-2）。

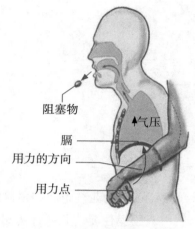

图6-2　海姆立克急救法的原理

①自救。如果不小心导致气道异物梗阻，可通过以下方法进行自救。方法一：一手握拳抵于脐上两横指处，另一手的手掌压在拳头上，用力快速向后、向上冲压数次，直至异物吐出。方法二（图6-3）：将上腹抵压在椅背、桌边和栏杆等坚硬处，连续弯腰挤压腹部数次，直至异物吐出。

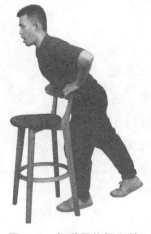

图6-3　气道异物梗阻的自救方法

②他救。成人的急救方法（图6-4）：施救者站在患者背后，用双臂环绕患者腰部；一手握拳，另一手的手掌压在拳头上；使拇指掌指关节突出，顶住患者腹部正中线脐上部位；用力连续快速向后、向上挤压冲击数次，直至异物吐出。孕妇或过度肥胖者的急救可采用胸部冲击法，冲击部位在胸骨中部位置（图6-5）。

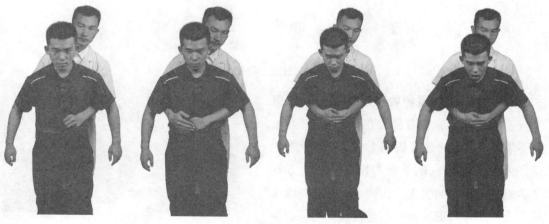

图6-4　成人气道异物梗阻的急救方法

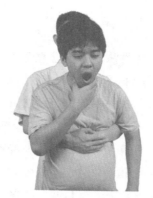

图 6-5　过度肥胖者气道异物梗阻的急救方法

（2）**婴幼儿气道异物梗阻的急救**　将婴幼儿身体翻转成面朝下、头低脚高位，施救者一只手捏住婴幼儿颧骨两侧，手臂贴其前胸托住，另一只手在婴幼儿的背部两肩胛骨之间，拍击 5~6 次；或托住婴幼儿颈部，将小儿翻转成仰面、头低脚高位，用食、中指按压其胸骨下端 5~6 次（图 6-6）。反复进行拍背及压胸，直至异物吐出，或用手指将异物从婴幼儿口内掏出。

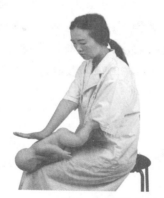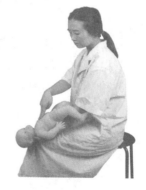

图 6-6　婴幼儿气道异物梗阻的急救方法

（3）**昏迷者气道异物梗阻的急救**　将患者置于仰卧位，施救者骑跨在患者髋部两侧，两手掌根重叠置于患者腹部正中线、脐上方两横指处（图 6-7）。两手合力快速向后上方有节奏地冲击患者的腹部，连续 5 次，重复操作若干次，如异物被冲出，迅速将其掏出。若患者呼吸心搏骤停，立即实施心肺复苏。

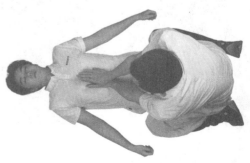

（4）**气道异物梗阻的预防**　提高安全意识，做好安全教育和急救培训。进食时不宜

图 6-7　昏迷者气道异物梗阻的急救方法

过快、不大声说笑；低龄儿童和老年人宜进食细软食物，大块食物应切成小块状；注意监护婴幼儿及儿童，避免误食异物。

三、公共卫生事件的应急处置

（一）食物中毒

食物中毒是指食用了有毒有害物质或被生物性、化学性有毒有害物质污染的食品后出现急性、亚急性食源性疾患。

1. 食物中毒的危害与影响

（1）**群体发病**　食物中毒多与人群食用某种食品密切相关，发病集中，潜伏期一般在数分钟至几个小时。短时间内多人发病，发病人群有相似的临床表现、具有剂量效应关系。

（2）**严重危害健康**　食物中毒事件是一类经常发生、对公众健康和生命造成严重损害的中毒性疾病。食物中毒会导致患者出现恶心、呕吐、腹痛、腹泻等消化系统症状；神经型食物中毒会导致患者出现头晕、头痛、肌肉瘫痪、视力模糊等临床症状；严重的食物中毒还会造成肾功能受损，甚至多器官功能不全或衰竭。

2. 食物中毒的安全应急与预防

（1）**及时报告**　及时向所在地人民政府卫生行政部门报告发生食物中毒或者疑似食物中毒事件的单位，以及接收食物中毒或者疑似食物中毒病人进行治疗的单位，同时报告发生食物中毒事件的地址、时间及中毒人数等。

（2）**调查与控制**　疾控机构对可疑中毒食物及其有关工具、设备和现场采取临时控制措施；组织调查小组进行现场卫生学和流行病学调查。

（3）**紧急处理**　停止食用可疑中毒食品；采取病人血液、尿液、呕吐物、胃液或洗胃液等标本，以备送检；迅速进行毒物清除处理，包括催吐、洗胃、导泻、血液净化等；对症治疗与特殊处理。

（4）**预防控制**　预防食物中毒是食品卫生工作的核心之一，一方面应加强健康教育，另一方面应加强监督、监测，前者是先导，后者是保障。要想有效预防控制食物中毒的发生，降低其危害，必须发挥健康教育的先导作用。各地开展食物中毒的健康教育首先要对当地食物中毒事件的发生情况和特点进行分析，找出重点毒物、高发季节、危险场所和目标人群，制订与之适应的健康教育策略，将食物中毒的健康教育融入日常的学校教育、社区卫生服务等工作中。

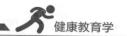

（二）传染性疾病

传染性疾病的应急处置详见本书第五章相关内容。

四、社会安全事件的应急处置

（一）踩踏事故

踩踏一般是指在某一事件或某个活动过程中，因聚集在某处的人群过度拥挤，致使一部分甚至多数人因行走或站立不稳而跌倒未能及时爬起，被人踩在脚下或压在身下，短时间内无法控制、制止的混乱场面。踩踏事故遇难者的死因大多是因被踩踏时，人的胸腔被挤压而失去扩张空间而导致挤压性窒息。

1. 踩踏突发事故的危害与影响

（1）造成严重人员伤亡　踩踏事故一旦发生，大都会造成严重的人员伤亡。

（2）影响社会治安秩序　较轻的踩踏事故可造成交通混乱，严重的踩踏事故会严重影响社会治安秩序，造成极坏的群众影响。

2. 踩踏突发事故的应急与避险

（1）自我保护　首先须用正确的方法进行自我保护。遇到已经被人流裹挟、无法自主控制前进方向的时候，切忌停下脚步，也不要硬挤，而是应该一边顺着人流同步前进，一边向斜前方偏移，直至移出人潮。注意"一上一下"：即上方，双手交叉抱于胸前，保留安全间隙，避免胸部受到挤压，保持呼吸道顺畅；下方，则要注意自己的脚步扎实稳重，尽量保持身体平衡，不要被绊倒。万一不慎摔倒，应尽全力以最快的速度站起来。如果无法站起来，应尽量跟随人群的方向和速度匍匐前进（图 6-8a）；如果已经无法移动，应双手抱拳护住头部，尽量蜷缩身体，将膝盖蜷缩至胸前侧卧（图 6-8b）。

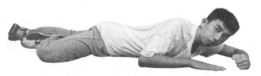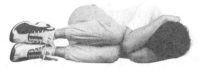

a. 匍匐前进　　　　　b. 蜷缩侧卧

图 6-8　踩踏事故后摔倒的自我保护姿势

（2）救助他人　发生踩踏突发事故时，在保证自身安全的前提下，积极救助他人。踩踏通常是在一瞬间开始的，往往是因某个人的倒下而引起多米诺骨牌效应。因此，当身边有人站立不稳或已经倒下时，应立即施以援手将他迅速拉起来。对于儿童，可以将其举起超过肩膀。当身边有人摔倒时，应大声告知有人摔倒，提醒后面的人减慢速度，不要拥挤推搡。踩踏事故发生后，由于救援人员往往难以第一时间到达每一位需要救助的人身边，应积极帮助他人脱离受压的困境，对呼吸心搏骤停的人进行心肺复苏，同时让其他人大声呼救。

（3）**预防控制** 上下楼梯、通过狭窄过道时，要相互礼让，不要横冲直撞；避免在人群中嬉戏打闹，要与人潮方向保持一致，不要逆向硬挤；参加大型活动时，应注意观察场地，留心逃生路线；当人群发生骚动时，不要跟着起哄、以讹传讹，以免造成不必要的恐慌而引发踩踏事故。

（二）校园安全突发事件

校园安全突发事件是指在校园内突然发生的，造成或可能造成严重社会危害，影响学生的安全和正常生活、学习，需要采取应急处置措施予以应对的事故灾难和社会安全事件。根据应急处置的方法不同，校园安全突发事件可分为社会安全类、事故灾难类和公共卫生类。

校园安全突发事件过程中，要把保护师生生命和财产安全作为首要任务。在可能造成人员伤亡的校园安全突发事件发生前，要及时采取人员避险措施；在校园安全突发事件发生后，应首先开展抢救人员和控制事态扩大的应急行动。

1. 校园安全突发事件的危害与影响

（1）**影响师生生命安全与健康** 校园安全突发事件会危及师生生命健康安全和造成财产损失，严重情况下还会导致师生非正常伤亡。

（2）**扰乱正常生活与教学秩序** 校园安全突发事件具有突发性，对学校教学、工作和生活秩序，甚至是社会稳定等可造成严重影响。

2. 校园安全突发事件的安全应急与避险

（1）**校园安全突发事件的预警预防** 加强校内安全保卫和各项设施的安全检查，杜绝安全隐患；学校举办各类活动，特别是组织学生参加大型集体活动时，要成立临时的安全管理机构，制订安全保卫方案和应急预案，落实应急措施，做到有备无患；加强师生日常防灾、紧急避险和自救互救知识的教育，增强师生自我保护能力。

（2）**统一指挥，快速反应** 相关责任人第一时间赶到事发现场，迅速启动学校相关突发事件处理应急预案；迅速组织教师开展现场疏导疏散和救护工作。

（3）**应急联动，群防群控** 突发事件发生后，各相关部门立即深入第一线，掌握情况，开展工作，控制局面，形成各级各部门应急联动、群防群控的应急处置工作格局。根据社会安全类、事故灾难类及公共卫生类等事件性质，分级处置与应急协调响应。

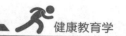

（4）**信息报送与调查**　执行"早发现、早报告、早处置"的原则。事件发生后应第一时间分级报告。紧急情况下可先口头报告，再在规定时间内书面报告。事件态势基本控制后，调查清楚事件发生的原因、经过，认定事件性质，形成调查报告，并对事件提出处理意见和整改措施。

思考题

1. 简述生命安全教育的意义。
2. 试述生命危急状态的判断方法及处理措施。
3. 举例说明当遇到突发事故或自然灾害事件时，现场应急处置的原则和操作方法。

第七章

运动与健康

【导读】

　　运动是主动健康的重要组成部分。运动不仅是身体锻炼，还是一种生活方式、一种教育手段、一种精神载体，是培养健康体魄、塑造健全人格、促进人的全面发展的有效途径。运动是良医，运动是良药。运动作为一种主动式、低成本、长收益的健康促进策略，既是增强大众体质的重要途径，也是落实健康中国战略所倡导的从"治已病"向"治未病"转变，实现"预防为主、关口前移、重心下沉"慢性病防控目标的重要手段。保障运动安全，预防运动损伤和运动性病症，对提升运动员竞技水平、开展全民健身及促进全民健康具有重要意义。

【学习目标】

1. 掌握运动的基本要素与分类，以及运动损伤的处理原则与方法。
2. 熟悉体育锻炼的基本原则、方法及运动医务监督的常用指标。
3. 了解常见运动性病症的处理和使用兴奋剂的危害。
4. 树立运动促进健康理念，培养主动锻炼、科学锻炼的意识，提高运动损伤防治能力。

国家倡导公民树立和践行科学健身理念，主动学习健身知识，积极参加健身活动。

——《中华人民共和国体育法》

广泛开展全民健身运动，增强人民体质。推动健康关口前移，深化体教融合、体卫融合、体旅融合。

——《中华人民共和国国民经济和社会发展第十四个五年规划和 2035 年远景目标纲要》

国家提倡健康文明、公平竞争的体育运动，禁止在体育运动中使用兴奋剂。

——《中华人民共和国体育法》

【案例分析】

李某某，在校大三学生，身高 174cm，体重 95.1kg，BMI 31.4 kg/m^2，体脂肪 29.3kg，体脂率 30.8%，内脏脂肪面积 166.8cm^2。该同学从大一下学期开始，喜食肥甘厚味，不爱运动，不喜欢与同学交往，沉迷于网络游戏。近半年来，该同学一改往日常态，喜欢上了网球运动和慢跑，每日运动时间 40~60min，每周坚持运动 3~6 次。

试分析该同学的健康状况及锻炼方法是否科学合理？如果该同学长期坚持这种运动方式、运动强度和运动频次，身体会出现什么变化？

第一节 运动概述

随着人类社会的进步和发展，运动已深入社会各阶层，成为现代人生活不可缺少的一部分。合理运动可有效促进健康、预防疾病、提高生命质量，并达到延年益寿的目的。

一、运动的基本要素与分类

（一）运动的基本要素

运动的基本要素包括运动方式、运动强度、运动时间和运动频率，这也是制定运动处方的基本要素。

运动处方

1. 运动方式

根据改善身体运动能力的不同，运动方式可分为有氧运动、抗阻运动、柔韧性运动等。

（1）**有氧运动** 有氧（心肺耐力）运动是指身体大肌群参与的、较长时间的持续运动，这类运动所需的能量是通过有氧代谢产生的。例如，步行、慢跑、快跑、骑自行车或功率车、上下台阶、登山、游泳、滑雪、滑冰、非竞赛性球类运动等。又如，我国传统体育项目，太极拳、五禽戏、八段锦、扭秧歌等。

（2）**抗阻运动** 抗阻运动是指人体调动身体的骨骼肌收缩来对抗阻力的运动方式，包括增加骨骼肌的力量练习、耐力练习、爆发力练习和维度增加练习等。抗阻运动可以利用自身重量或特定的训练器械实施，如弹力带、杠铃、哑铃或固定器械等。随着年龄的增加，肌肉爆发力的速度是各项肌肉适能中下降最快的一项，并且爆发力不足与更高的意外跌倒风险有关，因此，抗阻运动对于老年人尤其重要。

（3）**柔韧性运动** 柔韧性运动是指提高人体关节在其整个运动范围内活动幅度的运动。关节活动幅度不仅与韧带、肌腱、肌肉、皮肤和其他组织的弹性与伸展能力有关，还与关节周围组织的量有密切关系。

2. 运动强度

运动强度是指机体在运动过程中的用力程度。运动实践中，运动强度通常是一个范围，应根据个体的年龄、日常体力活动水平、体适能水平及健康情况来确定。

（1）**有氧运动的强度** 有氧运动的强度取决于走或跑的速度、蹬车的阻力、爬山时的速度与坡度等，可分为绝对强度和相对强度。有氧运动的绝对强度通常表示为能量消耗的速率，即每分钟的千卡数（kcal）（$1cal \approx 4.186J$）或代谢当量（MET）。相

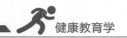

对强度的确定要依据个体的生理状态,如最大心率（HRmax）、最大摄氧量、储备心率等。最大心率最常用的推测公式为 HRmax=207-0.7× 年龄，此公式适用于所有年龄段和体适能水平的成年男女。

（2）抗阻运动的强度　抗阻运动的强度取决于局部肌群对抗阻力或承受重量的大小。最大重复次数（repetition maximum，RM）是指在一定负荷下，能进行动作的最大次数。1RM 是评价抗阻运动强度的常用指标，指使用适当技术 1 次举起或对抗的最大重量或阻力，常用 1RM 百分比设定抗阻练习的强度。抗阻运动的强度或阻力与每组动作的重复次数呈负相关，在抗阻练习中强度或阻力越大，需要完成的重复次数越少。

（3）柔韧性运动的强度　柔韧性运动的强度以拉伸达到拉紧或轻微不适状态为宜。

3. 运动时间

运动时间通常是指每次运动持续的时间，或一段时间内进行运动的总时间。有氧运动的时间是指一天中进行运动的总时间，推荐的运动时间可以是连续完成的，也可以是分数次累计完成的。肌肉力量运动和柔韧性运动中，则需要规定完成每个动作的组数、每组的重复次数、每组练习所需要的时间和两组的时间间隔等。

运动强度的评定方法

WHO 最佳运动时间推荐

4. 运动频率

运动频率常用每周的锻炼次数表示。运动频率的设置取决于运动强度和每次运动持续的时间。一般认为，将每周的运动量分散在 3~5 天是合理的运动频率安排，WHO 推荐有氧运动频率不少于 3 次 / 周；抗阻运动的运动频率为隔天一次为佳，2~3 次 / 周；柔韧性运动的频率可以 7 次 / 周。

（二）运动的分类

1. 按运动供能特点分类

分为无氧运动（无氧供能为主）和有氧运动（有氧供能为主）。无氧运动包括最大强度及次最大强度的运动；有氧运动包括无氧阈强度运动、中等强度运动和低强度运动等。中等强度的有氧运动是运动处方中经常采用的运动负荷，其供能以糖类和脂肪的有氧氧化为主；低强度的有氧运动主要以脂肪的有氧氧化提供能量，如步行、慢跑、保健操、太极拳和养生气功等。

2. 按肌肉活动特征分类

分为动力性运动与静力性运动。动力性运动时，身体环节多有位移，如走、跑、跳等。静力性运动时，身体多数环节在一定时间内维持相对固定的姿势，静止不动，如支撑倒立、蹲马步和十字悬垂等。

3. 按动作结构特征分类

分为周期性运动、非周期性运动和混合性运动 3 类。周期性运动是按一定程序周而复始地重复相同动作的运动，如走、跑、骑自行车、滑雪、划船和游泳等。非周期性运动是按一定顺序进行的、各个动作要素没有周期性重复的运动，如体操、武术、摔跤、跳水、羽毛球和乒乓球等。混合性运动是既有周期性运动成分又有非周期性运动成分的运动，如跳高、跳远、篮球、足球、手球和花样滑冰等运动项目。

4. 按肌肉工作的相对强度分类

分为极限强度运动、次极限强度运动、大强度运动和中等强度运动。极限强度（最大强度）运动是指人体持续以最大速度或最大力量（肌肉快速紧张工作）工作的运动，持续时间为 10~30s。次极限强度（次最大强度）运动是指人体快速紧张工作能持续 30s 至 3min 的运动。大强度运动一般指人体紧张工作能持续 5~30min 的运动。中等强度运动则指人体能持续 30min 以上的周期性运动，如马拉松、公路自行车等。

5. 按运动处方类型分类

分为心肺耐力运动、力量性运动和柔韧性运动。心肺耐力运动以改善和提高人体心肺工作能力和有氧工作能力为目标，主要用于心血管、呼吸、代谢、内分泌等系统慢性疾病的康复和预防。力量性运动可以增强力量、健美形体、提高身体稳定性。柔韧性运动具有放松精神、消除疲劳、改善体形、防治高血压和神经衰弱等作用。

二、运动对健康的促进作用

人体是由不同的系统构成的完整、统一的有机体。运动对人体的影响是多方面的，经常运动的人比不运动的人在生理机能方面表现出较大的差别。不同的运动项目对人体各系统的影响不同，而运动的效果也不是持续永久的。因此，运动应常态化，运动的项目应多样化。同时，也要避免因运动过度或运动不当对身体造成伤害。

（一）运动对运动系统的促进作用

运动系统由骨骼、关节和肌肉三部分组成。运动是在运动系统的协调工作下完成的，

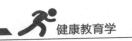

可促使骨骼、关节和肌肉发生变化。

①运动对骨的影响：运动可使骨骼性能、形态发生良性变化，如长期运动可使骨骼变得粗壮、坚固，增强其抗折、抗弯、抗压缩和抗扭转等方面的性能。

②运动对关节的影响：运动可使关节囊、肌腱和韧带增厚，关节的稳固性、延展性增强，关节的弹性、灵活性和柔韧性提高。

③运动对肌肉的影响：运动可增大肌肉体积，增强肌肉力量，增加肌肉弹性，提升其性能。

④运动对神经 - 肌肉控制的影响：运动可以增强神经系统对骨骼肌系统的控制。在完成动作中，可以更好地协调原动肌、拮抗肌、固定肌与中和肌工作，改善人体协调能力。

（二）运动对心血管系统的促进作用

心血管系统又称血液循环系统，是由心脏和血管组成的闭锁的管道系统。

①运动对心脏的影响：运动可使心肌供血机能改善，心壁增厚，心脏容量增加，收缩力量及每搏输出量增加。长期运动的人，安静状态下的心率要比普通人低，每搏输出量较普通人高，因此，心脏每分钟能量消耗较普通人低，出现心脏功能能量节省化现象。

②运动对血管的影响：运动可使血管壁弹性增强，血管表面积增大，血管对血液的运输功能增强，从而促进血液循环。

（三）运动对神经系统的促进作用

神经系统由中枢神经系统和周围神经系统组成。运动时，在神经系统的调节下，动员人体各种功能来完成动作，而身体的各种活动，又反过来使神经系统得到锻炼。

①运动对神经功能的影响：运动可提高人体对刺激的反应速度，越是对抗性、技术性强的运动，越能有效地强化脑细胞的生理功能，使神经细胞的兴奋强度、反应速度、兴奋和抑制转换的灵活性及均衡性都得到提高。

②运动对记忆力的影响：运动可增加脑供血量，增强脑细胞的活跃性，有助于增强记忆力。此外，长时间学习、工作会使大脑产生疲劳，此时进行体育运动可使疲劳的神经细胞兴奋，让大脑更清醒，思维更敏捷，从而提高效率。

（四）运动对呼吸系统的促进作用

呼吸系统包括鼻、咽、喉、气管、支气管和肺。其中，肺是气体进行交换的场所，其他器官是气体交换的通道。

①运动对肺通气机能的影响：肺泡与外界环境之间的气体交换过程，即肺通气。运

动时，机体对氧的需求量增加，呼吸频率加快，其不仅可以提高通气能力，更重要的是还可提高机体利用氧的能力。坚持运动，可使呼吸肌力量增强，胸廓扩大，提高呼吸深度，增大肺活量。

②运动对肺换气机能的影响：肺泡与肺毛细血管血液之间的气体交换过程，即肺换气。运动可以增加肺泡弹性和通透性，提高肺换气机能。不参加体育锻炼的人，20岁以后，肺换气功能将日趋降低；而经常参加体育锻炼的人，肺换气功能降低的自然趋势将推迟。

（五）运动对消化系统的促进作用

消化系统由口腔、咽、食道、胃肠、胰腺、肝脏和肛门器官组成。胃肠是人体消化食物的主要器官。

①运动对消化吸收的影响：经常参加体育运动能使消化腺分泌的消化液增多，腹部运动促使消化管道的蠕动加强，胃肠的血液循环得到改善，可促进食物的消化和营养物质的吸收。

②运动对肝脏功能的影响：运动可使血糖消耗增加，同时，肝脏需将储备的肝糖原及时向外输送，肝脏工作量的增加使其机能得到锻炼和提高。

（六）运动对其他系统的促进作用

研究表明，适度运动可增强免疫系统功能，提高机体的抵抗力和自愈能力；可提高内分泌系统功能，促进葡萄糖的氧化和转运，改善脂肪代谢，减轻体重；可增加肾小管对低分子蛋白质的重吸收，改善肾脏功能。此外，适度运动还有利于提高生育潜力，增加辅助生殖治疗期间的生育力参数和活产率；有利于刺激人体视觉、听觉、位置觉等感觉器官功能的发育，改善本体感受器的功能，提高人体平衡能力。

三、体育锻炼的基本原则和主要方法

（一）体育锻炼的基本原则

要想科学地进行体育锻炼，提高锻炼效果，避免发生伤害事故，就必须遵循体育锻炼的基本原则。

1. 针对性原则

体育锻炼要从个人年龄、性别、爱好、身体状况、职业特点、锻炼基础等实际情况出发，制订切实可行的锻炼计划，确定适合个人的运动负荷和内容，做到既要有一般要求，又要有区别对待，量力而行，不可盲从。

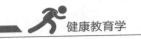

2. 自觉性原则

明确体育锻炼的目的和意义，把发自内在的需要变为自觉的行动。要发挥内在主观能动性，自觉锻炼。只有正确处理好动机与效果的统一，才能提高锻炼的兴趣性、积极性和自觉性，最终达到预期的锻炼目的和效果。

3. 安全性原则

体育锻炼前，要做好充分的热身活动；体育锻炼时，要全身心投入，集中注意力。此外，场地安全要引起足够重视，注意场地是否平整、有无障碍物及杂物等。心血管疾病患者在体育锻炼时，应注意控制运动量和强度，如果盲目增加运动量和强度，就很容易出现意外事故。

4. 循序渐进原则

循序渐进是指在体育锻炼时，所学习的技术、技能和方法从简单到复杂、从易到难、从低级到高级、从少到多，运动负荷从小到大逐渐增加。人体在承受运动负荷的刺激之后，从不适应到适应的过程就是运动机能提高的过程。人体的生理功能和心理状态对运动负荷适应能力的提高需要一个渐进的过程，如果急功近利地进行体育锻炼，反而会适得其反，甚至损害健康。

5. 全面发展原则

体育锻炼项目繁多，对促进人体健康各有不同的作用。如果只进行单一的项目锻炼，就有可能造成畸形发展，使身体发展不平衡。交替进行较为全面的项目锻炼，可以使身体得到相对均衡的发展。特别是处于生长发育时期的青少年学生，更应全面锻炼，从而全面促进身心健康发展。

6. 经常性原则

体育锻炼要持之以恒。短时间的体育锻炼可对身体机能产生一定的影响，但这种良好的影响会很快消失。要想保持旺盛的体力和精力，就必须坚持参加体育锻炼。研究表明，身体机能、身体素质和运动技术水平在中断体育锻炼后会明显降低，只有坚持体育锻炼，才能保持或提高健康水平。

（二）体育锻炼的主要方法

体育锻炼方法是针对人体形态结构、生理功能和疾病情况，制订行之有效的锻炼计划，使人体在一定时间内获得累积效应的方法。体育锻炼的方法取决于锻炼的目标和内容。

常见的体育锻炼方法有针对心肺功能的锻炼方法、针对肌肉力量的锻炼方法和针对柔韧性的锻炼方法。

1. 心肺功能的锻炼方法

主要包括持续训练法、间歇训练法和重复训练法。

（1）**持续训练法** 持续训练法是发展有氧耐力的主要方法，其特点是练习时间长且不间断，运动强度适中而运动量相对较大。根据运动中练习强度的保持情况，持续训练法还可以进一步分为匀速训练法和变速训练法两种。前者的训练强度基本保持不变，且保持在有氧代谢范围之内，这种方法常被用于一般有氧耐力训练。后者是在较长时间的持续运动中，有规律地变换练习强度的耐力训练方法。在采用变速训练法时，如果练习强度处于有氧代谢范围内，其训练效果与匀速训练法相同；当练习强度超过有氧代谢范围时，对发展无氧耐力有较好的作用。

（2）**间歇训练法** 间歇训练法是指在两次训练之间安排适当的间歇休息，在身体机能尚未完全恢复的情况下，开始下一次练习的训练方法。间歇训练法对练习强度、重复次数、训练组数及间歇休息的时间和方式均有严格的规定，这种训练对机体氧运输系统活动和能量代谢过程均有较大的影响，是发展心肺耐力的常用方法。完成这类间歇训练时，神经肌肉系统可以在高乳酸浓度状态下进行长时间工作，可以发展机体耐受乳酸的抗疲劳能力。

（3）**重复训练法** 重复训练法是反复多次进行同一练习的运动训练方法，与间歇训练法一样，该方法也要在每次练习之间安排间歇休息。与间歇训练法不同的是，重复训练法要求锻炼者在间歇休息期间，身体机能完全恢复后再开始新的练习。重复训练中练习强度、练习次数和运动量的控制取决于锻炼的目的。多数情况下，重复训练法主要用于发展无氧耐力，原因是重复训练法的间歇休息时间长，身体机能充分恢复，能够承受较大强度的运动。由于每次重复练习是在体内堆积的乳酸已经大部分被消除的情况下进行的，因此对改善人体耐受乳酸能力的作用不及间歇训练法。

2. 肌肉力量的锻炼方法

针对肌肉力量的锻炼方法包括等长训练法、超等长训练法、等张训练法、等速训练法、震动训练法、核心力量训练法等。

（1）**等长训练法** 等长训练法是指肌肉收缩而长度不变的对抗阻力的训练方法，又称静力训练法。等长训练法的优点是肌肉能够承受的运动负荷量较大，是发展最大肌肉力量的常用方法。研究表明，等长训练的效果具有明显的"关节角度效应"，即等长训练的效果与受训练的关节角度有关。因此，根据运动员所从事的运动项目的特点，确定合理的关节训练角度，才能确保等长训练效果。

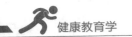

（2）**超等长训练法**　超等长训练法是指肌肉在离心收缩后紧接着进行向心收缩的训练方法。体能训练中常用的"多级跳"和"跳深"等练习都属于超等长训练。超等长练习主要用于爆发力训练，其生理学依据是肌肉在离心收缩后紧接着进行向心收缩时，可借助肌肉牵张反射机制和肌肉弹性回缩产生的更大的收缩力。在超等长练习之前，先接受短暂的大强度负重刺激，有助于更大程度地动员运动单位参与随后的运动，从而强化超等长训练的效果，这种训练方法被称为复合超等长训练。

（3）**等张训练法**　等张训练法是指肌肉以等张缩短和等张拉长的方式对抗外部阻力的训练方法，包括向心等张训练（肌肉缩短）和离心等张训练（肌肉拉长）。负重蹲起、负重提踵、卧推、挺举等均属于等张训练。等张训练效果主要取决于训练负荷强度、重复次数和动作速度等因素，其优点是肌肉收缩形式与日常身体活动一致。等张训练法在增长力量的同时，还可以提高神经肌肉活动的协调性。研究发现，肌肉在进行离心收缩时，所产生的最大离心张力比最大向心张力高 30% 左右。因此，离心等张训练是发展最大肌肉力量的主要手段。

（4）**等速训练法**　等速训练法又称为等动训练，是一种利用专门的等速训练器进行肌肉力量和耐力训练的方法。进行等速训练时，只要练习者尽最大的力量运动，肢体的运动速度在整个运动范围内都是恒定的。在此活动范围内的各个角度中，只要练习者尽全力运动，产生的肌肉收缩力也是最大的。等速训练法是发展动态肌肉力量较好的训练方法之一。

（5）**震动训练法**　震动训练法是通过给人体施加一定频率（25~60Hz）和强度的机械振动来保持和提高肌肉力量和耐力的训练方法。研究表明，震动训练法能够有效地改善一般人、瘫痪患者乃至优秀运动员的肌肉力量和肌肉耐力。震动训练法的研究尚属初期阶段，其对提高肌肉力量和改善肌肉耐力的生理学效应及作用机制尚在进一步探讨之中。

（6）**核心力量训练法**　核心力量训练法是近年来备受关注的肌肉功能训练方法。核心力量训练源于康复医学的脊柱稳定性训练，因维系脊柱稳定性的稳定肌通常位于躯干肌肉深层核心部位，故取名深部肌肉训练或核心训练。

3. 柔韧性的锻炼方法

牵拉是柔韧性训练的主要方法，可分为动力性牵拉、静力性牵拉和本体感觉神经肌肉促进法（PNF）3 种。

（1）**动力性牵拉**　动力性牵拉是根据动力性技术动作的需要，将肌肉、肌腱、韧带拉伸到解剖学允许的最大限度。练习时，通过反复的动力性冲击动作牵拉肌肉。每动力性冲击一次，都会引起肌肉一次牵张反射性的收缩，冲击的力量越大，反射性收缩的强度也越大。训练时，要注意控制冲击力量，若冲击力量（或有他人给予助力）过大，极易造成肌肉等软组织拉伤。

（2）**静力性牵拉**　静力性牵拉是根据静力性技术动作的需要，将肌肉、肌腱、韧带拉伸到动作所需要的位置角度，并控制停留一定时间。练习时，缓慢牵拉肌肉，当肌肉产生比较强烈的牵拉感或疼痛感时，停止继续拉长，并坚持 10~30s 后放松。静力性牵拉可避免牵张反射的副作用，其优点是效果明显、用时短、可独立完成，且不易发生肌肉损伤。具体方法包括扶杆控腿、屈体压腿、屈体抱腿等。

（3）**本体感觉神经肌肉促进法**　本体感觉神经肌肉促进法是应用本体感觉刺激促进肌肉收缩、增强肌力、扩大关节活动范围、增加功能活动的方法。首先，在助手的帮助下，进行被动肌肉预拉伸，使肢体关节活动幅度达到最大限度，在感到中等不适的位置保持10s；其次，肌肉做最大强度的等长收缩，对抗助手给予的阻力，坚持 10s 左右后放松；最后，由助手进行肌肉被动拉伸，持续 30s。各次之间基本没有间隔时间，重复 3~5 次。PNF 练习能够有效地提高身体柔韧性，且不易引起肌肉损伤。

第二节　运动损伤与常见运动性病症

科学运动有益于健康是共识，运动损伤与运动性病症是制约运动参与的重要因素。运动伤病对运动参与者造成的影响是十分严重的，影响民众参与运动的积极性和主动性，影响运动员运动训练水平发挥、比赛成绩提高，严重者还会缩短运动寿命、致残或丧失生命，因此应重视运动伤病合理防治。

一、运动损伤的分类

运动损伤是指在体育运动过程中所发生的各种损伤，它的发生与运动训练安排、运动项目、运动技术、运动训练水平和运动环境等诸多因素有关。运动损伤分类的方法很多，概括起来主要有以下几种。

（一）按运动损伤的组织结构分类

①软组织损伤：包括皮肤、肌肉、肌腱、腱鞘、韧带、滑囊和血管等损伤。

②软骨组织损伤：包括关节软骨、骨骺软骨的损伤，以及骨软骨炎、创伤性骨关节病。

③骨组织损伤：包括各类骨折、骨挫伤等。

④神经组织损伤：包括周围神经牵拉、压迫损伤等。

⑤其他损伤：如感觉器官、内脏器官等损伤。

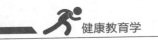

（二）按运动损伤的程度分类

①轻度伤：伤后能够按照训练计划继续训练的损伤，如皮肤擦伤。

②中度伤：伤后不能按照训练计划继续训练，必须停止或减少患部训练的损伤，如踝关节扭伤。

③重度伤：损伤严重，完全不能训练的损伤，如骨折、严重的脱位等。

（三）按运动损伤的时间分类

①急性损伤：损伤发生时间在两周之内（根据损伤程度可能延长）的损伤。

②慢性损伤：因急性损伤未及时治疗，损伤迁延不愈转变为慢性损伤；或者因局部长期负荷过度，由反复微损伤积累而成的损伤。

（四）按运动技术与训练的关系分类

①运动技术伤：与运动技术特点密切相关的损伤。其中，少数为急性损伤，多数为过劳伤或由慢性损伤积累造成。

②非运动技术伤：与运动技术动作无关的损伤，多为意外损伤，如意外摔倒所致的骨折。

（五）按损伤后皮肤、黏膜的完整性分类

①开放性损伤：皮肤或黏膜的完整性受到破坏，伤口与外界相通的损伤，如擦伤、撕裂伤、开放性骨折等。

②闭合性损伤：伤后皮肤或黏膜仍保持完整，无伤口与外界相通的损伤，如挫伤、挤压伤、拉伤、闭合性骨折等。

二、运动损伤发生的原因

造成运动损伤的原因是多方面的，既与锻炼者的运动基础、体质水平有关，也与运动项目的特点、技术难度或运动环境等因素有关。归纳起来，主要包括以下几个方面。

（一）直接原因

1. 内部原因

（1）自身状态不良　自身状态不良包括身体因素、生理因素、心理因素等。身体因素主要有肌肉力量较弱、肌肉韧带的韧性较差、骨关节活动的灵活性不足、全身组织及内脏器官的协调性不好等。生理因素主要是生理状态不好，如处在运动疲劳或者患病后的恢复期，注意力不易集中、反应迟钝，肌肉的力量、动作的精准度及共济功能明显下降，技术动作容易出现变形或错误。心理因素主要有焦虑、精神紧张、担心、敏感、孤独、无助等不良心理活动，影响训练、比赛技术发挥而导致运动损伤。

（2）**缺乏自我保护**　缺乏自我保护包括缺乏自我保护意识、自我保护动作、自我保护护具等。自我保护意识是慢慢养成的，是参加运动必备的最基本的常识。如果运动中思想麻痹大意，注意力不够集中或者过于放松，缺少必备的防伤意识，加之缺乏自我保护动作的训练，就容易发生运动损伤。护具的合理应用对于运动损伤的预防也非常重要，尤其对有伤者来说，选择合理的护具能有效预防和控制运动损伤，如运动贴扎有防伤或保护损伤部位的功效。

2. 外部原因

（1）**准备活动不合理**　准备活动是指在运动的开始，为克服内脏器官生理惰性、缩短进入工作状态时间和预防运动损伤而进行的身体练习，目的是为即将来临的剧烈运动或比赛做好准备。日常运动、训练或比赛前，准备活动安排不合理、不充分或准备活动运动量过大，都会对运动参与者造成一定的影响。

（2）**训练水平不够**　训练水平一般包括全面身体训练、专项技术训练、战略战术训练、心理品质训练等。从生理学的角度讲，每种内容的训练都是条件反射建立的过程，训练水平决定着运动条件反射建立的稳定性。提高训练水平，能有效减少运动损伤的发生。

（3）**违反运动训练原则**　运动训练原则是依据运动训练活动的客观规律而确定的在组织运动训练时所必须遵循的基本准则。如果在运动训练中违反了系统性、全面性、循序渐进、个别对待等运动训练基本原则，极有可能发生急、慢性损伤。

（4）**带伤训练或比赛**　带伤训练不仅有时无法达到应有的训练效果，反而会加重损伤程度，从而影响康复训练进度。带伤训练容易造成技术动作变形，出现不合理或者多余的动作，甚至改变运动员的动作习惯，造成更大的损伤风险，降低运动表现。

（5）**缺乏医务监督**　医务监督体系不完整或缺失是发生运动损伤的重要原因。定期进行身体评估和体检，及时了解参与运动者的身体状况和伤情，不仅可对运动损伤做到早发现、早治疗，还可有效预防运动性疲劳和过度训练的发生。

（6）**训练和比赛安排不妥当**　训练和比赛日期或具体时间的临时改变，以及项目或次序的改变等，都会影响运动员的比赛状态，导致运动损伤的发生。

（7）**场地或气候环境不佳**　场地器材不符合卫生要求，场地维护不当，器械固定不良、质量不好，或器械的大小、重量与运动者的年龄、性别不适应，都可导致伤害事故的发生。不良自然因素，如雨后、雪后路滑，光线不足，气温过低或过高，均易引

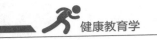

起运动损伤。

（二）间接原因

1. 解剖与生理结构的薄弱点

人体的某些部位存在解剖与生理结构的薄弱点，这些薄弱点又存在发生运动损伤的隐患。例如，组成肩袖的肌肉与其他运动肩关节的主要肌肉相比细小、"力弱"，使肩关节在运动中容易发生摩擦和挤压，或导致肩袖肌群发生损伤；骶软骨板在结构上较为薄弱，抗拉或抗折能力相对较差，在一定外力作用下易发生骨骺损伤；膝关节在一定的屈曲角度时，关节稳定性下降，易发生"不合槽"运动，造成髌骨软骨损伤，或半月板矛盾运动引起半月板损伤。

2. 运动专项技术的特殊要求

运动专项技术的特殊要求是运动损伤发生的潜在因素，运动损伤的部位、性质与运动项目有明显关系。例如，篮球运动员易损伤膝和肩；足球运动员易损伤膝和踝；体操运动员易损伤肩、肘和跟腱；艺术体操运动员易损伤腰和足；举重运动员易损伤肩、腰、肘和腕；赛艇运动员易损伤腰和膝等。

三、运动损伤预防的基本原则

对于运动损伤来说，预防就是最好的治疗，大多数运动损伤是可以预防的。运动损伤预防的基本原则归纳如下。

（一）群众体育运动损伤预防的基本原则

1. 加强安全学习

学习必要的生理卫生和健康知识，学会科学锻炼的方法，克服麻痹思想，提高防护意识。

2. 遵守锻炼原则

运动因人而异，应遵循体育锻炼的基本原则，科学运动。根据运动目标，选择适宜的运动方式、运动强度、运动量、运动时间、运动频率。技术动作由简到繁、由易到难，量力而行。

3. 加强自我防护

根据不同运动项目对身体的要求,认真做好准备活动,待充分调动起内脏器官功能后,再参加剧烈的运动。运动中,要提高自我保护意识和能力,科学合理应用护具,避免出现危险动作。

4. 加强自我医务监督

定期或不定期地进行体格检查,排除运动风险和隐患。如有身体不适,应及时就医。

(二)竞技体育运动损伤预防的基本原则

1. 加强科学训练

科学训练是预防运动损伤的一种积极手段。根据运动员实际情况,科学制订训练计划,加强运动技能指导。

2. 加强训练防护

运动前做好一般性准备活动和专门性准备活动,运动中采取适当的安全保护措施,运动后做好整理活动。整理活动即放松活动,是消除疲劳、促进体力恢复的一种良好方法,从预防损伤的角度看,它与运动前或赛前的准备活动同样重要。

3. 加强医务监督

预防运动损伤是运动训练和比赛期间医务监督的主要任务。加强医务监督对调整训练计划、安排运动负荷量、预防运动损伤具有重要的意义。定期按需进行体格检查,有利于及时发现损伤的危险信号,尽早发现各种劳损性损伤和潜在性疾病,及时治疗或重新安排训练量和训练内容。

4. 建立保障体系

建立多学科密切协作的科技助力与医疗服务保障体系,对竞技体育运动队进行全方位、快捷高效的科技攻关和医疗保障服务,既是使运动员保持良好竞技状态与身心健康的重要保障,又是助力高水平运动队提高竞技水平的重要途径与手段。

5. 提高防护意识

运动员应养成预防运动损伤的自我保护意识;教练应提高科学训练水平,并做好安全防护工作;队医要做好医务监督工作,对运动员、教练员进行运动损伤防护和保健知识的宣传教育与培训。

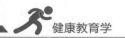
四、运动损伤的现场急救

运动损伤的现场急救是在运动现场对意外或突发的伤病事故进行紧急的、临时性的处理，其目的是保护伤者的生命安全，避免再次伤害，减轻痛苦，预防并发症发生，为伤者的转运和进一步治疗创造有利条件。对手严重的运动损伤，如骨折、关节脱位、肝脾破裂等，现场急救时要以防治休克为先，争分夺秒，力求快速、准确、有效，并及时送医院处理。

（一）院前急救

心肺复苏是院前急救中最为重要的技能，是抢救呼吸心搏骤停最有效的方法（具体详见本书第六章第二节的相关内容）。

（二）创伤救护

运动损伤的现场急救技术包括止血、包扎、固定和搬运。

1. 止血

一旦遇到运动损伤引发的出血时，要迅速控制出血，防止休克，挽救生命。选择有效的止血措施是控制出血的关键。

1）外出血的急救法有压迫止血法、止血带止血法和填塞止血法。

①压迫止血法：严重出血时，压迫止血法是最重要、最有效且极简单的方法，包括加压包扎法、指压法和加垫屈肢法等。**加压包扎法**：用无菌纱布垫盖住伤口，再用绷带包扎好。**指压法**：在出血部位的近心端，用指头压住相应的动脉以达到止血的目的。**加**

加压包扎法　　　指压法　　　加垫屈肢法

垫屈肢法：前臂和小腿出血时可采用此法。在肘窝和腘窝处放一棉垫，使关节极度屈曲，然后将前臂与上臂，或小腿与大腿用绷带作"8"字包扎，使该处动脉受压而达到止血。

②止血带止血法：四肢大动脉出血时，可使用止血带止血。先将患肢抬高，再缚扎止血带。注意事项：应注明缚扎时间，上肢每隔30min放松1次，下肢每隔1h放松1次，每次放松2~5min；上臂缚扎止血带时，不要扎在上臂中1/3处，避免损伤桡神经。

③填塞止血法：颈部、臀部或其他部位大而深、难以加压包扎的伤口，以及实质脏器的广泛渗血多用填塞止血法。先将无菌纱布塞入伤口，再用绷带包扎。这种方法在运

动创伤中很少使用。

2）内出血在体表无伤口，是皮下、肌肉内或内脏、体腔内出血。内出血的急救方法有冷敷法、加压止血法。

①冷敷法：皮下出血，可以用冰袋冷敷，使血管收缩，达到止血目的，每次冷敷15~20min。

②加压止血法：内出血时，也可用加压包扎止血法。体内出血在临床上常用检测血色素、红细胞及血细胞容积的方法诊断。

各种出血经过应急处理后，尤其是内出血，常常需要及时输血或进行手术（盆腔内出血、脑出血等），应尽快送往医院进一步处理，切勿延误伤情。

2. 包扎

包扎是外伤现场应急处理的重要措施之一。及时正确的包扎，可以达到压迫止血、减少感染、保护伤口、减少疼痛，以及固定敷料和夹板等目的。常见的包扎方法有环形包扎法、螺旋包扎法、反折包扎法和"8"字包扎法。

包扎应注意以下事项。包扎时，动作尽量熟练轻柔，不要直接用手触碰伤口。绷带包扎法一般多以环形包扎法开始，包扎方向由远心端向近心端。对四肢进行包扎时，要使四肢末端充分暴露，以便观察。包扎压力不要过大，包扎后检查包扎肢体末端有无发紫、局部麻木、胀痛等缺血症状，若出现上述症状，应及时减小包扎压力。不要在伤口处打结，包扎后肢体或局部应避免受压。

①环形包扎法：常用于粗细均匀部位，如头部、腕部和踝部周围外伤的包扎，以及其他包扎的开始与结束。包扎时张开卷带，把带头斜放在伤肢上，用拇指压住，包扎一圈后，将带头斜放的小角反折过来，然后继续绕圈包扎，以后一圈覆盖前一圈，绕4~5圈后将带头固定（图7-1）。

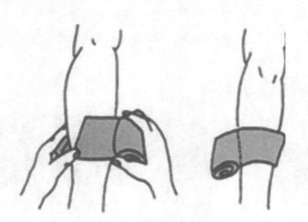

卷带环形包扎法

图 7-1 环形包扎法

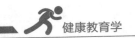

②螺旋包扎法：常用于四肢粗细均匀及手指部位的外伤包扎。先以环形包扎法包扎两圈，后从肢体远端向近端螺旋缠绕，后一圈压住前一圈的 1/3 或 1/2（图 7-2）。

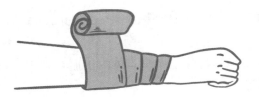

图 7-2　螺旋包扎法

卷带螺旋包扎法

③反折包扎法：常用于四肢粗细相差较大部位，如前臂与腕、踝与小腿移行处的外伤包扎。先以环形包扎法包扎两圈，后用一指压住上缘绷带将其反折，后一圈压住前一圈的 1/3 或 1/2（图 7-3）。

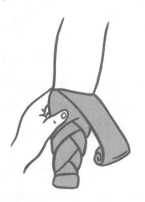

图 7-3　反折包扎法

卷带反折包扎法

④ "8" 字包扎法：常用于关节，如肘、膝、踝等关节处的包扎。先用环形包扎法从关节开始，斜行向上缠绕一圈，再向关节下斜行缠绕一圈，两圈在关节凹陷处交叉后，按上述方法逐渐斜行缠绕远离关节，后一圈压住前一圈的 1/3 或 1/2（图 7-4）。

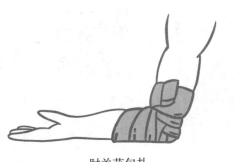

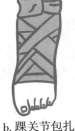

肘关节包扎　　踝关节包扎

a. 肘关节包扎　　　　　b. 踝关节包扎

图 7-4　"8" 字包扎法

3. 固定

固定是指当骨折及骨关节损伤时，对损伤部位处采用适当的材料如夹板、绷带、绳索和布条等加以稳定，其目的是减轻疼痛，避免再伤和便于转送。骨折急救的临时固定可根据受伤实际情况和现场具体条件，选择合适的夹板或固定物固定。常见的夹板有薄板、小夹板、铁丝夹板、托马氏夹板和简易气袋夹板等。当以上各种夹板不易获取时，也可用硬纸板、竹板、树枝、木棍等临时代替。

骨折临时固定的注意事项主要包括以下几方面。

①骨折固定时不要无故移动伤肢。为暴露伤口，可剪开衣裤、鞋袜。对大小腿和脊柱骨折，应就地固定，以免因不必要的搬运而增加伤员的痛苦或恶化其伤情。

②固定时不要试图整复。如果畸形很厉害，可顺伤肢长轴方向稍加牵引。开放性骨折端外露时，一般不宜还纳，以免引起深部污染。

③固定用夹板或托板的长度、宽度，应与骨折的肢体相称。其长度必须超过骨折部位的上、下两个关节。如没有夹板和托板，可就地取材（如树枝、木棍、球棒等），或把伤肢固定在伤员的躯干或健肢上，夹板与皮肤之间应垫上棉垫、纱布等软物。

④固定的松紧要合适、牢靠。固定过松会失去固定的作用，过紧会压迫神经和血管。四肢固定时，应露出指（趾），以便观察肢体血流情况，如发现异常（如肢端苍白、变紫、麻木、剧痛等），应立即松开重新固定。

上肢骨折固定　　　　下肢骨折固定

4. 搬运

伤员经止血、包扎、固定等处理后，应尽快搬运与转送到急救中心或医院进行治疗。搬运的方式多种多样，如有昏迷或气胸的伤员，必须采用平卧式搬运法。搬运时，两人或数人蹲在伤员同一侧，分别用双手托住伤员的头部、背部、腰部、臀部和腿部，动作协调一致地将伤员托起置于担架上（图 7-5a）。对疑似有脊柱骨折的患者，在搬动时尽可能不变动患者体位，同时减少不必要的活动，以免引起或加重脊髓损伤，严禁一人拖肩、另一人抬腿搬动患者，或一人背送患者的错误做法。正确的搬运应由 3 人采用平卧式搬运法，如人员不够时，可采用滚动式搬运法（图 7-5b）。

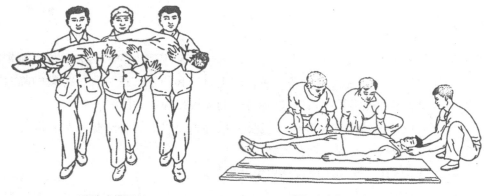

a. 平卧式搬运法　　　　　　　　b. 滚动式搬运法

图 7-5　平卧式与滚动式搬运法

运送时，昏迷伤员应采用半卧位或俯卧位，保持呼吸道通畅，避免分泌物和舌根后坠堵住呼吸道。有假牙者要取出，以免脱落时阻塞气管。骨折患者若未做临时固定，应禁止运送。在无担架的情况下，可用门板、长凳、布单等代替。运送时要力求平稳、舒适、迅速，搬动要轻柔。运送途中，要密切观察伤员的神志、呼吸、瞳孔、脉搏、血压等变化，用担架时要让伤员头在后，以便后面人员能随时观察伤员的情况，有条件的情况下应携带必要的急救药品和氧气等。

（三）急性软组织损伤的应急处理

1. 闭合性软组织损伤的处理

急性闭合性软组织损伤经典的处理原则是"RICE"原则，即休息（rest）、冷敷（ice）、加压包扎（compression）、抬高患肢（elevation）。经过多年的临床实践和经验积累后，演变成"PRICE"原则，即保护（protect）、休息（rest）、冷敷（ice）、加压包扎（compression）和抬高患肢（elevation），而后又进一步演化出"POLICE"原则，即保护（protect）、最适负荷（optimal loading）、冷敷（ice）、加压包扎（compression）和抬高患肢（elevation）。相比较而言，"POLICE"原则主要是强调早期康复的介入，避免因长时间制动休息导致关节僵硬、骨质疏松、肌肉萎缩等并发症发生。

①保护：首先强调对受伤部位的保护措施。受伤后，应及时制动休息，减少伤肢负重，以免加重伤害。可用简单的支具（托板、护具）进行固定。

②最适负荷：最适负荷是保护措施的延续。最适负荷是指用一个平衡、递增负荷的康复训练计划来替代"PRICE"原则中的制动休息，这个康复训练计划中的早期活动训练可以促进损伤部位的康复。

③冷敷：冷敷是处理急性闭合性软组织损伤的早期关键措施。伤后 24~72h，冷敷可

以使局部血管收缩，从而减少出血和渗出，减轻炎症反应及由于出血和渗出引起的疼痛和肿胀，降低组织的代谢率，减少对氧气和营养物质的需求量。

冷敷患处

④加压包扎：加压包扎可以增加组织压力，减少损伤部位的血流量，从而减少肿胀和渗出。

⑤抬高患肢：抬高患肢只适合于肢体远端的损伤，在损伤发生后的24~48h，尽量将患肢置于高于心脏水平的位置，这有助于减少损伤部位的血流量，加速静脉血和淋巴液的回流，从而减轻肿胀和局部瘀血。

抬高患肢

2. 开放性软组织损伤的处理

开放性软组织损伤基本处理包括止血、清创、抗感染等。

①擦伤：皮肤表面受粗糙物摩擦所引起的损伤称为擦伤。擦伤只是表皮受伤，伤势一般比较轻微，可以用碘伏涂抹伤口周围的皮肤。如果有污物，应用生理盐水或清水冲洗伤口，再涂碘伏。

②裂伤：裂伤是指人体遭受钝性暴力打击引起的皮肤和皮下软组织撕裂性损伤，伤口边缘不整齐，多发于身体与硬性物的撞碰（包括人与人）。裂伤创面较小时，清创后用蝶形胶布拉紧；裂伤创面较大时，应予以清创缝合。严重时，应注射破伤风抗毒素或破伤风免疫球蛋白，服用抗生素，定期换药。

③刺伤：刺伤是指尖锐长细物刺入人体导致皮肤、皮下及深部组织器官的损伤，其特点为伤口小、创道深、创底常有污染。如果伤口没有刺伤物，可挤压伤口，使伤口流出一些血液，再用生理盐水冲洗后外涂碘伏并及时送医。如果伤口有玻璃片、针、钉子等刺伤物，应及时送医院由医务人员进行清创术，清除污物、异物、坏死组织，彻底止血，缝合伤口，口服或注射抗生素以预防感染。此类伤口一般较小且较深，有感染破伤风的风险，应尽快就医，注射破伤风抗毒素或破伤风免疫球蛋白预防破伤风。

④切伤：切伤是指锐器切入皮肤所致的皮肤及皮下等组织的损伤。伤口边缘整齐，呈直线，出血较多，周围组织损伤较轻，但深的切伤可切断大血管、神经、肌腱等组织。当切伤伤口较小，没有明显出血、伤口干净时，外涂碘伏，贴上创可贴或用干净的纱布包扎即可。当伤口较大有明显出血时，简单包扎止血后，应及时送医院进一步处理。

五、常见运动性病症

运动可能使人体生理活动过程中的有序性受到暂时破坏，从而出现某种疾病，这种疾病称运动性病症。常见的运动性病症有运动性腹痛、运动性低血糖症、运动性昏厥、肌肉痉挛、运动性血尿和运动性猝死等。

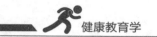

（一）运动性腹痛

运动性腹痛是体育运动中较为常见的一种症状，可出现局限性疼痛或全腹疼痛，大多在安静时不痛，运动时腹痛。疼痛程度与运动强度、运动量大小有关。身体状态不佳、精神紧张、准备活动不足、饮食不当等均有可能引起运动性腹痛。发生运动性腹痛时，首先应避免紧张，降低运动强度，如减慢速度，及时调整呼吸节奏，加深呼吸等。条件允许情况下，应立即停止运动，双手上举，做脊柱的伸展动作，按揉内关、足三里等穴位，或进行腹部热敷。若通过上述处理，腹部疼痛仍然没有好转，应及时到医院做进一步诊治。

（二）运动性低血糖症

运动性低血糖症指进行长时间、高强度体育运动时，因血糖大量消耗，导致血糖浓度低于正常值而出现的一系列临床表现。轻者感到无力、饥饿、极度疲乏、头晕心慌、面色苍白、出冷汗、烦躁不安；重者出现神志模糊、语言不清、精神错乱等症状，甚至惊厥和昏迷。对于运动性低血糖患者，轻者可喝浓糖水或进食含糖类食物，平卧休息；重者若已昏迷，可以先掐人中，点按百会、涌泉、合谷等穴位，并及时送往医院治疗。

（三）运动性昏厥

运动性昏厥指运动中由于脑部突然供血不足而出现的暂时性知觉丧失现象。轻度昏厥者一般只昏厥片刻，大脑缺血症状消除后清醒，清醒后精神不佳，仍感觉头昏。运动性昏厥时，应让患者立即平卧，足略高于头部，并进行向心方向按摩，同时指压人中、合谷等穴位。如患者出现呕吐症状，应将其头偏向一侧，保持呼吸道通畅；如呼吸停止，应立即进行人工呼吸。症状较轻者，可搀扶其慢走；症状较重者，经现场处理后应及时送往医院治疗。

（四）肌肉痉挛

肌肉痉挛俗称抽筋，是指肌肉发生不自主的强直收缩。运动中最易发生痉挛的肌肉是腓肠肌，其次是足底的踇长屈肌和趾长屈肌。肌肉痉挛发生原因主要有长时间剧烈运动、大量出汗、肌肉紧张、缺钙和寒冷刺激等。肌肉痉挛时应立即停止运动，向肌肉收缩的相反方向做缓慢、持续性伸展，拉长痉挛的肌肉。例如，腓肠肌痉挛时，可以伸直膝关节，踝关节背伸，勾起脚尖（图7-6）；踇长屈肌和趾长屈肌痉挛时，可将足及足趾背伸，促使痉挛缓解和消失。痉挛、疼痛症状消失后，可进行按摩。处理时要注意保暖，伸展时用力要均匀、缓慢，以免造成肌肉拉伤。

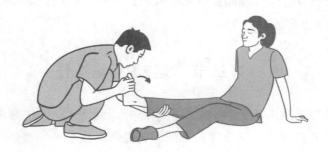

图 7-6　腓肠肌痉挛的拉伸方法

游泳运动中，发生肌肉痉挛的人较多。游泳中如果发生肌肉痉挛切忌惊慌，如自己无法处理或解救时，先深吸一口气，仰于水面，并立即呼救。在水中处理腓肠肌痉挛的方法为先吸一口气，仰浮于水面，用痉挛肢体对侧的手握住痉挛肢体的足趾，用力向身体方向拉。同时，同侧的手掌压在抽筋肢体的膝关节上，使膝关节伸直，待缓解后慢慢游向岸边。发生肌肉痉挛后不宜再进行游泳，应上岸休息，注意保暖，局部按摩使肌肉放松。

（五）运动性血尿

正常人尿液中无红细胞或偶见个别红细胞。离心沉淀后的尿液，在光学显微镜下每高倍视野有 3 个以上红细胞称为血尿。血尿轻者尿色正常，经显微镜检查方能确定，称显微镜血尿；重症者尿呈洗肉水色或血色，称肉眼血尿。运动性血尿是指健康人在运动后出现的一过性血尿（检查后未见其他原因）。对出现肉眼血尿者不论有无其他伴随症状，均应终止运动。对无症状的显微镜血尿，应减少运动量，继续观察。器质性疾病和外伤所致的血尿，应针对病因进行积极治疗，一般不能正常训练。

（六）运动性猝死

运动性猝死是指在运动过程中或运动结束后即刻出现症状，短时间内（目前尚无准确定义的时间范围，通常限制为运动结束后 30s 至 24h 内）发生的非创伤性死亡，归属于猝死的一种特殊情况。一般来说，运动是运动性猝死的诱因，而非原因，运动性猝死真正的原因有"心源性猝死""脑源性猝死"和中暑等，其中以"心源性猝死"居多。运动性猝死不分年龄，多发生于 30~60 岁，男性多于女性。

运动性猝死看似事发突然，实则有迹可循。当运动时身体出现胸闷、心慌、心跳过缓、晕厥、不明原因的疲乏、眼前发黑和肢体麻木等信号，需高度警惕运动性猝死的发生。运动性猝死的预防可以分运动前、运动中、运动后三个时间段进行。运动前筛查或评估可以避免心源性和脑源性猝死的发生；运动中可借助运动手环（手表）类工具监测运动

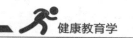

中心率，并结合自身感受合理调整强度或及时选择中止运动；运动后须避免立即洗澡或进入温度差异较大空间内。

第三节　运动医务监督

运动医务监督既是运动医学的重要组成部分，也是运动促进健康的重要内容。对于运动员来说，医务监督工作是合理安排训练、提高竞技水平的重要一环，也是有效维护运动员健康的必要保证。对于体育锻炼人群来说，医务监督工作是指导科学健身、科学运动的重要一环，也是有效预防运动伤病的必要保证。

一、运动医务监督概述

运动医务监督也称运动医疗保健，是保障运动健康、预防运动性疾病、促进运动恢复的重要方法手段，通常指通过健康检查、机能评定等相关的医学和生理生化指标对运动锻炼人群进行身体检查，对其健康水平、运动能力进行评估，从而指导后续运动开展。

（一）运动医务监督的内容

运动医务监督涉及的内容包括运动训练实践中的生理和病理问题、运动机能评定、运动性疾病预防、运动员选材、运动训练疲劳与恢复等。运动医务监督的对象既包括专业运动员，也包括业余运动爱好者。近年来，随着大众健身意识的提高，大众健身人群也越来越重视通过运动医务监督手段提高健身的科学性，防止运动伤病的发生。

（二）运动医务监督的作用

运动医务监督的目的在于预防运动伤病、加快运动疲劳恢复和促进运动健康，其主要作用有以下几点。

①健康评估与排查运动风险：通过医学检查的方法进行健康评估，排除潜在的运动风险，提高运动的安全性。

②机能评定与制定训练方案：通过生理、生化的方法，对运动训练参与者的身体机能状态进行评估和评价，指导参与者了解自身的运动能力，制定合理的运动训练方案，提升运动训练的科学性和有效性，防止运动伤病。

③疲劳监测与促进疲劳恢复：监控运动训练中身体的疲劳状态，防止过度疲劳，提供促进疲劳恢复的方法，加快运动训练后的恢复。

④综合评价与指导科学选材：通过选材的方法和手段，对年轻运动员的身体素质、

先天条件等进行评价，预测运动能力与运动专项的发展潜力，为选择专业训练方向提供参考。

二、运动医务监督的常用指标

常用指标通常包括一般史与运动史、体格检查和机能评定指标。

（一）一般史与运动史

一般史包括基本情况、生活情况、不良嗜好等。运动史包括开展的运动项目类型、开始训练的年龄、训练年限，以及运动水平或运动锻炼的一般强度等。一般史与运动史通过询问的方式进行，是判断潜在运动风险的主要渠道。询问中要注意了解与运动密切相关的疾病情况，如心血管疾病（先天性心脏病、冠心病等）、运动系统疾病、呼吸系统疾病等。

近年来，身体活动水平也被纳入一般史的基本询问内容。结合身体状况问询，判断运动风险的问卷得到广泛运用，如身体活动准备问卷（PAR-Q+）有着比较高的接受度。PAR-Q+ 由两个部分组成，一部分是身体活动准备问卷，另一部分是疾病补充问卷。身体活动准备问卷由 7 个问题组成（表7-1），用以判断开展身体活动的潜在风险。疾病补充问卷是在前一部分基础上的延伸，其目的也是用以判断运动可能造成的疾病风险。如果这 7 个问题的回答皆为否定，可以判断从事身体活动（包括运动锻炼）的风险是比较低的；如果其中一个是肯定的，则被认为存在一定风险，需要进一步检查或经疾病补充问卷来判断。

表7-1　身体活动准备问卷（PAR-Q+）

请仔细阅读并认真回答以下 7 个问题，选择"是"或"否"	是	否
1. 是否曾听医生说过你有心脏病或高血压？	☐	☐
2. 在日常生活中或进行身体活动时是否出现过胸痛？	☐	☐
3. 在过去 12 个月中，是否因头晕而失去平衡或失去知觉？	☐	☐
4. 是否确诊患有其他慢性疾病（除心脏病和高血压外）？	☐	☐
5. 是否在服用治疗慢性疾病的药物？	☐	☐
6. 目前（或在过去的 12 个月内）是否存在运动时加重的骨、关节或软组织（肌肉、韧带或肌腱）问题？	☐	☐
7. 是否曾经听医生说你只能在医务监督（有专业人士监督或仪器监测）下进行身体活动？	☐	☐

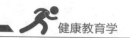

（二）体格检查

常见的体格检查项目包括一般状况检查、形态学检查、肌力检查和身体姿态检查。各项检查的主要指标如下。

①一般状况检查：包括身高、坐高、体重、身体成分、体表皮肤等。

②形态学检查：胸围、腰围、臀围、四肢围度、四肢长度、跟腱长、肩宽、骨盆宽、指距等。

③肌力检查：握力、背力、腹部肌力、上肢肌力、下肢肌力等。

④身体姿态检查：直立姿势、脊柱形状、胸廓形状、腿的形状和足的形状等。

（三）机能评定

1. 心血管系统机能检查

包括脉搏、心率、血压等。

①脉搏/心率：脉搏或心率的检查方法包括指触法、心音听诊法、传感器测量法、心电图法等。指触法是比较简便的方法，通常触诊的部位包括手腕桡动脉、颈部颈动脉，还可以选择颞动脉和股动脉。心音听诊法和心电图法常常结合医学检查进行。随着运动手表的发展和普及，光电测量的方法精度逐渐提高，该方法可以用于心率粗略测量。成年人的正常心率区间为 60~100 次 /min，大于 100 次 /min 为心动过速，低于 60 次 /min 为心动过缓。经常参加体育锻炼人群的心率常常低于 60 次 /min，心肺耐力强的成年人心率在 40~50 次 /min 也是正常的。

②血压：血压测量需要在安静的状态下进行，一般在测量前需要休息 10~15min。测量过程中袖带松紧要合适，血压计摆放与心脏高度一致。成年人血压的理想状态是收缩压低于 120mmHg，舒张压低于 80mmHg。血压高于 160/100mmHg 是进行体育锻炼的禁忌证。

2. 心功能检查

心功能检查是运动医务监督中一项重要的内容，通过该项测试可以了解和评估运动参与者的心脏功能水平和早期功能紊乱，评定运动负荷引起的心脏反应及适应能力。心功能检查常用方法如下。

①心血管系统联合机能试验：该方法通过定量负荷后的心率和血压变化来评价心功能。定量负荷的内容有 30s 原地 20 次蹲起、原地 15s 快跑、3min（男）或 2min（女）原地高抬腿慢跑。机体反应通常包括正常反应、紧张性增高反应、梯形反应、紧张性不全反应和无力性反应。该方法测试较为简便，但是运动负荷的定量比较难以精准控制，可能会导致心脏反应的失真。

②哈佛台阶试验：该方法最早由哈佛大学的学者提出，因此得名。该方法要求受试者在高度为 50.8cm（男子）或 42cm（女子）的台阶上按照每分钟上下 30 次的频率，进行 3~5min 的运动，测量运动后恢复期心率的变化。早期的台阶试验的运动时间为 5min，记录恢复期第 2 分钟、3 分钟和 5 分钟的脉搏。在应用的过程中，出现了很多改良的试验方案，我国国民体质监测测试采用了 3min 运动，测量运动的第 60~90 秒、第 120~150 秒和第 180~120 秒心率的方法，台阶的高度为 30cm（男子）或 25cm（女子）。无论是经典的测试还是改良的哈佛台阶试验，测试结果都是通过台阶指数来评价的。

$$台阶指数 = \frac{台阶运动时间（s）}{2 \times 三次脉搏之和} \times 100$$

台阶试验的方案不同，台阶指数的评价标准也不同。总的来说，台阶指数越高，说明心脏功能越好。

3. 肺功能检查

包括每分静息通气量、肺活量、时间肺活量、最大通气量。

①每分静息通气量：是指在安静状态下测得的每分钟吸入或呼出的气体总量。该指标反映了静息状态下，肺进行气体交换的基本情况。正常成年男性为 6~9L，女性为 4~6L。

②肺活量：是指深吸气后，再做深呼气呼出的气体总量。肺活量反映了一次最大呼吸的通气量，是呼吸运动幅度的反映。肺活量与身高、体重，特别是体表面积关系密切，通常用后者来预测受试者的肺活量大小。

③时间肺活量：受试者在测试肺活量时，以最快的速度完成呼气动作。测试设备计算第 1 秒、2 秒、3 秒呼出的气体量和占比。时间肺活量对于评价鉴别阻塞性肺疾病和限制性肺疾病具有重要意义。

④最大通气量：是指在单位时间（1min）内所能吸入或呼出的最大气体量，反映了肺容量的动态过程。早期采用有连续记录功能的肺活量计进行测量，也可以用气体代谢仪进行比较精确的测量。

4. 最大摄氧量

最大摄氧量（VO_2max）是反映心肺耐力的核心指标，其定义是人体摄取和利用氧的最大能力，单位是 L/min 或者 mL/（kg·min）。最大摄氧量有直接测试法和间接测试法。直接测试法测量精度高，但设备较昂贵，测试过程复杂。间接测试法一般不需要复杂的仪器设备，难度较直接测试法要低，测试精度也相应较低。最大摄氧量受年龄、性别、遗传等因素影响，但是从降低疾病危险度的角度来看，男性应不低于 42mL/（kg·min），女性应不低于 32mL/（kg·min）。

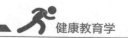

健康教育学

5. Wingate 无氧功率试验

Wingate 无氧功率试验最早由以色列的学者在 1970 年提出，多年来已经成为无氧功和无氧能力测试的标准方法，得到广泛应用。该测试方法采用 30s 功率自行车最快速度蹬骑，记录运动过程中的输出功率，以此进行无氧能力的测量。评定结果常用三个指标：最大无氧功率、平均无氧功率和疲劳百分比。最大无氧功率反映了机体短时间内产生高机械功率的能力，即评价通常所说的爆发力；平均无氧功率反映的是肌肉维持高功率的耐力，即评价通常所说的速度耐力；疲劳百分比则反映了肌肉短时间做功的疲劳度，即用来评价疲劳产生的速率。

三、运动性疲劳的诊断与处理

国际上将运动性疲劳定义为机体生理过程不能持续其机能在一特定水平或不能维持预定的运动强度。这个定义指出，疲劳不是力竭，当机体不能持续维持一定的生理水平，就可以判定为出现了疲劳。疲劳可以分为中枢性疲劳、外周性疲劳。

（一）运动性疲劳的发生机制

运动性疲劳的发生机制比较复杂，疲劳发生时从神经系统到神经肌肉连接，再到骨骼肌细胞内的能量代谢过程，都会出现相应的变化，任何一个环节都可能是导致疲劳出现的因素。有关疲劳发生的机制有很多假说，至今没有统一的定论，主流的学说包括以下几种。

①衰竭学说：即疲劳的发生是由于运动中大量消耗了能源物质，导致能量供应的衰竭。

②堵塞学说：认为疲劳是由于机体不能及时消除运动过程中产生的代谢物，导致代谢过程受到影响，诱发运动能力的下降。

③内环境稳定紊乱学说：认为运动产生的代谢物造成了体内电解质、酸碱平衡等内环境相关因素的改变，机体不能通过正常的代谢调节加以纠正，诱发了疲劳。

④保护性抑制学说：认为运动过程中，神经系统处于持续兴奋的状态，长时间的运动导致大脑皮层产生保护性抑制，避免机体产生过度消耗。

⑤内分泌失调学说：认为运动过程中，机体需要通过内分泌系统加强分解代谢以满足运动需要，神经 – 内分泌系统机能下降是运动能力下降的主要原因。

（二）运动性疲劳的诊断指标

1. 感觉神经系统指标

①闪光融合频率：一个光源当其闪光频率增加到一定程度时，重复的闪光的刺激会

引起观察者主观上的连续光感，这一现象称为融合。能引起闪光融合的最低频率，称为闪光融合频率，又称为临界融合频率。通过专门的设备可以对这一指标进行测试，疲劳程度加重时，闪光融合频率降低。

②动作反应时：是指机体看到特定信号做出动作的总时间，包括视觉信号输入、中枢信号处理、神经信号输出三个部分。运动疲劳会引起中枢神经系统的信号处理和动作速率下降，导致动作反应时增加。

2. 肌肉系统指标

①肌力测试：运动疲劳最直接的表现就是肌肉做功能力的下降，首先表现为肌肉力量的下降。根据运动项目和类型的不同，可在运动前、中、后测定特定部位的肌肉力量，判断肌肉疲劳状态。

②肌电图：肌肉工作能力的改变与疲劳直接相关，通过肌电图可反映肌肉的工作状态。运动疲劳时，肌电图会表现出肌电振幅加大、频率降低。

3. 生理生化指标

①心率：运动疲劳会导致心率出现多种改变，包括同等负荷下运动中心率增加、运动后心率恢复速率下降，深度疲劳会导致晨脉增加 10 次 / 分以上。

②血清睾酮：促合成的内分泌激素的分泌改变是运动疲劳的一个重要特征。安静状态下血清睾酮值的明显下降，预示可能有运动疲劳发生。

③尿蛋白：通过运动训练后或静息状态下尿蛋白的测定，可反映机体的疲劳状态，持续的尿蛋白增加意味着有疲劳发生的可能。该方法简便易行，但易受到其他因素的干扰。

（三）运动性疲劳的消除

运动性疲劳是一种生理现象，也是机体的一种保护性反应。经过适当的调整与恢复，大部分运动性疲劳都可以消除。如果疲劳没有及时恢复，或不断积累造成过度疲劳，对身体会造成伤害。因此，及时采取措施加以调整，促进疲劳的消除尤为重要，日常体育参与中可从以下几方面调整以消除疲劳。

①优化调整运动训练计划：运动性疲劳的根源在于运动负荷超出了机体的承受能力。出现运动性疲劳后，首先要对运动训练计划进行调整，采取适宜的训练负荷进行训练，避免疲劳进一步加深。

②强化放松恢复手段：在运动训练后，应及时采用牵拉放松、物理治疗、冷热水浴等方法，加快肌肉的恢复，预防疲劳的积累，促进疲劳恢复。

③适当运动营养补充：大负荷训练后，适当进行电解质、糖和优质蛋白的补充，有利于机体的能源物质再生和结构的修复，可加快疲劳恢复过程。

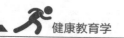

四、兴奋剂与反兴奋剂

（一）兴奋剂的概述

1. 兴奋剂的概念

兴奋剂是伴随竞技体育发展而出现的。兴奋剂的出现影响了体育竞赛的公平公正，是影响竞技体育发展的毒瘤。在 20 世纪早期，一些运动员开始在比赛中使用神经兴奋类药物，如士的宁、苯丙胺等，以提高运动成绩。由于此类药物都具有神经兴奋的作用，国际上把这类非法使用的药物称为兴奋剂。随着禁用药物和方法的增多，很多药物或方法并不具有兴奋作用，某些运动项目甚至需要镇静剂，如射击、射箭等，但是兴奋剂一词仍被沿用至今。因此，兴奋剂实际上是对违禁药物或违禁方法的统称。

最早使用兴奋剂的报道，出现在近代欧洲的游泳、自行车、马拉松等比赛中。1904年奥运会，美国运动员托马斯·希克斯在马拉松比赛过程中，公开使用士的宁（番木鳖碱），并获得比赛冠军。当时，这种使用兴奋剂的方法并不是违法的，甚至被认为是科技手段的创新和技术的进步。在托马斯·希克斯夺冠后，有媒体甚至这样报道："马拉松比赛从医学角度充分证明了药物对于长跑选手是多么重要！"

随着现代制药技术的发展，合成药物大量出现，兴奋剂在体育比赛中被滥用，随之而来的是一系列因滥用而导致的恶果。1960 年奥运会给人们留下的最深刻的印象，不是精彩的比赛，而是一名自行车运动员由于服用兴奋剂而在比赛中猝死。鉴于兴奋剂的滥用越来越严重，危害越来越大，1964 年国际奥委会宣布禁止使用兴奋剂，并从 1968 年开始在国际大赛中实施对运动员的药物检查。

2. 兴奋剂的种类

1967 年，国际奥委会第一次规定的禁用药物分为 4 大类。随着兴奋剂种类和禁用方法的增多，国际奥委会的专门机构——世界反兴奋剂机构（WADA）定期发布禁用药物的种类和禁用方法。2022 年，WADA 发布的禁用药物已经达到 7 大类，共 367 个小类。

第一类：蛋白同化制剂，主要包括促进合成的激素，以睾酮类为主。

第二类：肽类激素，主要包括有促进合成作用的各类肽类激素，如生长激素、促红细胞生成素（EPO）等。

第三类：麻醉药品，主要包括有麻醉作用的药物，如大麻、吗啡等。

第四类：刺激剂（含精神药品），主要包括有神经兴奋作用的药品，如苯丙胺、肾上腺素、西布曲明等。

第五类：药品类易制毒化学品，主要包括麻黄碱类，如麻黄碱、伪麻黄碱等。

第六类：医疗用毒性药品，主要为士的宁。

第七类：其他品种，包括利尿剂、β - 受体阻断剂等，如氢氯噻嗪、阿普洛尔等。

除此之外，WADA还规定了3种禁用方法，包括篡改血液和血液成分、化学和物理篡改、基因和细胞兴奋剂。

3. 使用兴奋剂的危害

兴奋剂的使用严重违背了体育道德，破坏了体育竞赛的公平公正。同时，兴奋剂的使用也会损害运动员的身心健康，造成不可逆的损害。兴奋剂对人体健康的危害包括以下几个方面。

①内分泌紊乱。兴奋剂以滥用合成类固醇类最为常见，特别是睾酮及其衍生物。长期使用外源性类固醇激素可导致运动员的身体出现一系列的异常表现。例如，女性会出现体毛增生、嗓音低沉、阴蒂肥大、乳房扁平、月经不调等现象，严重的会影响生育能力；男性会出现前列腺增生、促性腺激素水平降低、精液减少、精子数量降低等现象。青少年长期使用兴奋剂除了会出现上述表现外，还会表现出生长发育异常、骨骺提前骨化等现象。

②慢性病发病率升高。兴奋剂的滥用会造成重要脏器的不可逆损害，长期使用蛋白同化激素会造成肝脏损伤，出现黄疸、紫癜，甚至诱发肿瘤。糖代谢和脂代谢也会因为药物的使用而出现异常，使用者的糖尿病、心血管疾病等发病率会显著升高。兴奋剂的滥用还会造成身体免疫力下降，导致肿瘤的发病率明显升高。

③猝死。刺激剂会引起反应性的神经系统兴奋，使人体在运动中能量耗竭，同时强烈的反应性兴奋后可能会出现神经抑制、呼吸、循环衰竭，从而诱发猝死。历史上因使用刺激剂猝死的案例屡见不鲜，麻醉剂、利尿剂的使用也会导致心源性猝死。而 EPO、类固醇激素的大量使用，可能会造成血液黏滞度增加，诱发脑源性和心源性猝死。

④精神异常。刺激剂的使用会造成神经系统的失调，表现为神经紧张、焦虑、失眠、易怒等症状。激素的大量使用，也可能会造成精神改变，如易怒、脾气暴躁，有暴力倾向等行为改变，严重的还会出现幻觉和妄想等症状。麻醉剂的使用则会导致精神恍惚、反应降低、冷漠等。

⑤其他疾病：有些刺激剂和麻醉剂会导致用药成瘾，对健康造成终身影响。利尿剂、合成类固醇的使用，会造成体内电解质的紊乱，诱发心血管、肾脏等脏器的病变。

（二）反兴奋剂

鉴于兴奋剂对于体育运动和运动员身心健康的巨大危害，国际社会出台了多项举措以禁止兴奋剂的使用。我国反兴奋剂的态度鲜明，提倡健康文明、公平竞争的体育运动，禁止在体育运动中使用兴奋剂。

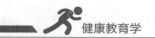

1. 反兴奋剂政策

1999 年 11 月 10 日，WADA 正式成立。WADA 是国际奥林匹克委员会下设的一个独立部门，负责定期审定和调整违禁药物的名单，在世界范围内开展反兴奋剂工作，同时也从事反兴奋剂的研究、教育和预防工作。

我国对在体育领域中使用兴奋剂的行为，给予了严厉的打击。早在 1987 年，我国反兴奋剂机构即经国家体委和国家科委的批准正式成立。1989 年，国家体委提出对兴奋剂问题实行"严令禁止、严格检查、严肃处理"的"三严方针"，同年我国首部反兴奋剂法规《全国性体育竞赛检查禁用药物的暂行规定》正式颁布实施。

近些年，我国对兴奋剂的滥用始终采取高压的态势，严格执行"三严方针"。2019 年 11 月，最高人民法院发布有关反兴奋剂的司法解释。2021 年，最高人民法院出台文件规定了妨害兴奋剂管理罪罪名。2022 年，新修订的《中华人民共和国体育法》增设了"反兴奋剂"章节，为反兴奋剂工作提供了法律保障。

2. 做好个人防护

运动项目的参与者是兴奋剂滥用的直接受害者。任何组织和个人不得组织、强迫、欺骗、教唆、引诱体育运动参加者在体育运动中使用兴奋剂，不得向体育运动参加者提供或者变相提供兴奋剂。

作为参与体育运动的个人，应该坚决抵制兴奋剂的使用，坚决与兴奋剂滥用做斗争，学会使用法律武器保护自己。除了坚决反对兴奋剂的使用外，还要学会各种保护自己的方法，防止误服、误用兴奋剂，常见方法主要包括以下几个方面。

①了解反兴奋剂的知识，不接触、拒绝使用含有兴奋剂的药物、营养品和食品；

②使用药物前，了解药物的成分是否含有违禁物质，慎重使用成分不明的中药制剂；

③运动员因医疗目的确需使用含有《兴奋剂目录》所列禁用物质的药物或者禁用方法时，应按照运动员治疗用药豁免的有关规定使用；

④做好自我管理，不随便饮用、食用或服用来源不明、成分不明的饮料、食物或药品。

> **思考题**
>
> 1. 简述运动的基本要素与分类。
> 2. 简述急性闭合性软组织损伤的处理原则。
> 3. 简述体育锻炼的基本原则。
> 4. 简述运动医务监督的常用指标。
> 5. 试述使用兴奋剂的危害。

【导读】

营养是人类维持生命、生长发育和健康的重要物质基础，在整个生命过程的不同时期，以及不同特殊人群中，营养需求不同，其合理营养也不同。国民营养不仅关乎个人身体健康，更事关国民素质提高和经济社会发展。近年来，虽然我国居民生活水平不断提高，食品供给能力显著增强，国民营养健康状况明显改善，但仍面临营养不足、营养过剩、营养相关疾病多发、营养健康生活方式尚未普及等问题，这些问题已成为影响国民健康的重要因素。为此，我国积极实施健康中国战略，关注国民生命全周期、健康全过程的营养健康，将营养融入所有健康政策，不断满足人民群众营养健康需求，提高全民健康水平。

【学习目标】

1. 掌握营养的概念及中国居民平衡膳食的特点。

2. 熟悉儿童青少年、老年人和运动员的营养需要及合理营养。

3. 了解营养强化食品的作用和运动营养补充剂使用的原则。

4. 培养对饮食与健康相关现象、行为和观念的分析判断能力。

5. 树立饮食营养与健康促进的终极目标，养成合理营养与平衡膳食的行为习惯。

合理膳食是保证健康的基础。

——《健康中国行动（2019—2030 年）》

食品应当无毒、无害，符合应当有的营养要求，具有相应的色、香、味等感官性状。

——《中华人民共和国食品卫生法》

【情景思考】

大家好！我是小明，来自小学三年级一班。自我们班的体育老师说喝凉白开是最好的补水方式以来，我就一直坚持喝凉白开，很少喝甜饮料。另外，我还一直坚持着上幼儿园时老师要求的吃肉时一定也要吃蔬菜的习惯。也不知道对不对，反正我自己感觉挺好的。我跑步经常得第一名，最近我还当上了体育课代表。

请结合情景思考：（1）小明的膳食习惯是否科学合理？（2）儿童青少年在饮食健康方面需要注意什么？

第一节 营养概述

饮食营养不仅是人类赖以生存的物质基础，同时也与人类身体健康和生活质量息息相关。营养学是伴随着人类有关饮食营养与健康相关实践及规律认知的过程形成并发展起来的一个学科。

一、营养与营养学

"民以食为天，健以食为先"，食物是维持人体生命和保证健康的物质基础。营养是指机体从外界摄取食物，经过体内的消化、吸收后，参与构建组织器官，满足生理功能和体力活动需要的必要的生物学过程。摄取食物是人和动物的本能，而正确合理地摄取和利用食物则是一门科学。营养学就是研究合理利用食物以增进人体健康的科学。通俗地讲，营养学就是关于吃的学问，其目标就是健康，其手段就是科学吃喝。因此，营养学是研究机体营养规律及改善措施的科学，它主要涉及食物营养、个体营养和公共营养三大领域。

营养学是生物科学的一个分支，在预防医学、临床医学、康复医学、保健学和运动医学中都有一定的地位。营养学是一门综合性学科，它与生物化学、生理学、病理学、临床医学、食品科学、农业科学等学科都有关系。营养学属于自然科学范畴，但它有较强的社会性。大到国家，它与国家的食物生产和经济、社会发展水平有关；小到每一个家庭和个人，它可以指导一个集体、家庭和个人饮食的合理安排，并与每个人的生长发育、生理功能、作业效率和健康长寿息息相关。

二、营养素

人体必须每天从食物中获取各种化学物质，获得人体需要的各种"建筑材料"，以满足机体的正常生长发育、新陈代谢，以及劳动与工作的需要，这些化学物质就是营养素。营养素被定义为食物中含有的能够维持人体正常生理功能，促进生长发育和健康的化学物质。

根据化学性质和生理功能，人体所需要的营养素分为蛋白质、碳水化合物、脂类、维生素、矿物质、水和膳食纤维七类。各类营养素均具有其独特的功能，但在代谢过程中又密切联系。蛋白质、脂类和碳水化合物摄入量较大，被称为宏量营养素，这三种营养素经过氧化分解后释放出能量，以满足生命活动需要，故也被称为热能营养素（或热源物质）。维生素和矿物质需要量较小，被称为微量营养素。人体自身可以合成一些营养素，然而人体不能合成所有的营养素。必需营养素是指人体必须通过食物获得的、自身不能合成或合成数量不能满足生理需求的营养素，如维生素、必需氨基酸、必需脂肪

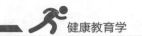

酸等。各类营养素在人体内的含量比例和基本功能如图 8-1 所示。

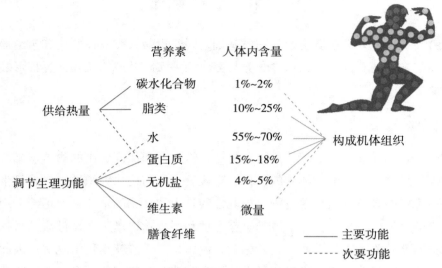

图 8-1　人体各类营养素的含量及基本功能

（引自：高言诚 . 营养学 [M]. 北京：北京体育大学出版社，2010.）

三、热能代谢平衡

　　能量是一切生命活动的基础，人体所有活动所消耗的能量都来自饮食，具体地讲是来自饮食中的碳水化合物、脂肪和蛋白质这三种热能营养素，它们是人体的燃料。如果将人体比作一辆汽车，那么热能代谢平衡就是指我们每天通过饮食摄入的"燃料"数量与通过各项活动所消耗的"燃料"数量之间的平衡，即每天"加油"的数量和每天行驶"油耗"之间的平衡。热能代谢平衡是指机体在某一时间段内摄入和消耗的能量趋于相等。热能代谢平衡是营养学中一个最基本的问题，也是评价营养状况的重要指标。

　　能量存在的形式有很多，如光能、电能、化学能等。这里所说的热能是其中一种能量形式，同时也是人们容易感受到的一种能量形式，几乎自然界所有的过程中都有热能的存在。多年来人们对人体摄入和消耗的能量通常都是用热能单位[卡（ cal ）或千卡（ kcal ）] 计量。

第二节　合理营养与健康饮食

　　合理营养是指每天从饮食中获得的营养素种类齐全、数量充足、比例合理，能够满足机体代谢的需要。合理营养是人们获得健康的基本手段，健康饮食是实现合理营养的有效途径。对于不同的人群而言，合理营养的含义有所不同。

一、推荐的营养素摄入量标准

为了保持人体最佳的健康状态，营养学家们制定了一整套有关饮食热能、营养素和其他饮食成分摄入量，以及体力活动数量的标准。这些推荐量标准被称为膳食营养素参考摄入量标准（DRIs）。

为了帮助个体和人群安全地摄入各种营养素，避免可能产生的营养缺乏或营养过多的危害，中国营养学会于 2000 年 10 月制定并出版了适用于各类人群的 DRIs，2013 年 12 月对此进行了修订。DRIs 不是一成不变的，随着科学知识的积累及社会经济的发展，DRIs 应当及时进行修订以适应新的认识水平对实际应用的需求。

DRIs 是在膳食营养素供给量（RDA）基础上发展起来的一组每天平均饮食营养素摄入量的参考值，其中包括 4 项内容：估计平均需要量（EAR）、推荐摄入量（RNI）、适宜摄入量（AI）和可耐受最高摄入量（ULs）。

（一）估计平均需要量（EAR）

EAR 根据个体生理需要量研究资料制定，是根据某些指标判断可以满足某特定性别、年龄及生理状况群体中 50% 个体的生理需要量摄入水平。此摄入水平不能满足群体中另外 50% 个体对该营养素的需要。EAR 是制定 RNI 的基础。

（二）推荐摄入量（RNI）

RNI 相当于传统的 RDA。RNI 制定以 EAR 为基础，是推荐个体每天摄入该营养素的目标值。长期摄入 RNI 水平，可以满足保持健康身体对该营养素的需要，并维持组织中该营养素有适当贮备。

（三）适宜摄入量（AI）

在个体需要量研究资料不足，不能计算 EAR、不能求得 RNI 时，可通过设定 AI 来代替 RNI。AI 是通过观察或实验获得的健康人群某种营养素的摄入量。如纯母乳喂养的足月产健康婴儿，从出生到 4~6 个月，营养素全部来自母乳。母乳中供给的营养素量就是他们的 AI 值。AI 主要是作为个体营养素摄入量目标，制定 AI 时不仅要考虑到预防营养素缺乏的需要，也需要纳入降低某些疾病风险的概念。根据营养适宜某些指标制定的 AI 值通常都超过 EAR，也可能超过 RNI。

（四）可耐受最高摄入量（ULs）

ULs 是指生命某一阶段和性别人群，几乎对所有个体都无任何不良反应和危险的每天营养素的最高摄入量。ULs 的制定基于最大无副作用剂量，再加上安全系数（人体试验结

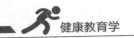

果则无须安全系数），目的是限制饮食、强化食品及营养补充剂的某种营养素总摄入量，以防止该营养素引起不良反应。鉴于营养素强化食品和营养补充剂的日渐发展，需要制定 ULs 来指导安全消费。对许多营养素来说，目前缺乏足够的参考资料制定其 ULs。所以未定 ULs 并不意味着摄入过多无潜在的危害。

以上 4 个指标数值比较如下：AI 可能大于 RNI，两者均大于 EAR，而小于 ULs（图 8-2）。

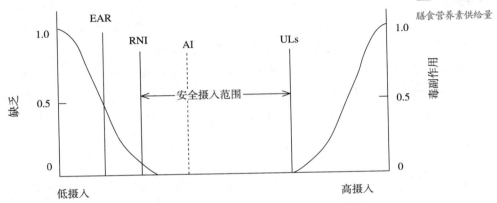

膳食营养素供给量

图 8-2 营养素参考摄入量标准中的几个摄入量相互关系

（引自：李凤林，张忠，李凤玉.食品营养学 [M].北京：化学工业出版社，2010.）

二、健康饮食

不同食物中含有的营养素各有特点，只有通过合理搭配膳食中的食物种类和数量比例，才能满足人体的营养需要。健康饮食是能够促进居民身体健康的饮食结构，也称为平衡膳食结构或平衡膳食。平衡膳食是根据营养科学原理、居民膳食营养素参考摄入量及科学研究成果而设计的一种理想膳食结构。在一段时间内，膳食组成中的食物种类和比例可以最大限度地满足不同年龄、不同能量水平的健康人群的营养和健康需求。因此，平衡膳食是《中国居民膳食指南》的核心内容。

（一）膳食结构的概念

膳食结构是指膳食中各类食物的数量及其在膳食中所占的比重，也被称为膳食模式或饮食结构。一般可以根据各类食物所能提供的能量，以及各种营养素的数量和比例来衡量膳食结构的组成是否合理。

膳食结构不仅可以反映人们的饮食习惯和生活水平高低，同时也可以反映民族传统文化、国家经济发展水平和环境、资源等多方面的情况。从膳食结构上可以发现该地区人群营养与健康、经济收入之间的关系。由于影响膳食结构的诸多因素是逐渐变化的，所以膳食结构不是一成不变的，通过适当的干预可以促使其向更有利于健康的方向发展。但是这些因素的变化一般是很缓慢的，所以一个国家、民族或人群的膳食结构具有一定的稳定性，不会迅速发生重大改变。

（二）中国居民的膳食结构

1. 传统膳食结构的特点

中国居民传统的膳食以植物性食物为主，谷类、薯类和蔬菜的摄入量较高，肉类的摄入量比较低，豆制品总量不高且各地区有所不同，乳类消费在大多数地区不多。此种膳食包含以下特点。①高碳水化合物。我国南方居民多以大米为主食，北方以小麦粉为主食，谷类食物的供能比例占 70% 以上。②高膳食纤维。谷类食物和蔬菜中所含的膳食纤维丰富，因此我国居民膳食纤维的摄入量也很高。这是我国传统膳食结构具备的最大优势之一。③低动物脂肪。我国居民传统的膳食中动物性食物的摄入量很少，动物脂肪的供能比例一般在 10% 以下。

2. 变化趋势及现状

中国居民传统膳食结构的缺陷是谷类食物摄入量过多，动物性食物摄入量偏少，且奶类和水果长期缺乏。随着我国社会经济的发展，居民膳食结构发生了较大的变化。历年《中国统计年鉴》和历次全国营养调查或监测的数据均提示，我国居民膳食结构最显著的改变是随着收入水平的提高，人们更趋向于消费动物性食物，特别是畜肉类食品。在动物性食物消费量增加的同时，植物性食物特别是谷类食物的消费量下降。谷类食物提供的能量占膳食总能量的比例从 1982 年的 71.2% 下降到 2015—2017 年的 51.5%，但谷类食物仍然是我国居民的主要食物（表 8-1）。

表 8-1　中国城乡居民膳食能量食物来源比例变化（%）

	1982 年	1992 年	2002 年	2010—2012 年	2015—2017 年
谷类	71.2	66.8	57.9	53.1	51.5
大豆类	2.9	1.8	2.0	1.8	1.9
薯类杂豆类	6.2	3.1	2.6	2.0	2.4
动物性食物	7.9	9.3	12.6	15.0	17.2
食用油	7.7	11.6	16.1	17.3	18.4
糖	—	—	0.1	0.4	0.5
酒	—	—	0.6	0.6	0.6
其他	4.1	7.4	8.1	9.8	7.5

（引自：中国营养学会.中国居民膳食指南[M].北京：人民卫生出版社，2022.）

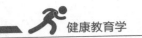

由于经济水平和食物资源不同，城乡居民的膳食结构存在着较大差异，城市居民的谷类食物供能比低于农村居民，而动物性食物供能比高于农村居民，但二者的变迁趋势相似（图 8-3）。

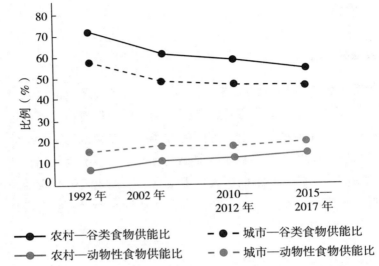

图 8-3　我国城市和农村居民谷类食物与动物性食物供能比的变化

（引自：中国营养学会.中国居民膳食指南[M].北京：人民卫生出版社，2022.）

自改革开放以来，我国居民每标准人日能量摄入量呈下降趋势，但相对于身体活动状况，我国居民能量摄入量是充足的。蛋白质摄入量总体变化不大，碳水化合物摄入量呈下降趋势，脂肪摄入量呈上升趋势。膳食脂肪供能比在 2010—2012 年达到了 32.9%，2015—2017 年更是达到了 34.6%，已经超过脂肪合理供能比上限值（图 8-4）。

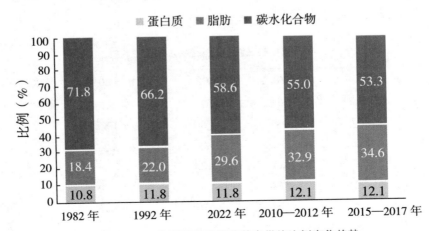

图 8-4　我国居民热能营养素供能比例变化趋势

（引自：中国营养学会.中国居民膳食指南[M].北京：人民卫生出版社，2022.）

中国幅员辽阔，各地区、各民族及城乡之间的膳食结构仍存在很大差别，在传统膳食模式的演变过程中，不同地区居民逐渐形成了某些地域性的膳食结构。总体上中国居民膳食结构仍不尽合理，主要表现为畜肉类和油脂消费过多，而粗杂粮、薯类食物消费锐减，向"以动物性食物为主的膳食结构"方向转变的趋势比较明显。

3. 中国居民平衡膳食结构

《中国居民膳食指南（2022）》推出了完全符合不同能量水平下营养素需要的中国居民平衡膳食结构，专家们列出了 1000~3000kcal 能量水平下各类食物的食用量，即涵盖 2 岁以上人群能量需要量的膳食组成（表 8-2、图 8-5、图 8-6）。

表 8-2　中国居民平衡膳食模式——不同能量水平下的食物组成

食物种类（g/d⁻¹）	能量需要量（kcal/d⁻¹）										
	1000	1200	1400	1600	1800	2000	2200	2400	2600	2800	3000
谷类	85	100	150	200	225	250	275	300	350	375	400
全谷类	适量			50~150					125~200		
薯类	适量			50		75		100		125	
蔬菜	200	250	300	300	400	450	450	500	500	500	600
深色蔬菜	占所有蔬菜的 1/2										
水果	150	150	150	200	200	300	300	350	350	400	400
禽畜肉类	15	25	40	40	50	50	75	75	75	100	100
蛋类	20	25	25	40	40	50	50	50	50	50	50
水产品	15	20	40	40	50	50	75	75	75	100	125
乳制品	500	500	350	300	300	300	300	300	300	300	300
大豆和坚果	5	15		25				35			
烹饪用油	15~20	20~25		25	25	25	30	30	30	35	35
烹饪用盐	<2	<3	<4	<5	<5	<5	<5	<5	<5	<5	<5

注：膳食宝塔的能量范围在 1600~2400kcal/d，薯类为鲜重

（引自：中国营养学会. 中国居民膳食指南 [M]. 北京：人民卫生出版社，2022.）

中国居民平衡膳食结构以食物分类方案为基础，包括了谷薯类、蔬菜水果类、畜禽鱼蛋等动物性食物类、奶及奶制品与大豆及坚果类、烹调用油盐等五类食物。平衡膳食

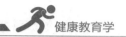

结构中提及的所有食物推荐量都是以原料生重可食部计算的。每类食物又覆盖了多种多样的食物，食物多样是保障膳食平衡和合理营养的基础。

我国人口众多，平衡膳食结构所建议的食物种类和比例，特别是奶类和豆类食物的摄入量，可能与当前多数人的实际摄入量有一定的差距。但对于健康而言，无论是南方还是北方、城市还是农村，平衡膳食结构同样适用。为了保持和改善营养和健康状况，应把平衡膳食作为一个营养目标，努力争取，逐步达到。

4. 中国居民平衡膳食的特点

（1）食物多样 中国居民平衡膳食模式包括五大类人体必需的基本食物，为谷薯类、蔬菜水果类、畜禽鱼蛋等动物性食物、奶及大豆坚果类，以及烹饪用的油盐类等。推荐的食物品种丰富，每周 25 种以上，以保障膳食能量和营养素的充足供给，传承和发扬"五谷为养、五果为助、五畜为益、五菜为充"的膳食搭配原则。按照 2000kcal 能量需求水平，《中国居民膳食指南（2022）》推荐的食物类别和重量塔形图如图 8-5 所示。

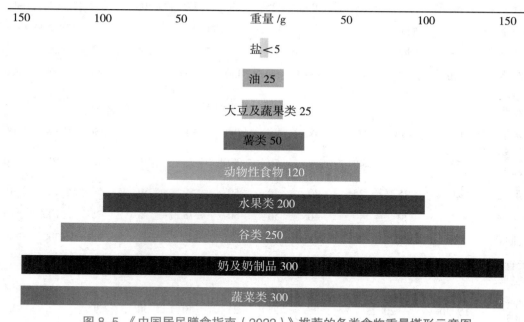

图 8-5 《中国居民膳食指南（2022）》推荐的各类食物重量塔形示意图

（引自：中国营养学会. 中国居民膳食指南 [M]. 北京：人民卫生出版社，2022.）

（2）植物性食物为主 在整个膳食模式中，谷薯类提供的能量占总能量的 50% 左右，是能量的主要来源，体现了"谷类为主"的理念。"谷类为主"是我国的膳食传统，实践证明对健康有益。另外，蔬菜、水果、大豆、坚果都是被鼓励多摄入的食物类别，占总体膳食的比例较高（图 8-6）。

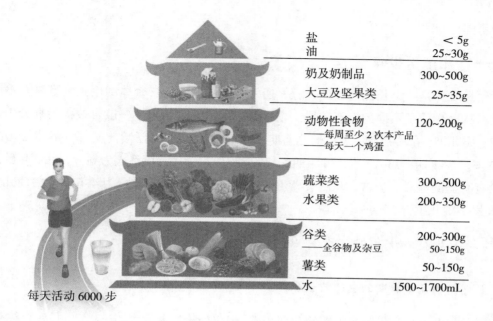

盐	< 5g
油	25~30g
奶及奶制品	300~500g
大豆及坚果类	25~35g
动物性食物 ——每周至少 2 次本产品 ——每天一个鸡蛋	120~200g
蔬菜类	300~500g
水果类	200~350g
谷类 ——全谷物及杂豆	200~300g 50~150g
薯类	50~150g
水	1500~1700mL

每天活动 6000 步

图 8-6　中国居民平衡膳食宝塔（2022）

（引自：中国营养学会.中国居民膳食指南 [M].北京：人民卫生出版社，2022.）

（3）动物性食物为辅　在整体膳食模式中，动物性食物比例低，属于辅助性食物。膳食指南强调适量摄入动物性食物，既保障摄入优质蛋白质，弥补植物性食物中脂溶性维生素、维生素 B_{12}、锌、硒等微量营养素的不足，又可预防因动物性食物摄入过多所引起的心脑血管疾病及某些癌症发生风险的增加。既实践了我国传统膳食"植物为主"的原则，又体现了现代关于食物与健康科学研究的重要成果。

（4）少油盐糖　少油少盐是各国膳食指南的共识。我国减盐工作进行已久，也已取得一定成效。在国际组织和各国膳食指南的推荐中，自 2013 年起建议食盐用量为 5g，我国也在 DRIs（2013）中建议成人钠的适宜摄入量为 1500mg，为预防慢性病不要超过 2000mg（相当于 5g 盐）。油、盐、糖是膳食指南中特别强调的三点控制措施。

膳食结构分类
及其特点

中国居民膳食能
量需要量参考值

第三节　特殊人群营养

人的整个生命过程有不同时期，胎儿期与孕妇营养相关；婴儿期则和乳母营养关联；之后学龄前期、学龄期、青少年期，直至中年、老年期，每个时期的能量和营养素

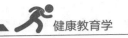

需要不同。

一、儿童青少年营养

生长发育是一个长期连续的过程，通常在不同的年龄，个体的生长发育具有不同的特点，从而形成了不同的发育阶段。根据各阶段的发育特点，一般可按年龄划分为几个时期。婴儿期：出生后到1岁；幼儿前期：2~3岁；幼儿期（学龄前期）：4~6岁；儿童期：7~12岁；少年期：13~17岁；青年期：18~25岁。每个年龄段系人为划分，相邻年龄之间并没有明显的界限。通常，从膳食营养角度将儿童青少年阶段分为4~6岁学龄前儿童和7~18岁学龄儿童青少年两个阶段。

（一）儿童青少年的生理特点

1. 学龄前儿童时期的生理特点

学龄前儿童生长发育不如婴幼儿期旺盛，但仍处于快速发育的过程，生长发育较平稳，四肢增长较躯干迅速，咀嚼能力逐渐增强，消化吸收能力已接近成年人。骨骼处于生长发育时期，软骨成分较多，骺软骨不断增长并骨化，使骨不断长长。骨膜中的成骨细胞不断增生，使骨增粗。肌肉中水分多，蛋白质较少，间质组织多，肌肉收缩的有效成分少。神经元的物质代谢旺盛，合成速度快，神经过程兴奋与抑制的发展不均衡，灵活性高、易疲劳。

2. 学龄儿童青少年时期的生理特点

学龄儿童生长发育速度逐渐减慢，至小学高年级时进入第二个生长发育加速期，女性生长发育加速时期比男性早两年。此时期各内脏器官，以及肌肉、骨骼等运动系统发育较快，神经系统不断完善，兴奋过程仍占明显优势，智力发育迅速。因处于学习阶段，活动量加大，各种营养素的需要量相对较高。人体50%的体重和15%的身高在青少年发育阶段获得，此时体内脂肪开始积累，骨骼增长加速，四肢增长速度高于躯干，肩宽和骨盆宽开始增大，从少年体态开始转变为青年、成年人体态。随着第二性征和性器官发育的成熟，生长速度逐渐减慢。

（二）儿童青少年的营养需要

1. 学龄前儿童时期的营养需要

（1）能量　学龄前儿童生长发育旺盛，基础代谢率高，活泼好动，因此能量需要相对高于成人。中国居民DRIs中建议，学龄前儿童能量RNI男孩为5.23~5.86MJ/d，女孩为

5.02~5.44MJ/ d。

（2）蛋白质 学龄前儿童正处在生长发育时期，各内脏器官和肌肉系统发育较快，需要供给足够的蛋白质。中国居民 DRIs 中建议，学龄前儿童蛋白质 RNI 为 30g/d，学龄儿童为 35~60g/d。

（3）矿物质 钙、磷、铁、锌、碘及其他微量元素对正在发育中的儿童都很重要，应格外重视。钙是组成骨骼、牙齿的重要材料，为满足儿童骨骼发育需要，每日需在体内储留 100~170mg 钙。钙也是维持神经、肌肉正常活动所必需的矿物质，故儿童每日钙的 RNI 为 800~1200mg。随着儿童肌肉组织的发育和造血功能的完善，儿童对铁的需要相对高于成人。中国营养学会推荐儿童每日铁 RNI 为 12~18mg。

（4）维生素 维生素对维护儿童健康，促进生长，提高机体对疾病的抵抗力，防止营养缺乏都是不可缺少的。中国居民 DRIs 建议，学龄前儿童维生素 A 的 RNI 为每天 310~500μg 视黄醇当量（RE），学龄儿童为每天 500~800μg RE。

2. 学龄儿童青少年时期的营养需要

（1）能量 学龄儿童仍然处于生长发育的旺盛阶段，其能量 RNI 男孩为 5.86~10.88MJ/d，女孩为 5.23~9.62MJ/d。青少年对能量的需要高于成人，每日参考摄入量超过从事轻体力劳动的成年人，RNI 为 8.37~12.55MJ/d（2000~3000kcal/d）。

（2）蛋白质 蛋白质在学龄儿童青少年营养中占有重要地位，其 RNI 高于成年人，为 35~65g/d，如膳食中蛋白质不足，将影响肌肉增长，学习能力、机体抗病能力变弱，尤其是女性受其影响更加明显，因为女性生长发育阶段较男性更早、更快，内分泌变化大。青少年蛋白质摄入量应占总热量的 12%~15%。

（3）矿物质 学龄儿童青少年骨骼生长发育非常迅速，在 10~14 岁时骨骼生长发育速率达到高峰。因此，学龄儿童青少年需钙量明显超过成年人。中国营养学会推荐 13 岁以上青少年钙的 RNI 为 1000mg/d，6~12 岁学龄儿童钙的 RNI 为 800~1200mg/d。学龄儿童青少年肌肉组织细胞数量直线增加，血容量增大，女性青少年还有月经失血等因素，使学龄儿童青少年对铁的需要量增加，13~17 岁男性青少年铁的 RNI 为 12~16mg/d，女性为 18~20mg/d；6~12 岁男性学龄儿童铁的 RNI 为 13~15mg/d，女性为 13~18mg/d。锌、碘等其他微量元素对正在发育中的儿童青少年也很重要。

（4）维生素 维生素 A、维生素 D、B 族维生素和维生素 C 对学龄儿童青少年生长发育均有重要作用。维生素 A 和维生素 C 的 RNI 与成人相同，分别是每天 800μg RE 和 100mg /d。

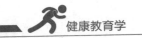

（三）儿童青少年的合理营养

1. 学龄前儿童时期的合理营养

（1）**合理膳食及餐次安排** 学龄前儿童的均衡营养应由多种食物构成的平衡膳食提供，建议平均每天食物种类数达到 12 种以上，每周达到 25 种以上，烹调油和调味品不计算在内。鼓励儿童反复尝试新食物的味道、质地，提高对食物的接受度，强化建立多样化膳食模式。

规律就餐是儿童获得全面充足的食物摄入、促进消化吸收和建立健康饮食行为的保障。餐次安排：学龄前儿童应每天安排早、中、晚三次正餐和两次加餐，即三餐两点。两正餐之间间隔 4~5h，加餐与正餐之间间隔 1.5~2h，加餐分别安排在上、下午，若晚餐较早时，可在睡前 2h 安排一次加餐。加餐以奶类、水果为主，配以少量松软面点，尽量不选择油炸食品、膨化食品、甜点及含糖饮料。

（2）**培养饮奶习惯、首选白水、控制含糖饮料** 奶及奶制品中钙含量丰富且吸收率高，是钙的最佳食物来源，同时含有优质的蛋白质。建议学龄前儿童每天饮用 300~500mL 奶或相当量的奶制品，以满足钙的需求。推荐选择液态奶、酸奶、奶酪等无添加糖的奶制品，限制乳饮料、奶油的摄入。

添加糖是指人工加入食品中的糖类，包括单糖和双糖。过量摄入添加糖会对学龄前儿童的健康造成危害，增加患肥胖、龋齿等疾病的风险，推荐 2~3 岁儿童不摄入添加糖，4~5 岁儿童添加糖摄入量应控制在 50g/d 以内。

2~5 岁的学龄前儿童新陈代谢旺盛、活动量大、出汗多，需要及时补充水分，建议每天水的总摄入量为（含饮水、汤和奶等）1300~1600mL，其中饮水量为 600~800mL，并以饮用白水（凉白开）为佳，少量多次饮用。含糖饮料是添加糖的主要来源，多数饮料含糖量高达 8%~11%，建议学龄前儿童不喝含糖饮料，首选白水，不能用含糖饮料替代白水。

（3）**从小培养淡口味** 培养学龄前儿童淡口味，减少对高盐、高糖、高脂食物的摄入，有助于养成一生健康的饮食行为。从小引导儿童避免吃得过咸，对其淡口味的培养至关重要。建议学龄前儿童每日食盐摄入量：2~3 岁儿童 <2g，4~5 岁儿童 <3g。

（4）**合理选择零食** 零食是指一日三餐时间之外吃的所有食物和饮料，不包括水。零食作为学龄前儿童正餐之外的营养补充，可以合理选用，优选奶制品、水果、蔬菜和坚果。建议零食与加餐相结合，安排在两次正餐之间，零食量不宜多，以不影响正餐食欲为宜，进食零食前洗手，吃完漱口，睡前 30min 内不吃零食。

（5）**避免挑食、偏食及过量进食** 由于学龄前儿童自主性的萌发，会对食物表现出不同的兴趣和喜好，出现一时性偏食和挑食，此时需要及时、适时地加以纠正。经常变换食物，通过视觉、味觉、嗅觉等感官刺激使儿童熟悉、接受、习惯某些特殊的食物颜色、味道和气味，减少少儿童对某些熟悉食物产生偏爱，以免形成挑食、偏食。了解儿童每日各类食物的需要量，通过增加儿童身体活动量来增进其食欲，避免儿童过度进食，帮助儿童养成专注进餐、自主进食和适量进食的健康饮食行为。

（6）**定期体格测量**　学龄前儿童生长发育速率较快，定期测量身高、体重等体格指标有利于及时了解学龄前儿童生长发育水平的动态变化，判断其营养状况，并根据儿童体格指标变化及时进行膳食和运动指导。建议学龄前儿童每半年测量一次身高和体重。

2. 学龄儿童青少年时期的合理营养

（1）**保证平衡膳食需要，食物多样化**　学龄儿童青少年正处于生长发育阶段，对能量和营养素的需要量相对高于成年人。全面、充足的营养是其正常生长发育，乃至一生健康的物质保障，因此，更需要强调合理膳食。均衡营养应由多种食物构成的平衡膳食提供。

鼓励多吃谷类，以供给充足的能量，宜选择全谷或加工较为粗糙的谷物，条件允许时应适当选择杂粮和豆类等食物，保证 B 族维生素等营养素的摄入，主食推荐量为 300~500g/d；有足够量的鱼、禽、肉、蛋、奶、豆类、新鲜蔬菜和水果的摄入，每日牛奶摄入量不低于 300mL，每天供给 1~2 个鸡蛋，鱼类、禽肉和瘦肉 100~200g，以提供优质蛋白质、卵磷脂、维生素 B_1、维生素 B_2、维生素 A，以及钙、铁等矿物质；蔬菜和水果为 500g 左右，蔬菜水果是学龄儿童青少年获得胡萝卜素、维生素 C、矿物质及膳食纤维的主要食物来源，其中有色蔬菜水果，尤其是绿叶蔬菜富含胡萝卜素、维生素 C，宜尽量选用，应达到 300g/d 左右。少吃肥肉、糖果和油炸食品，不能盲目减肥，在控制饮食的同时应加强体力活动。

（2）**养成健康的饮食行为习惯**　学龄儿童青少年包括从上小学到初中和高中的学龄期，也是一个人行为习惯逐渐养成的关键时期，应从小养成健康的饮食行为。吃好一日三餐，做到三餐规律、定时定量，尤其要重视早餐的营养质量；日常饮食应少盐少油少糖，享受食物天然的味道；合理选择零食种类。在外就餐也要注重食物多样、合理搭配。做到不偏食挑食、不过度节食、不暴饮暴食。

（3）**选择健康饮品**　奶制品营养全面、丰富，学龄儿童青少年每天应摄入 300mL 及以上液体奶或相当量的奶制品。每天应足量饮用清洁卫生的白水。在温和气候下，轻身体活动水平的 6 岁儿童每天需饮水 800mL，7~10 岁儿童每天需饮水 1000mL；11~13 岁男生每天需饮水 1300mL，女生每天需饮水 1100mL；14~18 岁男生每天需饮水 1400mL，女生每天需饮水 1200mL。在天气炎热、大量运动、出汗较多时应适量增加饮水量。做到定时、少量、多次饮水，不等口渴后再喝水，建议每个课间喝 100~200mL 水。不喝含糖饮料，过量饮用含糖饮料会增加患龋齿、肥胖等疾病的风险，

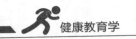

更不能用含糖饮料替代水。学龄儿童应充分认识饮酒对生长发育和健康的危害，不尝试饮酒，不喝含酒精饮料。

（4）保持适宜的体重增长　适宜的身高和体重增长是学龄儿童青少年营养均衡的体现，应定期测量身高和体重，及时了解学龄儿童青少年体格发育水平的动态变化，保证适宜体重增长。通过合理膳食和充足身体活动来维持学龄儿童青少年体重的适宜增长，预防肥胖的发生。对于已经处于肥胖状态的儿童青少年，要在保证正常生长发育的前提下调整膳食结构、控制总能量摄入，减少高糖、高脂、高能量食物的摄入，合理安排三餐。同时配合行为矫正，逐步增加运动频率、强度和时长，养成规律运动的习惯，减少久坐不动。在控制体重的过程中，需要注意监测体重的动态变化，以便及时调整控制体重的措施。

二、老年人营养

WHO 对人类年龄的划分：小于 44 岁为青年；44~59 岁为中年；60~74 岁为年轻老人；大于 75 岁为老人其中大于 90 岁为长寿老人。不同国家对老年人的年龄界限不同，中国老年人的界限为大于 60 岁，欧美国家为大于 65 岁。

（一）老年人的生理特点

1. 代谢功能降低

（1）基础代谢下降　与中年人相比，老年人的基础代谢率将降低 10%~15%，甚至更高，这与代谢速率减慢和代谢量减少有关。老年人常患有不同程度的慢性病，其中与营养有关的有心血管疾病、肿瘤、代谢性疾病（包括糖尿病、痛风等）及营养性贫血等。

（2）细胞功能改变　总体来看，老年人因合成代谢下降，分解代谢增加，合成代谢与分解代谢失去平衡，引起细胞功能下降。衰老的自由基学说认为，随着年龄的增加，人体内抗氧化防御系统功能下降，自由基攻击细胞膜和亚细胞器如线粒体、溶酶体和微粒体膜，使膜通透性和脆性增加，损害细胞膜，导致细胞丧失功能。

2. 体成分改变

人体内脂肪组织随年龄增长而增加，而瘦体重随年龄增长而减小。具体表现为以下几个方面。①细胞数量下降，突出表现为肌肉组织重量减小，出现肌肉萎缩。②体内水分减少，主要表现为细胞内液明显减少。③骨组织矿物质减少，尤其是钙减少，因而出现骨密度降低。

3. 器官功能改变

消化功能降低，消化液、消化酶及胃酸分泌量减少，致使食物消化和吸收受影响。胃扩张能力减弱，肠蠕动及排空速度减慢，易发生便秘。多数老年人牙齿脱落，影响食物的咀嚼和消化。心脏功能降低，心率减慢，心输出量减少，血管逐渐硬化。脑、肾功能及肝代谢能力随年龄增长均有不同程度下降。

（二）老年人的营养需要

1. 热能

老年人因身体组织萎缩，基础代谢下降、体力活动减少和体内脂肪组织增加，所需能量比中青年人低，因此，每天饮食总能量摄入量应适当降低，以免将过剩的能量以脂肪的形式储存于体内而致肥胖。60 岁以后，饮食总能量摄入量应较青年时期减少 20%，70 岁后饮食总能量摄入量应较青年时期减少 30%。

2. 蛋白质

老年人蛋白质分解代谢大于合成代谢，而摄入蛋白质利用率也降低，易出现负氮平衡，表现为血清白蛋白含量降低，因此蛋白质的摄入量应量足质优。蛋白质应以占总热能的 12%~14% 为宜，男性蛋白质的 RNI 为 65g/d，女性蛋白质的 RNI 为 55g/d。老年人肝、肾功能降低，蛋白质摄入过多可加重肝、肾负担。

3. 脂肪

因老年人胆汁酸减少，酯酶活性降低，脂肪消化功能下降，故脂肪摄入不宜过多。脂肪应以占饮食总能量 20%~25% 为宜。应控制饱和脂肪酸（SFA）含量多的动物脂肪，如猪油、牛油、羊油及奶油，以富含多不饱和脂肪酸（PUFA）的植物油为主，如花生油、玉米油、豆油、菜油等。多不饱和脂肪酸（PUFA）、单不饱和脂肪酸（MUFA）与饱和脂肪酸（SFA）的比值应为 1:1:1。老年人应限制食用含胆固醇较高的食物，如动物内脏、鱼卵、蛋黄、蟹黄等。

4. 碳水化合物

老年人对糖类的吸收会受多种因素的影响，且随着年龄增加，糖代谢相关酶的活力下降。因老年人糖耐量低，胰岛素分泌减少且对血糖调节作用减弱，易血糖增高。老年人不宜食含蔗糖高的食物，应以多糖为主，碳水化合物在总能量中应占 60% 左右或更多。老年人应多吃蔬菜，增加膳食纤维摄入，以增强肠蠕动，防止便秘。

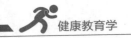
健康教育学

5. 矿物质

矿物质在体内有十分重要的功能，其中钙和铁是与老年人身体健康关系比较密切的矿物质。老年人易患骨质疏松症，主要原因是含钙丰富的食物如牛奶摄入不足；老年人胃酸分泌减少，影响铁的吸收，加之铁来源不足，故患轻度贫血者较多。中国营养学会推荐成人每天饮食钙 RNI 为 800mg，推荐老年人每天饮食铁 RNI 为 12mg。

6. 维生素

维生素是调节代谢、维护生理功能的营养素。细胞衰老源于代谢失调，许多维生素作为辅酶成分，对调节代谢、推迟衰老有重要作用。研究表明，老年人增加维生素摄入有利于健康。老年人因体内代谢和免疫功能降低，各种维生素摄入应充足，以促进代谢、增强抗病能力。

（三）老年人的合理营养

1. 品种丰富，合理搭配

老年人对能量的需求随着年龄的增长而减少，但对大多数营养素的需求并没有减少，对某些重要营养素（如蛋白质和钙）的需求反而增加。然而，老年人的味觉、嗅觉、视觉功能下降往往会导致其缺乏食欲，其口味和食物选择随年龄增长逐渐固化，造成食物品种单一的问题。老年人更加需要注意丰富食物品种，主要可以从以下方面着手。

（1）**主食多样化**　除常吃的米饭、馒头、花卷等主食外，还可以选小米、玉米、荞麦、燕麦等杂粮谷物；此外，土豆、红薯也可作为主食。

（2）**蔬菜餐餐有**　尽管蔬菜的供应受地域和季节影响较大，但随着经济的发展，目前我国绝大部分地区一年四季都有多个品种的蔬菜。不同品种的蔬菜所含营养成分差异较大，老年人应该尽可能换着吃不同种类的蔬菜，特别注意多选深色叶菜，如油菜、青菜、菠菜、紫甘蓝等。

（3）**水果品种多**　水果供应的季节性很强，但不宜在一段时间内只吃一种水果，应尽可能选择不同种类的水果，如橘子、苹果、桃等；每种吃的量少些，种类多一些。此外，水果中某些维生素及一些微量元素的含量与新鲜蔬菜不同，而且水果含有果糖、果酸、果胶等物质，且水果中含量比蔬菜丰富，所以，不应用蔬菜替代水果。

（4）**肉食换花样**　动物性食物包括鱼虾贝等水产品、畜禽肉、蛋、奶类，以及一些动物内脏类食物。尽可能换着吃猪肉、羊肉、牛肉等畜肉，鸡、鸭等禽肉，鱼虾类，以及蛋类食物。在选择动物性食物时，应考虑与蔬菜一同搭配，比如鸡蛋可与西红柿一起炒，炖肉中可加入白萝卜等。

148

（5）**奶类豆类足** 以大豆类食物为原料制作的食品种类十分丰富，如豆酱、豆浆、豆腐等，老年人可以做多样选择。常见的奶类有牛奶和羊奶等鲜奶，以及奶制品（如奶粉、酸奶、奶酪等），其中以牛奶的消费量最大，推荐每日 300~400mL 牛奶或蛋白质含量相当的奶制品或大豆制品。

2. 精心烹饪，增进食欲

味觉、嗅觉、视觉敏感度的衰退会明显降低老年人的食欲；长期服用药物的老年人也容易食欲减退，表现为餐次、食量减少，食物品种单一。高龄、衰弱老年人的咀嚼吞咽能力、消化功能减退更为明显，在食物选择上受到一定的限制，这些情况极易导致营养不良的发生。为老年人制作饭菜宜多采用炖、煮、蒸、烩、焖、烧等烹调方法，使食物细软易于消化，尽可能避免食用煎炸、熏烤和生硬的食物。老年人应少量多餐，保证摄入充足的食物，进餐次数宜采用三餐两点制或三餐三点制。老年人应主动参加身体活动，积极进行户外运动，以增进食欲。

三、运动员营养

运动时，机体的物质代谢过程加强，热能和各种营养素的消耗增加，体内的激素效应与酶反应过程随之活跃，加之酸性代谢产物堆积，以及失水、电解质紊乱等因素，使机体的内环境发生了剧烈的变化。这些变化若想在运动后得到迅速的恢复，就要靠营养物质来进行补偿和调整，因此，运动员在营养上有着特殊的要求。

（一）运动员的营养需要

1. 能量

运动员的能量代谢特点是消耗量大、消耗率高、伴有不同程度氧债等。以相对代谢率来比较，运动时的能量消耗可以达到安静时的 2~3 倍，甚至 100 倍（如投掷铅球、跳高和 100m 冲刺跑）以上。集训中的优秀运动员在 1h 训练课内能量消耗可达 418.4~2510.4kJ（100~600kcal）。多数项目运动员训练时能量消耗率相当于或超出重体力或极重体力劳动强度的能量消耗率。研究表明，运动员一日总能量的需要量大多在 14644~18410kJ（3500~4400kcal），按体重计算为 209~272kJ/kg（50~65kcal/kg）。

2. 蛋白质

蛋白质是骨骼肌收缩装置的组成物质，骨骼肌横截面积越大，收缩装置越多越强大，产生的力量也越大，运动员粗壮骨骼肌的基础是蛋白质。作为能源物质，蛋白质在运动中供能的比例相对较小。大强度持续运动 30min 以后，蛋白质分解代谢参与供能的数量

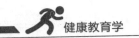

逐渐增加。在体内肌糖原储备充足时，蛋白质供能仅占总能量需要量的 5% 左右；大部分运动中，蛋白质提供 6%~7% 的能量。在肌糖原储备耗竭时，蛋白质供能可上升至总能量消耗的 10%~15%，这取决于运动的类型、强度和持续时间。因此，运动员蛋白质的参考摄入量比一般人高。运动员的训练状态、运动类型、强度和频率等均影响其蛋白质的需要量。根据估测氮平衡实验结果，中国运动员蛋白质的 AI 应为总能量的 12%~15%，为每天每千克体重 1.2~2.0g。

3. 脂肪

脂肪是人体内最大的储能库，是长时间低强度运动时能量的主要来源。运动员膳食中适宜的脂肪摄入量应为总能量的 25%~30%。饱和脂肪酸、单不饱和脂肪酸、多不饱和脂肪酸的合理比例应为 1∶1∶1~1.5。登山运动员，因为经常处于缺氧状态，食物中的脂肪量应比其他运动员更少一些。

4. 碳水化合物

碳水化合物是运动时的主要能量来源，对人体运动能力有很大影响。研究表明，人体肌糖原含量多少与运动耐力水平成正相关，并受膳食中碳水化合物含量的影响，肌糖原含量的降低与运动性疲劳的发生密切相关。糖原的消耗主要见于亚极限强度（运动强度达最大摄氧量的 65%~85%），并且持续时间在 40min 以上的运动，以及连续数日高强度的耐力性训练或比赛。糖原耗竭时可出现低血糖现象，导致大脑功能降低，甚至晕厥。因此，运动员体内糖原储备量非常重要。对于长时间耐力运动项目，为了提高运动员运动能力必须进行科学补糖。

5. 维生素

维生素作为能量代谢辅助因子，适量增加其供应将有助于能量代谢并改善神经系统功能。运动员对维生素的需要量随运动项目、运动量及生理状况的不同而有较大差异。运动量加大时，维生素需要量增加的幅度超过按能量比例计算的数值。研究证实，肌肉活动可加速维生素缺乏症的发生。营养调查表明，运动员容易缺乏维生素 B_1、维生素 B_2、维生素 C 和维生素 A。

6. 矿物质

运动员在常温下训练时，矿物质的需要量略高于正常人；在高温下运动或长时间运动时，矿物质的需要量则明显增加。钠、钾、镁对维持神经冲动传导和肌肉收缩具有重要作用。运动员出汗量大，随汗液丢失量的增加，运动员对钠、钾、镁的需要量高于普通人。推荐中国运动员每日钠、钾、镁的 AI 分别为：钠 <5g（高温环境训练 <8g）、钾

3~4g、镁 400~500mg。运动项目不同，运动员对钙的需求也不同。推荐中国运动员每日钙的 AI 为 1000~1500mg。运动加快铁和锌的代谢，使铁和锌的吸收受到影响，排出增多，增加了运动员对铁和锌的需要量。推荐中国运动员每日铁和锌的 AI 均为 20mg，大运动量或高温环境下训练或比赛时铁和锌的 AI 为 25mg。

7. 水

当运动员在高温高湿环境下进行大强度运动训练或比赛时，为散发体内产生的热量，维持恒定体温，会大量出汗。运动员完成一次高强度大运动量的训练可丢失汗液 2~7L。因此，运动员在运动训练或者比赛中经常脱水，会损害运动能力，甚至影响身体健康。运动员的水分需要量应视运动量和出汗情况而定。在日常训练无明显出汗的情况下，日需水量为 2000~3000mL。如果运动持续时间超过 1h，特别是在炎热、潮湿的环境下，在运动期间补充液体是必要的，每隔 30min 补液 150~250mL 效果较好。

（二）运动员的合理营养

由于运动员的代谢和营养需要与普通人不同，而且不同项目运动员在不同的训练周期，体内物质代谢过程也显著不同。因此，膳食营养的质量和数量，以及分配制度应满足不同运动训练时的需求。

1. 食物的数量和质量应满足需要

运动员食物的数量应满足运动训练或比赛对能量消耗的需要，使运动员能保持适宜体重和体脂；在质量方面应保证全面营养需要和适宜配比。运动员食物中的热能营养素蛋白质、脂肪和碳水化合物的比例应适应于不同项目运动训练的需要。一般情况下蛋白质占总能量的 12%~15%，脂肪占总能量的 25%~30%，参加水上运动项目或冬季运动项目运动员的脂肪产能比例可适当增长，但以不大于 35% 为宜，碳水化合物为 55%~65%（每天每千克体重 6~8 g），耐力运动项目的碳水化合物可达总能量的 70%（每天每千克体重 12 g）。

2. 食物应当多样化，保证营养平衡

食物应包括谷类食物（包括米、面及适量的粗杂粮和薯类）、蔬菜和水果、奶和奶制品、畜禽、鱼、蛋、海产品、豆和豆制品，以及烹调用油、盐等。一个参加集训的运动员，当其能量消耗为 14644~18410kJ（3500~4400kcal）时，一日的基本食物应有 500g 主食、300~400g 肉类、250~500mL 牛奶、500g 以上的蔬菜、少量的豆腐或其他豆制品等成分。能量不足或过多时，可通过增减主食、油脂或甜食等进行调节。

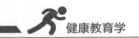

3. 食物应当浓缩，体积、重量小

运动员一日食物的总重量不宜超过 2.5kg。体积过大的食物会影响运动能力，尤其是有合理冲撞的运动项目（如足球），训练更需要注意食物的体积不能过大。

4. 一日三餐食物能量的分配应符合运动训练或比赛任务的需要

运动员在上午有训练时早餐应有较高的能量，并含有丰富的蛋白质、无机盐和维生素等。下午训练时，午餐应适当加强，但要注意避免胃肠道负担过重。晚餐的能量一般不宜过多，以免影响睡眠。早、午、晚三餐的能量大致为 30%、40% 和 30% 的比例。大运动量训练时，能量消耗增加为 20922~25106kJ（5000~6000kcal）或更多时，因训练时间长、饮食受时间限制，可考虑加餐。采用增加点心或水果的加餐方法，少食多餐，提高食物营养成分吸收利用效率，加餐的能量可为一日总能量的 5% 左右，应选择营养全面或能量密度高的食物（如巧克力）。

5. 运动员的进食时间应考虑消化功能和运动员的饮食习惯

正常情况下，胃中食物的排空时间为 3~4h，不容易消化的食物如牛肉，可在胃内停留 5~6h。因此，大运动量训练或比赛前一餐一般应当在 3h 以前完成。运动时，内脏缺血，进食和运动训练间隔的时间过近，不仅影响消化，食物停留在胃内也会影响运动。运动结束后，血液主要分布在肢体皮肤血管内，内脏仍处于一时性缺血状态。因此，运动结束后不宜立即进食，需要休息至少 40min 才可进食。运动后立即进食，如果在进食后又洗澡，会加重胃肠道缺血，甚至引起胃肠道不适。

第四节　营养品与运动营养补充剂

随着全面建成小康社会的实现，我国居民生活水平不断提高，营养品越来越多地进入普通百姓的家庭。超市、卖场及线上购物平台也推出了营养品专柜或者专栏来满足消费者的需求。尽管人们通常将营养品与老年人、孕妇或者其他一些特殊人群联系在一起，但随着健身人群规模的不断扩大，运动营养补充剂悄然流行起来，甚至成为一种时尚。

一、营养品概述

营养品是指可以补充人体缺乏及消耗的营养成分或者特定功能物质的天然食品或者人工加工产品。根据其来源分为天然食品类、营养强化食品（强化食品）类和营养素及营养素补充剂（营养补剂）类这三类。例如，蜂王浆、海参、鲍鱼等属于天然食品类；麦麸饼干、维生素 AD 钙奶、赖氨酸面包等属于强化食品类；大豆异黄酮、蛋白粉、复合维生素、电解质胶囊等属于营养补剂类。

在日常生活中，营养品并没有一个明确的定义，一般居民更多将营养品理解为强化食品和营养补剂这两类产品。强化食品是为保持或提高食品原有的营养成分，或者为了补充食品中所缺乏的营养素，向食品中添加一定量的食品营养强化剂，以提高其营养价值的食品。营养补剂是指以补充维生素、矿物质等容易缺乏或消耗的各类营养成分或特定功能物质，或提供能源物质为目的的产品，包括单一和复合的补充剂，分为营养素补充剂类、特殊功能物质补充剂类及其他各种产品。营养补剂通常是按照特定的配方，由一种或者多种浓缩的营养素混杂构成，目的是为缺乏或者消耗这些营养素的特定人群（如孕妇、乳母、运动员等）进行补充，使其尽快恢复正常状态。

二、食品营养强化

食品是人类生存及繁衍后代所需营养素的主要来源，但是几乎没有一种天然食品能提供人体所需的全部营养素，而且食品在烹调、加工、储存等过程中往往会损失部分营养素，加之经济条件、文化水平、饮食习惯等诸多因素的影响，常常导致人体缺乏矿物质、维生素、蛋白质等营养素而影响身体

强化食品的
积极作用

食品营养强化的
基本原则

健康。为了弥补天然食品的营养缺陷及补充食品在加工、储藏过程中营养素的损失，适应不同人群的生理和职业需要，人工在食物中添加一种或多种营养素或某些天然食物成分的食品添加剂，用以提高食品营养价值（或改良食物成分结构）的过程，称为食品营养强化。其中，被用来添加到食物中的某些营养素或富含这些营养素的原料称为营养强化剂。营养强化剂主要包括氨基酸及含氮化合物、维生素、矿物质三类。随着食品工业的发展，某些脂肪酸和膳食纤维，以及微生物也成为营养强化剂。添加营养强化剂后的食品称为强化食品。

三、营养品选用

有数据表明，至少有一半美国人在服用营养补剂，每年有数百亿美元花费在营养补剂方面。大多数人每天都服用多种维生素和矿物质片，希望能够弥补饮食的不足，其他人服用单一营养素补剂来抵御疾病，还有许多人两种补剂都服用。尽管没有中国居民服用营养补剂的相关数据，但是通过中国居民老龄化程度逐年增加、生活水平显著提高，以及营养保健品市场迅猛发展的现状，可以推测中国居民中营养品的使用者在迅速增加，特别是老年人。如何正确认识、选择与使用营养品是一个十分重要的现实问题。

日常生活中，绝大多数居民通过平衡膳食能够满足各种营养需要，不需要补充营养品。但是，有部分人群由于种种原因不能通过正常的饮食获得充足的营养素，可能发生营养

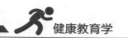

素缺乏症，影响身体健康（表8-3）。对于这部分人群，营养品的合理选择和使用可以预防和缓解疾病的发生，促进身体健康。

①缺乏营养素的人群。我国一些成年人患有营养素缺乏疾病，如大脖子病（地方性甲状腺肿）、坏血病、夜盲症、癞皮病和脚气病等。当某种营养素缺乏疾病出现时，针对缺失营养素的营养补剂会迅速停止疾病发展和修复损伤（但也有例外，和维生素A缺乏导致的失明，某些B族维生素缺乏造成的神经损伤，以及由于孕妇叶酸缺乏导致的新生儿出生缺陷）。轻微的没有导致典型症状的亚临床缺陷容易被忽视或误诊，而这样的情况经常发生。一直进行节食的人或食欲减退的老年人可能吃的食物太少，以至于没有充足储备来应对需求的增加，使得他们处在某些营养素缺乏的边缘。同样，那些忽略一种或几种类别的食物而没有合理的平衡膳食计划的人群，由于工作忙碌又缺乏营养学知识，或购买能力不足等都有可能出现营养素的缺乏。对于这些人，在他们纠正自己的饮食之前，短期低剂量完全的维生素和矿物质营养补剂可以帮助他们避免因营养素缺乏导致的疾病。

②需要增加营养素摄入量的人群。研究发现，在生命的某些阶段人体很难或不可能通过日常饮食获得充足的所需营养素。例如，女性每月月经时都会大量失血，从而丢失很多铁元素，她们就需要补充含铁营养品。同样，怀孕和哺乳期女性对营养素的需求特别高，需要定期服用特殊营养补剂才能满足需求。运动员在炎热环境中持续长时间、大强度运动将导致脱水的发生，这时补充运动饮料将有助于避免脱水状况的出现及负面作用，有利于运动员保持良好的运动能力。任何对食欲、进食能力，或消化、吸收和利用营养素的能力的干扰都会损害人体的营养状态，长期维持这种状态将可能导致营养素缺乏症。身体受到严重伤害、减肥或其他手术，以及酗酒或滥用其他物质都有这些干扰作用，而且这些刺激也会增加组织对营养素的需求。此外，用于治疗某些疾病的药物往往也会增加对营养素的需要。在这些情况下，适当服用营养补剂可能有益。

表 8-3　可能发生营养素缺乏症的人群

➤ 营养素摄入不足的人

➤ 育龄女性（为了降低婴儿神经管缺陷发生的风险，建议服用叶酸营养补充剂或者富含叶酸的食物）

➤ 妊娠期或者哺乳期女性（需要补充铁元素和叶酸）

➤ 新生儿（通常要补充维生素K）

➤ 婴儿（需要补充各种营养补品）

➤ 患有乳酸不耐受症的人（需要补充钙防止骨质疏松症）

➤ 习惯性节食者（吃的食物太少）

➤ 老年人往往可以受益于均衡营养补充剂中的维生素和矿物质（他们选择的食物可能营养素密度低，或咀嚼困难，营养素吸收和代谢效率低）

➤ 艾滋病或其他消耗性疾病的受害者（营养素入不敷出）

➤ 嗜药或嗜酒者（营养素吸收的少而排泄的多，营养素不能弥补药物或者酒精造成的伤害）

续表

> 手术、减肥手术、烧伤、外伤或疾病恢复期间的人（需要额外的营养素帮助组织再生，减肥手术导致营养素吸收不良）
> 严格素食者（需要维生素 B_{12}、维生素 D、铁和锌）
> 服用了干扰身体利用营养素的药物的人
> 职业运动员（专业运动员）

（引自：弗朗西斯·显凯维奇·裹泽，埃莉诺·诺斯·惠特尼. 营养学：概念与争论 [M]. 13 版. 王希成，王蕾，译. 北京：清华大学出版社，2017.）

对于表 8-3 中所列出的营养品补充适宜人群，营养品的合理选择和使用应做到以下几点。①应咨询卫生保健专业人员，确保选择合理、使用正确。②应结合自身的实际情况，对症下药，最大限度地发挥营养品的有益作用。③应及时或定期进行营养状况评估或监测，将毒副作用降到最低。

平衡膳食可以保障绝大多数人群获得充足的营养素，促进身体健康。有些人群在平衡膳食的基础上再去选择一些营养品，希望补充更多的营养素，从而使身体更健康，但结果往往是既浪费又损害健康。食物通常不会引起营养素不平衡或中毒，但是，营养补剂却很容易做到，剂量越高，危险越大，服用营养补剂的人更有可能过量摄入某些营养素，尤其是铁、锌、维生素 A 和烟酸等。同时，营养品存在被有害物质污染及特定营养素含量不够准确的安全隐患。

一般来说，来自食物中的天然的、分散于其他物质中的营养素容易被身体吸收和利用。服用纯的、浓缩型营养素可能会影响营养素之间的作用或干扰在同一时间吃的食物中的其他营养素的吸收。这样的作用在矿物质中尤其常见。例如，锌会妨碍铜和钙的吸收，铁会妨碍锌的吸收，而钙则会妨碍镁和铁的吸收。在维生素中，维生素 C 营养补充剂会增强铁的吸收，可能造成铁的过量，高剂量的维生素 E 会干扰维生素 K 的功能，延缓血液凝结，从而增加脑出血的危险。因此，平衡膳食是获得营养素种类和数量充足、比例适当的合理营养的最佳选择。

四、运动营养补充剂

膳食营养对于每个人来说都是第一重要的，但是对于在营养上有一些较高和较特殊要求的运动员来说，往往难以达到全面满足。一些营养素补充剂（如蛋白质、氨基酸、维生素和无机盐等）或其在机体内代谢的中间代谢产物的使用不仅可以弥补膳食营养的不足，还可以直接参与机体代谢，并具有调节机体新陈代谢和生理机能的作用。

国际奥委会的专家共识认为，对于高水平的运动员，营养补充剂可以有针对性地解决不同的问题，具体包括以下几点。①微量营养素缺乏症。②以便捷的方式提供宏量营养素。③直接提高体能。④间接的益处，如支持大强度训练计划等。通过这些物质的补充，

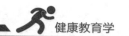

可以提高训练的效能，并有助于消除疲劳，从而改善和提高运动能力（表8-4）。

运动员使用强力营养素的现象十分普遍。一项对来自4个国家18个运动项目国际水平的348名运动员（15~18岁）的调查显示，运动补充剂使用率为82.2%，其中蛋白质补充剂最多，占54.5%。另一项研究调查了600名职业运动员，近一半的运动员（48.2%）服用补充剂（36.7%偶尔服用，11.5%持续服用）。大多数运动员（75.4%）饮用等渗饮料，这是提高体能的最常见的营养选择。使用频率最低的是肌酸，只有三分之一的运动员选择肌酸（34.5%）。

表 8-4 常见运动营养补剂的预期益处

运动营养补剂	预期益处
支链氨基酸（BCAAs）	提高蛋白质合成速率
咖啡因	改善有氧耐力运动表现和精神警觉性
肌酸	增加肌肉质量和肌肉力量
必需脂肪酸（EFAs）	总体健康状况和减重
能量饮料	增加警觉性，提高代谢能力
甘油	充分水合
β–羟基–β–甲基丁酸（HMβ）	增加肌肉质量和肌肉力量，提高抗分解代谢能力
运动饮料	改善有氧耐力运动表现和水合状况
中链甘油三酯	改善有氧耐力运动表现
复合维生素与复合矿物质	总体健康状况
一氧化氮加强剂	增加活动肌肉的血流量
蛋白质	增加肌肉质量和肌肉力量，促进恢复
高分子量葡萄糖聚合物（HMW）溶液	提升有氧耐力运动表现，促进恢复

（引自：Glenn Cardwell.Gold medal nutrition [M].4th ed.Champaign: Human Kinetics, 2006.）

（一）运动营养补充剂的定义

目前，国内外对运动营养补充剂（运动营养补剂）尚未形成统一的概念。我国对运动营养补充剂的称谓有很多，如运动营养品、强力营养素、高效运动营养因子、运动营养保健品等。综合这些定义，运动营养补充剂是以提高运动能力、促进疲劳消除和运动后恢复、防治运动引起的机能紊乱与疾病为目的，能够满足运动人体的特殊营养需要或具有特定营养保健功能的食品、饮品或制剂。运动营养补剂既适用于专业运动员，也适用于普通运动人群，它是针对运动人群研制的一类营养补剂。

在运动营养补剂中，大多数成分是从天然食物中提取的具有特定功效的活性物质，也有一些特定的成分虽不具有营养素的特征，但可以调节身体的物质代谢。根据运动员身体及运动项目的特点，在正常膳食营养的基础上合理地使用运动营养补剂，可以有效地提高运动员的运动能力。

（二）运动营养补剂使用的原则

运动营养补剂的使用原则主要有以下 5 点。

①在严格的科学指导下使用。

②具有明确的功效原理，且必须是合法的，即不含兴奋剂。

③具有安全性。当摄入量超过安全上限（ULs 值）时，可能会损害健康。

④注意个体差异。对营养补剂的反应存在明显的个体差异，没有一种运动营养补剂对所有运动员都有效。

⑤运动营养补剂不能取代运动训练。运动营养补剂的使用必须在科学训练的前提下，并以正常的膳食营养为基础。换言之，运动营养补剂通常是那些通过正常的膳食营养无法足量获得，或者需要较长时间才能够恢复原有水平的物质。

运动营养补剂的分类

思考题

1.简述营养和营养素的概念。

2.简述中国居民传统膳食结构的特点及其优缺点。

3.简述中国居民平衡膳食的特点。

4.简述儿童青少年、老年人和运动员的营养需要及合理营养。

5.试述运动营养补剂使用的原则。

第九章

性与生殖健康

【导读】

　　性生理健康是生殖健康的基础，和谐的性生活具有提高生活质量、缓解焦虑抑郁、延缓衰老与促进健康等积极作用。人的性行为是受性心理的支配，性心理障碍会不同程度地影响、干扰甚至破坏正常的性活动。性传播疾病在我国是一个重大的公共卫生问题和社会问题，艾滋病、淋病、梅毒、软下疳、性病性淋巴肉芽肿、非淋菌性尿道炎、尖锐湿疣、生殖器疱疹等是常见的性传播疾病，通过性行为或类似性行为、血液、接触等途径传播。安全性行为可减少性疾病传播，降低意外怀孕风险，是预防性传播疾病的重要措施。

【学习目标】

　　1.掌握常见性传播疾病的传播途径及预防措施。

　　2.熟悉安全性行为及其方式。

　　3.了解常见性传播疾病的临床表现、性生理基础与性心理健康。

　　4.增强性心理健康的意识，培养健康的爱情观和性道德观。

学校应当根据女学生的年龄阶段，进行生理卫生、心理健康和自我保护教育，在教育、管理、设施等方面采取措施，提高其防范性侵害、性骚扰的自我保护意识和能力，保障女学生的人身安全和身心健康发展。

——《中华人民共和国妇女权益保障法》

【案例分析】

朱某某，女，曾是某校大学生。2004年4月，她因外籍男友被感染艾滋病。2005年，她自愿公开身份，呼吁人们关注和预防艾滋病。她是中国第一位公开自己是感染艾滋病的女大学生，出版了《艾滋女生日记》一书，希望通过自己的故事，把自己的教训当成一面镜子，唤起大家对艾滋病的关注。当记者问到会不会有完整地、没有任何遮掩地站出来那一天。朱某某表示，如果有一天机会成熟了，若是能够改变社会现状，她愿意牺牲自己。

请结合本案例，谈谈你对艾滋病的认识，以及如何预防艾滋病。

第一节　性与生殖健康概述

性健康是健康的重要组成部分，生殖是生命活动的基本特征之一。性健康不仅关乎个人的终身幸福，还直接影响夫妻情感和后代健康；生殖健康不仅意味着个体有生殖能力，也包括个体可以自由决定性行为的时间、频率和方式等内容。

一、性生理基础

性生理基础是实现性健康的物质基础。

（一）男性性生理基础

1. 内生殖器

男性生殖系统的内生殖器包括生殖腺（睾丸）、输送管道（附睾、输精管、射精管）和附属腺体（前列腺、精囊腺等）。睾丸是产生精子和分泌男性激素的器官。附睾具有分泌功能，对精子起营养作用，并促进精子继续分化成熟。输精管起运输和排泄精子的作用。前列腺为男性生殖器附属腺中最大的实质性器官，在雄激素的刺激下分泌前列腺液，对精子正常的功能具有重要作用。精囊腺与输精管末端汇合形成射精管，开口于精阜。尿道球腺和尿道旁腺也是男性内生殖器的组成部分。尿道球腺可分泌黏液，于射精前排出，以润滑尿道。尿道旁腺分布于前尿道，可分泌清亮黏液，由尿道口排出，起到局部润滑作用。

2. 外生殖器

男性的外生殖器包括阴茎和阴囊。阴茎由两个阴茎海绵体和一个尿道海绵体构成，无性冲动时呈疲软状态，自然下垂在阴囊前面，主要功能是排尿、排精液和进行性交。阴囊为阴茎根部与会阴间的皮肤囊袋，内藏睾丸，在附睾和精索的下部。阴囊皮肤的皱纹有很强的弹性，薄而柔软。阴囊壁由皮肤和肉膜组成，肉膜可在神经的调节下，随外界温度变化舒缩阴囊，调节阴囊内温度。阴囊的结构便于散热，其温度低于体温，利于精子的发育。

如何防止
遗精过频？

（二）女性性生理基础

1. 内生殖器

女性生殖系统的内生殖器由生殖腺（卵巢）、输送管道（输卵管、子宫、阴道）组成。

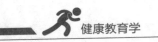

卵巢是位于盆腔内成对的实质性器官，具有生殖和内分泌功能。从青春期开始到绝经前，卵巢在形态和功能上发生周期性变化，称为卵巢周期。输卵管是精子与卵子相遇受精的场所，也是向子宫腔运送受精卵的通道。子宫是孕育胚胎、胎儿和产生月经的器官。阴道是性交器官，也是月经排出及胎儿娩出的通道。

2. 外生殖器

女性的外生殖器包括阴阜、大阴唇、小阴唇、阴蒂、阴道前庭（前庭球、前庭大腺、尿道口、阴道口）。阴阜即耻骨联合前方的皮肤隆起，皮下富有脂肪。大阴唇是邻近两股内侧的一对纵长隆起的皮肤皱襞，起自阴阜，止于会阴。小阴唇是位于大阴唇内侧的一对薄的黏膜皱襞，表面光滑无毛、湿润。阴蒂又称阴核，位于两侧小阴唇之间的顶端，是两侧大阴唇的上端会合点。前庭为两侧小阴唇所圈围的菱形区，又称阴道前庭，此区域内还有前庭球、前庭大腺、尿道口、阴道口。前庭大腺又称巴多林腺，位于大阴唇后部，被球海绵体肌覆盖，如黄豆大，左右各一。尿道外口介于耻骨联合下缘及阴道口之间，在阴蒂的下方，为一不规则的椭圆小孔。尿道口的下方是阴道口，是阴道的入口。

除内外生殖器外，女性乳房及会阴与生殖功能也密切相关。

二、性心理健康

性心理不仅受到生理活动的影响，还受社会环境的制约。人的性心理是随着性生理的逐渐成熟，在特定的社会环境影响下形成的。人的性行为受到性心理的支配，而性心理的形成条件是性生理的成熟。

（一）性心理健康的概念

性心理是指人们对"性"这种客观现实的认识（性知识与性观念）、情感（基于感情）和意志（适度的性控制）的综合反映。性心理健康是完整的身体及心理健康的一部分，是良好的人际关系的基础，对家庭幸福与社会的稳定十分重要。

性心理健康是指个体具有正常的性欲望，能够正确认识性的有关问题，并且具有较强的性适应能力，能和异性进行恰当的交往，在免受性问题困扰的同时，还能完善自身人格，促进自身身心健康的发展。

（二）性心理健康的标准

WHO 提出的性心理健康评定标准，包括以下内容。

①个人的身心应有所属，应能够实现正常性行为。

②个人有良好的性适应，包括自我性适应与异性性适应，即对自己的性征、性欲能够接纳，与异性能很好相处。

③对待两性一视同仁，不人为地制造分裂、歧视或偏见。对种种历史原因形成的一切与科学相悖的性愚昧、性偏见及谬误有清醒的认识，理解并追求性文明。

④能够自然、高质量地享受性生活，正常看待性行为，享受性行为。

想要具备健康的性心理，还应有以下能力。

①健康的性认知：没有性别角色的错位与性行为异常，有正常的性态度与性欲望，具备科学系统的性知识，是性心理健康的基础。

②健康的性情感：具有正常的性爱感情和健全的性人格，并恰当地表达出来，是性心理健康的保证。

③健康的性适应能力：性活动与社会环境、文化形态形成一种和谐的关系，适度的性控制是性心理健康的体现。

（三）常见性心理障碍

1. 性心理障碍的定义

性心理障碍，又称性欲倒错，泛指在两性行为方面的心理和行为明显偏离正常，并以这类偏离为性兴奋、性满足主要或唯一方式的一种心理障碍。性心理障碍可以不同程度地影响、干扰甚至破坏正常的性活动。

2. 性心理障碍判断的依据

①以生物学特点为准则：从生物学角度考察，两性动物的性爱心理与行为特征以发育成熟的异性为对象，并以性器官活动为中心。性行为符合生物学需要与特征，反之则是异常。

②以现实社会性道德规范为准则：凡是符合当下历史阶段某一社会所公认的社会道德规范或法律规定的，就是正常的性行为，反之则是异常。

③以对他人或社会的影响为准则：如果一种性行为使参与者遭受损害并感到痛苦，该性行为可能是异常的。

④以对本人的影响为准则：如果一种性活动使其本人受到损害或感到痛苦，如名誉、地位的损害，内心性冲动与社会道德之间的强烈冲突导致的悔恨、焦虑、抑郁等，该性行为可能是异常的。

3. 性心理障碍的特点

性心理障碍通常有以下特点。
①无突出的人格障碍，如同性恋。
②多为性欲低下，甚至不能完成性生活。

③具有正常的道德伦理观念。大多数患者社会适应良好，工作尽责，个性内向、害羞，对自己的性心理障碍行为触犯社会规范亦多有愧疚之心。

④对异常行为方式有充分的辨认能力与削弱的控制能力，事后多有愧疚之心，想改变却力不从心。

4. 常见的性心理障碍及其应对措施

（1）常见性心理障碍　①同性恋。同性恋是指在正常生活条件下，对同性成员持续表现出性爱倾向，包括思想感情和性爱行为，而对异性缺乏或减弱性爱倾向。同性恋也可有正常的性行为，但难以建立和维持正常的婚姻家庭关系。同性恋者往往穿着异性服装，甚至要求做转变性别的手术。②易性癖。易性癖是指从心理上否定自己的性别，要求变换生理的性别特征。易性癖对自己的生理解剖、性别认同产生障碍，并强烈地、持续地认为自己同异性是一致的个体，渴望通过激素和手术治疗改变自己的性器官。③异装癖。异装癖又称异性装扮癖，是指通过穿着异性服装得到性兴奋的一种性异常形式。以男性居多，一般在 5~14 岁开始萌生异装兴趣，到了青春期产生与异性装束有关的色情幻想，少数患者后来转换成易性癖。④恋物癖。恋物癖是指经常反复地收集异性使用过的物品，并将此物品作为性兴奋与性满足的唯一手段的现象。大多数患者为男性，也有少数女性患者，多为异性恋者，偶尔可以在同性恋者中发现，有的伴有窥淫行为。⑤窥阴癖。窥阴癖是以偷窥异性的生殖器或相关器官，甚至全裸身体为性满足的手段。多发生于性成熟的男性，动机主要是追求刺激。他们对性配偶的裸体或公开的、公众性的异性暴露无兴趣。这类患者的人格大多不健全，多内向、孤僻，缺乏与异性交往的能力，或是婚姻失败者。

（2）性心理障碍的应对措施　①药物疗法。补充性激素、抗抑郁剂、抗焦虑剂等，其目的是帮助消除某些抑郁、焦虑等不适症状和减少异常性冲动。②生物反馈法。通过现代高新技术，控制和调整体内的生理活动，使患者全身松弛、消除紧张疲劳，同时调整勃起，建立正常的性兴奋信号，消除异常性冲动的发生。③精神分析疗法。通过医患之间的交流，施行心理疏导，从正面阐述正常性心理状况及性心理障碍的发生情况，通过

如何防范性骚扰？

认识疗法，让患者全面了解治疗的目的、意义、方法、效果等。④行为疗法。这是目前治疗性心理障碍比较有效的一种方法，以围绕性兴奋或性高潮能力为轴心，运用变换刺激方式和强化训练方法实行性行为重建。一种是压迫疗法，给予强烈的不愉快的惩罚刺激，使其异常性兴奋受到抑制；另一种是尽量满足异常癖好者的各种所需条件，如给恋物癖以物，直到物极必反地产生反感，再通过解释或引导，使其改变其兴奋，并逐步恢复。

第二节　性传播疾病

性传播疾病在我国是一个重大的公共卫生问题和社会问题，其流行形势十分严峻。性传播疾病不仅对患者危害极大，也易导致女性不孕或异位妊娠，还可增加围产儿发病率及死亡率。因此，性传播疾病的预防尤为重要。

一、性传播疾病的概述

性传播疾病，也称性行为传染病，简称性病，是指以性行为为传染途径的一些病症，是具有生殖器官明显损害症候的全身性疾病。其共同特点是通过性接触传播，也可通过非性接触感染，大多有生殖器症状。

（一）性传播疾病的分类

1. 按照病原体种类分类

①病毒性疾病：生殖器疱疹、艾滋病、尖锐湿疣、传染性软疣等。
②细菌性疾病：淋病、软下疳、腹股沟肉芽肿等。
③真菌性疾病：念珠菌病、股癣等。
④其他致病微生物性疾病：梅毒、性病性淋巴肉芽肿等。
⑤寄生虫性疾病：滴虫病、虱病等。
⑥致病原不明者：非淋菌性尿道炎、非特异性阴道炎等。

2. 按照能否治愈分类

①能治愈的性传播疾病：包括由衣原体、螺旋体、原生动物、寄生虫、昆虫和细菌感染引起的性传播疾病。
②不能治愈的性传播疾病：主要是由病毒引起的性传播疾病。

（二）性传播疾病的传播途径

1. 性传播

性行为是性病的主要传播途径，性行为中的性交是最主要的传播途径。类似性行为包括接吻、性器官与口或肛门接触行为、触摸性性行为等均可传播性病。性行为或类似性行为约占性病传播途径的 95%~98%。

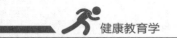

2. 接触传播

间接接触病人的衣服、被褥、物品用具、便器等也可以传播性病，浴池也是常见的传播性病的地方。

3. 血液传播

梅毒、淋病、艾滋病等性病均可通过血液传播，输入已感染的血液，可以发生感染。血源性传播具有以下特点。

①发病快：因为直接感染血液，病原体在血液内增殖快。

②感染重：因为血液感染的性传播疾病，直接发生病毒血症、菌血症和螺旋体血症，故全身症状发生较早。

4. 医源性传播

性传播疾病可发生医源性感染，医护人员在为性传播疾病患者检查、处理、手术换药或护理操作时应该做好防护工作，以免将病原体带入医护人员体内，造成医源性感染。使用的医疗器械、注射器、手套、敷料等消毒不严格也可造成感染。因此，医疗操作应遵守操作常规，避免交叉感染或医源性传播。

5. 母婴传播

包括胎盘的垂直传播、下生殖道感染的上行性传播及围产期感染（包括分娩时的新生儿通过软产道时受到感染、通过哺乳感染、母婴直接接触感染等）。

二、常见性传播疾病

性传播疾病中，艾滋病、淋病、尖锐湿疣、生殖器疱疹、梅毒、软下疳、性病性淋巴肉芽肿、非淋菌性尿道炎的发病率高，传染力较强，危害较大。

（一）艾滋病

艾滋病（AIDS）是由人类免疫缺陷病毒（HIV）感染所致，可引起免疫严重缺陷，导致条件致病性感染和伴发恶性肿瘤。男男性行为者、性滥交者、静脉药瘾者、性病患者、多次接受输血或血制品者均为艾滋病感染的高危人群。

1. 传播途径

艾滋病的传播途径有性接触传播、血液传播、母婴传播等。性接触传播是主要传播途径，可发生在任何类型的性行为过程中，其中男性传染给女性的传播比女性传染给男性的传播更容易。血液传播是通过被 HIV 污染的血液及血液制品、静脉注入（药瘾者相互使用未消毒的针头及注射器）方式传染。母婴传播指感染 HIV 的母亲在产前、分娩及产后传染给胎儿或婴儿。

通过唾液、汗液和眼泪不会传染 HIV，因此，与感染者握手、用他们的杯子喝水或轻吻对方都是安全的，只有长时间的舌头"深"吻和口腔内有开放的病灶或出血创口，接吻才构成危险。通过衣服、毛巾、餐盘、器具和卫生间坐便器也不会传染 HIV。

2. 临床表现

HIV 可侵害并逐渐摧毁人体的免疫系统。

①感染初期：感染者可能没有任何症状，或仅有发热、咽喉痛、腹泻、淋巴结肿大和身体各部位疼痛等流感样症状。

②感染期：机体变得容易受到所有类型的"机会感染"侵犯。当免疫系统进一步被削弱时，皮疹、发热、疲倦、盗汗、鹅口疮等严重的症状显现。

③获得性免疫缺陷综合征期：从机体免疫力缺乏到不再有能力对抗外界任何感染，并且导致"免疫缺陷综合征"。此时，艾滋病患者的免疫系统彻底崩溃，卡氏肺囊虫性肺炎、肺结核、癌症等疾病如期而至，最终导致死亡。

3. 预防

艾滋病预防应按照性病防治原则做到教育和法治相结合、社会治理和个人防护相结合。主要措施如下。

①预防性接触传播：恪守性道德，固定性伴侣，安全性行为，坚持每次性交使用质量合格的安全套。

预防艾滋病
ABC 原则

②预防血液传播：避免不必要的注射或输血；远离毒品；不共用牙具、剃须刀；文身、穿耳、手术时注意工具消毒；救护流血伤员时，注意不让血液直接沾染自己的皮肤，尤其是在有皮肤伤口时更应重视；拔牙或口腔治疗、注射、针刺时，务必到正规的医疗机构就医。

③预防母婴传播：已感染性传播疾病的妇女，计划怀孕前接受治疗，婴儿出生后接受抗病毒药物治疗，产后避免进行母乳喂养。

4. 治疗

目前，艾滋病无有效疫苗和治愈药物，但近年来治疗方法取得进展，可延长患者生命，改善其生存质量。主要采取抗病毒治疗、免疫重建治疗、机会性感染和肿瘤并发症治疗、中医药治疗，以及心理治疗等综合措施，其中抗病毒治疗是关键。此外，基因治疗有望在艾滋病治疗上取得突破性进展。

（二）淋病

淋病是由淋病双球菌感染导致的泌尿、生殖系统化脓性感染，是最常见的性传播疾病之一。

1. 传播途径

传播途径主要为性传播和接触传播。与淋病患者发生性接触是主要的传播方式；少数女性通过污染的衣裤、被褥、洗浴用具等间接传染；新生儿、胎儿多通过母体传染。

2. 临床表现

男性淋病患者最早表现出的症状多为尿道分泌物，起初量少且稀薄，在 24h 内由黏液性逐渐转为脓性，随后可发生尿痛及排尿困难等症状。大约 25% 的病人感染后尿道分泌物并不典型，少数病人可成为无症状带菌者。

淋病渗出物

女性淋病患者表现为阴道分泌物增多或异常、月经期间不规则出血。但相当一部分女性在感染后无任何症状。淋病双球菌感染可逆行蔓延，导致子宫内膜炎、输卵管炎及其他盆腔炎性疾病。

3. 预防

淋病主要预防措施为避免接触感染。近 30 天内接触过淋病患者的性伴侣，应主动去医院检查并治疗。此外，遵守性道德，反对性放纵，禁止婚外性行为和杜绝多性伴，提倡使用安全套；注意个人卫生和公共卫生，预防间接感染，如勤换内裤、不使用公共浴品、在公厕尽可能使用蹲便、便后洗手；未治愈前与家人暂时分床，消毒衣被和毛巾等物品。

4. 治疗

抗感染为主要治疗手段。治疗期间，严禁性交，不饮酒，不食辛辣食品，避免剧烈运动。

（三）尖锐湿疣

尖锐湿疣又称生殖器疣或性病疣，是一种由人类乳头瘤病毒（HPV）所引起的性接触传染疾病。在我国是主要的性病之一，较难根治，复发率高，好发年龄为 20~40 岁。

1. 传播途径

尖锐湿疣的传播途径主要有性接触传播、非性行为直接接触传播和母婴传播。接吻、触摸和性交等多样化的性行为均可传播，以性交为主，占95%；接触患者和病变部位及其分泌物可能传播；胎儿宫内感染罕见，个别报道出现胎儿畸形及死胎，绝大多数通过软产道感染，或于出生后与母亲亲密接触而感染。

2. 临床表现

典型症状为生殖器、会阴部出现多个乳头状、菜花状、鸡冠状的疣状物，颜色鲜红、淡红或少数呈污灰色，病变组织脆、擦拭后容易出血。男性疣状物多发生于龟头、冠状沟、尿道口；女性常见于阴蒂、阴唇、肛周及会阴部；同性恋者的损害可出现于口腔、肛门及直肠黏膜。

尖锐湿疣

3. 预防

注意性传播预防（同艾滋病预防）。可疑患者应及时治疗，对性伴侣进行检查和治疗，加强健康教育。此外，HPV 疫苗可预防常见的 HPV 感染。

4. 治疗

以去除疣状物为主，通常采用药物、激光、局部冷冻、电烧灼和外科手术等方法治疗。严格来说，尖锐湿疣不能根除。

（四）生殖器疱疹

生殖器疱疹是由单纯疱疹病毒（HSV）感染引起的一种性传播疾病。主要是 HSV-2 型，少数为 HSV-1 型，是常见的性病之一。多发生于有多性伴、不安全性行为或性伴感染史人群。

1. 传播途径

生殖器疱疹主要通过性接触传播。可反复感染，应激、劳累、月经期、性生活过频等为复发的主要诱因。

2. 临床表现

典型表现为生殖器局部集簇性水疱、脓疱、溃疡及结痂。不典型表现为生殖器局部非特异性红斑、丘疹、裂隙、硬结、毛囊炎、皮肤擦破、红肿渗液性包皮龟头炎。初发生殖器疱疹分为原发性和非原发性两种。

① 原发性初发生殖器疱疹：既往无 HSV 感染，为第一次感染 HSV 而出现症状者。常在感染 HSV 3~14 天后发病，伴有发热、畏光、头痛、乏力及肌肉酸痛等全身症状，早期损害为红斑、斑丘疹及丘疹，很快形成水泡、溃疡，

生殖器疱疹

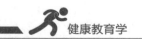

并伴有不同程度的疼痛。男性好发于龟头及包皮内板，同性恋者常累及肛门。女性好发于小阴唇及阴蒂，常波及大阴唇及肛门周围。尿道受累者常有尿道分泌物增多，排尿时疼痛；产道受累则白带增多，甚至发生坏死性宫颈炎，伴有下腹部疼痛。多数患者会发生腹股沟淋巴结炎，有不同程度的疼痛与压痛。

②非原发性初发生殖器疱疹：既往有过 HSV-1 感染，主要为口唇或颜面疱疹，又再次感染 HSV-2 而出现生殖器疱疹的初次发作。与原发性相比，自觉症状较轻，皮肤较局限，病程较短，全身症状较少见，腹股沟淋巴结多不肿大。

复发性生殖器疱疹首次复发多出现在原发感染后 1~4 个月，复发频率的个体差异较大。复发前在外生殖器部位、臀部、背部或股内侧会发生烧灼痛、刺痛或排尿不适等。损害局限于外生殖器或肛门周围，疹型与原发性生殖器疱疹相似，但小而少，发作期间 1 周至 1 年不等，病程 7~10 天。

亚临床感染是指无临床症状和体征的 HSV 感染，但存在无症状排毒，可有传染性。部分患者表现为疱疹性宫颈炎、疱疹性直肠炎。

3. 预防

生殖器疱疹的预防措施包括以下几种。

①避免与生殖器疱疹患者性交，即使使用避孕套也不能完全防止病毒传播。

②反复发作的患者，在前驱期应口服抗病毒药物，可产生部分或完全的保护作用。

③早期妊娠妇女患生殖器疱疹者，应终止妊娠。晚期妊娠感染 HSV 者，应做剖宫产，避免感染新生儿。

④复发频繁者（每年超过 6 次）可口服抗病毒药物，如阿昔洛韦 200mg，每日 3 次，连续服用 1 年后停药观察，可完全抑制复发。

4. 治疗

无症状或亚临床感染者无需治疗，有症状的确诊患者采取系统性抗病毒全身治疗和局部治疗。生殖器疱疹易复发，尤其是原发感染后 1 年内。

（五）梅毒

梅毒是由苍白密螺旋体（又称梅毒螺旋体）所引起的一种慢性性传播疾病。梅毒患者病程长，早期主要侵犯皮肤黏膜，晚期侵犯心血管和中枢神经系统。潜伏期为 10~90 天，平均为 3~4 周。

1. 传播途径

传播途径包括性传播、接触传播、垂直传播和医源性传播。直接性接触传播占 95%

以上，密切接触患者的内衣裤及日常用品感染率较低。梅毒螺旋体在孕 16 周后可通过胎盘传染给胎儿，早期妊娠时即可穿越滋养层而致宫内感染。医务人员、实验室工作人员接触病人或含有螺旋体的标本可感染梅毒。

2. 临床表现

梅毒分获得性梅毒和先天性梅毒。

①获得性梅毒：包括一期梅毒、二期梅毒和三期梅毒。

梅毒

一期梅毒：常在病毒感染后 2~3 周发病，表现为外生殖器的小红斑，男性多见于龟头、包皮及系带；女性多见于阴唇、会阴及子宫开口处，成为硬下疳，硬下疳出现 1~2 周后腹股沟附近可见肿大的淋巴结，但没有疼痛。

二期梅毒：在硬下疳消退 3~4 周后，在全身皮肤和黏膜出现梅毒疹，表现为红色或红褐色丘疹、斑丘疹、斑块，常无发痒或仅有轻微瘙痒。有的皮肤黏膜上出现溃疡，溃疡可能发生在口腔、咽喉或生殖器。

三期梅毒：传染性弱，但破坏性大，可发生骨骼梅毒、心血管梅毒、神经梅毒。此期会出现结节性梅毒疹，发生在头面部、肩部、背部，表现为呈簇状排列的铜红色结节。还会出现一种严重皮肤损害——梅毒瘤，为 2~10cm 的马蹄形溃疡，边缘锐利，表面有黏稠树胶状分泌物。

②先天性梅毒：先天性梅毒是指受病原体感染的妇女受孕时，病原体经胎盘感染胎儿，感染 2~5 年的孕妇，胎儿受感染的概率最大。病变见于胎龄 4 个月的胎儿及婴幼儿。2 岁以内发病称为早发性先天性梅毒，2 岁以后发病称为晚发性先天性梅毒。先天性梅毒新生儿表现为发育差、消瘦、皮肤松弛，貌似老人，哭声低弱而嘶哑、躁动不安，还会出现皮肤黏膜损害，手掌、足底等部位出现各种类型皮疹。严重者还会出现梅毒性鼻炎、骨梅毒等，导致患儿肢体疼痛、不能活动。还可出现全身淋巴结肿大、肝脾大、贫血、生长发育不良等。

3. 预防

患病 3 个月内，凡接触过传染性梅毒的性伴侣，夫妻双方应予检查、确诊及治疗。梅毒螺旋体在人体外不易生存，煮沸、干燥、肥皂水，以及一般的消毒剂如苯酚、酒精等，很容易将其杀死。因此，注意个人卫生、严禁嫖娼、避免接触感染，是预防梅毒的主要措施。

4. 治疗

早期梅毒在治疗期禁止性生活。通常的治疗包括一种或数种抗生素注射治疗。成功

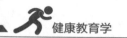

的治疗并不能获得梅毒免疫力，可能再次感染梅毒螺旋体。

（六）软下疳

软下疳由杜克雷嗜血杆菌感染所致。

1. 传播途径

软下疳的传播途径主要有性传播、接触传播，也存在母婴传播。

2. 临床表现

潜伏期为 2~5 天，平均 2~3 天。男性好发于包皮、冠状沟、龟头、阴茎、肛周等部位；女性好发于大小阴唇、阴蒂、阴道口、子宫颈、尿道内、会阴等部位。也可发生于手、乳房、股、腹、口唇、口腔内。感染一周内，在病菌感染的身体部位产生 1 个或多个肿块。有时伴随腹股沟淋巴结肿大和疼痛。肿块随后转化为疼痛的开放性溃疡。

包皮软下疳

3. 预防

预防性接触传播措施同艾滋病预防；避免接触性传播同淋病预防。

4. 治疗

通常使用抗生素进行全身治疗，能够有效治疗软下疳。溃口会在约 2 周内愈合，淋巴结肿大很可能消除。未破溃的丘疹、结节，可使用外用药物进行局部治疗；破溃后，先消毒再使用外用药物。

（七）性病性淋巴肉芽肿

性病性淋巴肉芽肿又称腹股沟淋巴肉芽肿、第四性病。由沙眼衣原体所致，好发于性活跃的青年，男女之比为 5:1。

1. 传播途径

性病性淋巴肉芽肿的传播途径主要为性传播，偶可通过接触患者分泌物，或通过口淫及肛交传染。手指沾染病原体，黏附于健康皮肤，可引起新病灶，该方式为自体接种传播。

2. 临床表现

性病性淋巴肉芽肿的潜伏期为 5~21 天，平均 7~10 天。男性好发

性病性淋巴
肉芽肿

于阴茎体、冠状沟、包皮及龟头；女性好发于大小阴唇、前庭、阴道口及尿道口等。

①溃疡：早期为浅表的溃疡，单发或多发，无明显自觉症状，数日后自愈，不留疤痕。

②腹股沟淋巴结肿大：发病 1~4 周后，大部分男性患者出现单侧腹股沟淋巴结肿大，淋巴结可破溃化脓，数月后愈合形成疤痕；女性除腹股沟淋巴结肿大外，还常引起直肠及直肠周围炎，长期的炎症可导致直肠狭窄。

③其他感染症状：淋巴结发炎时，患者可伴有发热、寒战、关节痛等全身症状。

3. 预防

洁身自好是预防本病的最好手段。注意个人卫生，一旦怀疑患病，应到正规医院就诊，及时治疗，并对性伴侣进行检查和治疗。

4. 治疗

抗生素可作为性病性淋巴肉芽肿的首选药物。若出现瘘管、狭窄或者窦道，需进行外科修补术或成形术。

（八）非淋菌性尿道炎

除了淋病双球菌外，由其他病原体引起的尿道炎统称为非淋菌性尿道炎，或称非特异性泌尿生殖系统感染。它是最常见的性传播疾病之一，也可能与淋病并发或交叉感染。

1. 传播途径

非淋菌性尿道炎的主要传播途径有性传播、接触传播和垂直传播。男性患者约 70% 通过性活动可传染给女性，50% 患有衣原体性宫颈炎的女性可传染给男性。接触患有非淋菌性尿道炎的病人用过的衣裤、床上用品、毛巾等可传播。患有非淋菌性尿道炎的产妇可通过产道感染新生儿，妇产科医生和母亲的手指也是把病原体带给新生儿的一种重要途径。此外，胎儿在宫内时，也可通过羊水、胎盘被感染。

2. 临床表现

非淋菌性尿道炎的潜伏期为 1~4 周，该阶段表现为尿道炎的症状，而尿道分泌物涂片及淋球菌培养均为阴性。

男性非淋菌性尿道炎症状比淋病轻，尿道有刺痒感或灼热感，偶有刺痛感，尿道口有分泌物，为清稀状水样黏液性或淡黄色脓性，分泌物量较少。有时表现为晨起痂膜封住尿道口（呈黏糊状，称糊口），有时病人有症状无分泌物，或无症状有分泌物，或无任何自觉症状。

女性非淋菌性尿道炎的特点是症状不明显或无任何症状。当被感染引起尿道炎时，

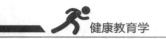

约50%有尿频、尿道灼热感或排尿困难，尿道口可发现少许浆液样或黏液脓性分泌物，但一般无尿痛或仅有轻微尿痛的症状。有时宫颈也有炎症或糜烂，宫颈分泌物有多数分叶型白细胞。宫颈水肿、糜烂、白带增多，常造成外阴或阴道瘙痒。前庭大腺患病的女病人，前庭大腺肿大，局部红肿，也可形成脓肿，需要切开引流。

3. 预防

①杜绝不洁性交。
②淋病会加大非淋菌性尿道炎感染的机会，一旦患淋病应积极治疗，彻底治愈。
③配偶一方患病后，另一方要做化验检查，发现患病后积极治疗。

4. 治疗

非淋菌性尿道炎在治疗前，先明确致病菌，再选择敏感的抗菌药。非淋菌性尿道炎治疗的首要目标是阻断传播，同时避免自身感染的加重和出现合并症。

第三节　性健康与安全性行为

性欲望是与生俱来的，性健康是人体健康必不可少的一部分，性行为是正常成年人的重要需求。性健康与安全性行为有利于身心健康、种族繁衍、家庭幸福及社会发展。不安全性行为不仅让人感受不到性的愉悦，还会导致意外妊娠、性疾病传播，甚至引发社会问题。

一、性健康

性与健康存在密切的联系，建立健康性关系需要以健康的爱情观、性道德为基础。

1. 性与健康的关系

性是生命之源，幸福之泉，和谐的性关系有利于生殖健康。和谐的性生活具有提高生活质量、提高智商、提高工作效率、提高睡眠质量、增强人体免疫力、延缓衰老、美容、减肥、增加激素分泌、缓解疼痛、增加吸氧量、预防前列腺疾病、抗过敏、抗菌、缓解焦虑抑郁、预防癌症、促进慢性病康复等积极作用。

2. 健康的爱情观

爱情是人类性关系的最高形式，是人性中最具理想色彩和终极价值的瑰宝。健康的爱情观表现为不过分痴情，不咄咄逼人，不显示自己的爱情占有欲，能够充分尊重对方；将爱情给予对方比向对方索取爱情更使自己感到欢欣，适当程度下以对方的幸福为自己的满足，是彼此独立的个性的结合。

3. 性道德

性道德是指调节人们性行为的社会准则和规范。作为一种道德现象，性道德表现为一定的观念、思想，体现在处理异性交往、恋爱关系、婚姻关系及性行为等活动中。性道德应具有相爱原则、自愿原则、无伤害原则、私密原则、科学原则和禁忌原则。

4. 健康性关系的特征

健康的性关系主要有以下体现。

①爱情基础。双方都出于真挚的爱情，这是健康性关系的前提和首要条件，与占有性、利用性、商品性的性关系有本质区别。

②双方平等。性关系在双方地位平等，无引诱、强迫、欺凌、交易等不平等的条件，不强迫发生性关系。

③充分许可。基于双方自愿的性行为是健康性关系的前提。

④无损健康。做好安全保护，避免非意愿怀孕和感染性传播疾病。

⑤崇尚道德。不破坏他人家庭，忠于婚姻。婚外恋是不道德的行为，婚外性关系必然伤害无辜。

二、安全性行为

自慰、避免在性活动中接触他人的液体（血液、精液、阴道分泌物）、发生没有体液交换的性活动（爱抚、触摸、使用情趣用品等）、正确使用安全套进行性交都是相对安全的性行为。

1. 安全性行为的定义

安全性行为是指可以减少性病传播和意外怀孕等风险，又可以满足性需求的行为。狭义的安全性行为指降低性病感染风险的性行为。广义的安全性行为还包括进行性行为的人的心理状况、进行性行为的环境等。

对于安全性行为，应有以下基本认识。

①在与人进行性行为之前，应考虑性病预防问题。

②性伙伴越多，越容易感染上性病。

③实施安全性行为仍然可以很有乐趣，可以发挥想象创造力，也可以体验亲昵的情感。

④使用安全套，可以保护自己不被感染性病。

⑤使用毒品和饮酒后发生性行为，会妨碍前4项措施的效果。

手淫的利与害

175

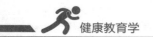

2. 避孕的方法措施

避孕是应用科学手段使女性暂时不受孕。常见的避孕方式有以下几种。

①工具避孕。工具避孕是指利用工具阻止精子与卵子结合或改变宫腔内环境而达到避孕，包括安全套、宫内节育器。安全套使用方便，不干扰生理机能，避孕效果好，还能预防性传播疾病，是首选的避孕方法。宫内节育器是一种放置在子宫腔内的避孕装置，通过吞噬或杀伤精子、干扰受精卵着床、增加前列腺激素分泌等，起到避孕作用，适合于已婚、已生育或近期无生育要求的女性。

安全套及其
使用方法

②药物避孕。药物避孕是指应用甾体激素（如雌激素类药物、雄激素类药物、孕激素类药物、抗孕激素类药物、肾上腺皮质激素类药物等）达到避孕效果，具有简单、经济、安全、高效等特点。常用的有紧急避孕药、口服避孕药、长效避孕针、缓释系统避孕药和避孕贴剂。紧急避孕药是在无防护措施的性生活后，或避孕措施失败（如安全套破裂或脱落在阴道内、漏服避孕药、安全期计算失误等）后的 3 天内，女方为防止怀孕所采用的补救药。常用的紧急避孕药为左炔诺孕酮(商品名毓婷、安婷)、米非司酮（商品名弗乃尔）。需要注意的是，药物避孕可能引起胃肠不适、内分泌失调、排卵异常，进而影响生育，也可能出现体重增加、乳房胀痛、不规则阴道流血，甚至闭经等不良反应。

安全期避孕适合
热恋青年吗?

③其他避孕方法。有安全期避孕、阴道杀精剂、体外射精等方式。

体外射精的危害
与安全性

3. 人工流产

意外怀孕是指避孕措施失败导致的怀孕或偶然性的怀孕，通常是指已婚女性计划外怀孕，或者未婚女性怀孕。造成意外怀孕的大部分原因是男女双方错误选择避孕方式，如利用安全期避孕法、体外射精避孕法等。

人工流产简称人流，指妊娠 3 个月内采用手术或药物方法终止妊娠，多用作避孕失败情况下的补救，是节育方法中的下策，多次人流对身体会造成伤害。早期终止妊娠的人流方法包括手术流产和药物流产。人流应在怀孕 5~10 周内进行，一旦超过 14 周，只能住院采取引产。

①手术流产。手术流产包括负压吸引术或钳刮术，其中负压吸引术只限于妊娠 10 周以内者。手术流产可引起大出血、感染、宫腔粘连、子宫穿孔、子宫内膜异位症、羊水栓塞、不孕等不良后遗症。此外，手术流产还有一定的心理影响，以抑郁和焦虑最为常见。

②药物流产。药物流产多采用米非司酮或米索前列醇联合应用，完全流产率达 90% 以上，是年轻女性首选的人流方法。

一般来讲，偶尔做一次人流对健康影响小，但多次人流可造成贫血、抵抗力下降、子宫内膜损伤、生殖道及宫腔感染、月经紊乱、不孕症、宫外孕、习惯性流产等不良后果。多数专家建议，一生中，药物流产不宜超过 3 次，负压吸引术不宜超过 2 次，钳刮术 1 次为上限。

思考题

　　1.简述性传播疾病的概念及传播途径。

　　2.简述艾滋病的预防措施。

　　3.简述安全性行为的内涵及方式。

　　4.简述常用的避孕措施。

第十章

慢性非传染性疾病的预防

【导读】

慢性非传染性疾病（简称慢性病）是目前严重威胁人类健康的一类疾病，已成为影响国家经济和社会发展的重大公共卫生问题。慢性病的发生和流行与经济、社会、环境等因素密切相关，其影响因素的综合性、复杂性决定了防治任务的长期性和艰巨性。为加强慢性病防治工作，降低疾病负担，延长居民健康期望寿命，我国坚持正确的卫生与健康工作方针，以提高人民健康水平为核心，以深化医药卫生体制改革为动力，以控制慢性病危险因素、建设健康支持性环境为重点，以健康促进和健康管理为手段，提升全民健康素质，降低高危人群发病风险，提高患者生存质量，减少可预防的慢性病发病、死亡和残疾，从而实现由以治病为中心向以健康为中心转变，全方位全周期保障人民健康。

【学习目标】

1. 掌握慢性非传染性疾病的概念、特点、分类及影响因素。
2. 熟悉常见慢性非传染性疾病的预防与控制措施。
3. 了解常见慢性非传染性疾病的危害。
4. 树立正确的健康观与生命观，养成良好行为与生活方式，培养获得主动健康能力。

上古之人，其知道者，法于阴阳，和于术数，食饮有节，起居有常，不妄作劳，故能形与神俱，而尽终其天年，度百岁乃去。今时之人不然也，以酒为浆，以妄为常，醉以入房，以欲竭其精，以耗散其真，不知持满，不时御神，务快其心，逆于生乐，起居无节，故半百而衰也。

——《黄帝内经》

【政策思考】

　　我国制定的《中国防治慢性病中长期规划（2017—2025年）》提出了"加强健康教育，提升全民健康素质""实施早诊早治，降低高危人群发病风险""强化规范诊疗，提高治疗效果"等系列策略与措施。其中，开展"三减三健"（减盐、减油、减糖，健康口腔、健康体重、健康骨骼）等专项行动是其"倡导健康文明的生活方式"举措的内容之一。

　　请思考我国制定《中国防治慢性病中长期规划（2017—2025年）》的背景及开展"三减三健"专项行动的目的和意义。

第一节　慢性非传染性疾病概述

慢性非传染性疾病现已成为我国居民的主要死亡原因和疾病负担，是制约延长健康预期寿命的重要因素，对其进行预防和控制是满足人民对美好生活向往的重要内容。

一、慢性非传染性疾病的概念与分类

（一）概念

慢性非传染性疾病（NCDs），简称慢性病，不是特指某种疾病，而是对一类起病隐匿、病程长且病情迁延不愈，缺乏确切的传染性生物病因证据、病因复杂或病因尚未完全明确的疾病的概括性总称。这些疾病主要与生活方式、行为习惯、职业、环境等因素有关，如吸烟、酗酒、不合理膳食、缺乏体力活动及长期精神紧张等。

慢性病具有病程长、病因复杂、健康损害大和社会负担沉重等特点，目前几乎不能被治愈，患病后需要长期治疗，甚至终生治疗。

（二）分类

依据国际疾病系统分类（ICD-10）标准，目前对健康有重要影响的慢性病主要有以下几种类型。

①心血管系统疾病。常见的有冠心病、高血压等。

②内分泌、营养代谢性疾病。常见的有2型糖尿病、甲状腺疾病、痛风、骨质疏松症、肥胖症等。

③脑血管系统疾病。常见的有脑卒中等。

④呼吸系统疾病。常见的有慢性支气管炎、慢性阻塞性肺疾病等。

⑤肿瘤。包括良性肿瘤与恶性肿瘤（如肺癌、肝癌、胃癌、食管癌、结肠癌等）。

⑥其他。精神和行为障碍疾病（如精神分裂症、抑郁症等）、口腔疾病（如龋齿、牙周病等）。

二、慢性非传染性疾病的影响因素

慢性病的影响因素很多，如生活方式、生物遗传、环境及精神因素等，其中生活方式是最主要的影响因素。不同的慢性病的影响因素有相同的，也有特异的，这些因素具有多向协同作用，表现出一因多果、一果多因、多因多果、互为因果的特点。

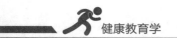

（一）生活方式因素

①吸烟。烟草燃烧时产生的气体中含有千余种物质成分，其中绝大部分对人体健康有害，能致癌（肺癌、喉癌、口腔癌、食道癌等），引起慢性支气管炎、肺气肿、肺心病、高血压、冠心病和脑卒中等疾病。

②过量饮酒或酗酒。过量饮酒或酗酒容易导致胃肠黏膜损害、肝损伤，影响脂肪代谢、刺激脑神经、降低人体免疫力等。

③不良饮食习惯。健康的饮食应该是膳食中热量和各种营养素含量充足、种类齐全、比例适当，营养素过多或不足都会影响人体健康，甚至导致某些疾病的发生，如肥胖、糖尿病、高血压等。

④缺乏体力活动。久坐、长期不运动及运动不足是多种慢性病（高血压、糖尿病、脑卒中、冠心病、高血脂、肥胖等）的重要危险因素，会引起整个机体的早衰，使机体适应能力减退，抵抗能力下降等。身体活动不足是影响健康的独立因素，WHO 指出 6% 的死亡率由身体活动不足引起，已经成为全球第 4 大致死因素；同时身体活动不足也是导致缺血性心脏病（30%）、糖尿病（27%）、乳腺癌（21%）和结肠癌（25%）的主要原因。

⑤睡眠不足。长期熬夜，作息不规律，对人体的神经系统、免疫系统和内分泌系统影响很大，是慢性病的重要危险因素之一。

（二）生物遗传因素

主要跟基因变异有关。有些慢性病具有遗传易感性，如糖尿病、肠癌等具有家族高发特点。

（三）环境因素

①自然环境。包括空气污染，有毒、有害物质刺激，病毒感染和辐射等。
②社会环境。社会保障体系是有效预防与控制慢性病发生发展的重要因素。

（四）精神因素

生活压力或工作压力较大，机体经常处于紧张焦虑状态，是慢性病特别是精神疾患的影响因素。

第二节　常见慢性非传染性疾病的预防

针对慢性病的可控危险因素，采取健康教育、积极的干预措施，对预防这类疾病的发生至关重要。与急性传染性疾病不同的是，这类疾病的控制除了医生的积极有效治疗外，患者的积极参与及自我保健能力也起着很大的作用。哈佛公共卫生学院疾病预防中心的研究表明，通过有效地改善生活方式，可以避免 80% 的心脏病与糖尿病、70% 的中风及 50% 的癌症。

一、心血管疾病

《中国心血管健康与疾病报告 2021》指出，我国心血管疾病患病率呈现持续上升的特点，心血管疾病死亡率占城乡居民总死亡率首位。心血管疾病大多起病隐匿，常常在检出时已经病情严重，甚至已经造成心肌梗死、脑卒中等。因此，有效预防心血管疾病尤为重要。

（一）冠心病（含心肌梗死）

全球缺血性心脏病（冠心病）负担报告显示，2019 年全球约有 1.97 亿人患冠心病，914 万人因冠心病死亡。冠心病是影响我国大众身体健康的重要慢性病之一，发病有年轻化趋势。吸烟、不合理的饮食结构、缺乏体力活动、超重、不良情绪，以及血脂异常、糖尿病、睡眠障碍、慢性肾脏疾病、空气污染等是其危险因素。

1. 冠心病的概念与分型

（1）冠心病的概念　冠心病（CHD）是冠状动脉粥样硬化性心脏病的简称，是指心脏上的血管（冠状动脉）因粥样硬化斑块（或血栓）造成阻塞，使心肌的血液供应减少或中断，心肌缺血缺氧引起的心脏病。

（2）冠心病的分型　根据冠状动脉病变部位、范围、血管狭窄的程度和心肌供血不足发展的速度，临床上将冠心病分为五种类型。

①隐匿型冠心病。无症状性心肌缺血，客观检查有心肌缺血的表现，安静心电图或运动负荷试验后有 ST 段压低，T 波低平或倒置。病理学检查心肌无明显组织形态学改变。

②心绞痛型冠心病。发作性胸骨后闷痛，为一过性心肌供血不足所致，心电图有明显的 S-T—T 段改变，病理学检查显示心肌无明显组织形态改变或存在心肌纤维化。

③心肌梗死型冠心病。冠状动脉阻塞导致心肌急性缺血性坏死，临床症状明显，心电图有典型的心肌梗死表现。

④心力衰竭和心律失常型冠心病。表现为病理性心脏增大、心力衰竭和心律失常，是由于长期心肌缺血导致心肌纤维化造成的。

⑤猝死型冠心病。因原发性心脏骤停而猝然死亡，心肌急速缺血发生局部电生理紊乱，引起严重心律失常。

上述各型冠心病可以合并出现，冠状动脉无论有无病变，都可以因发生严重痉挛而

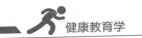

出现心绞痛、心肌梗死，甚至猝死，存在粥样硬化病变的冠状动脉更容易引起痉挛。

2. 冠心病的预防与控制

（1）控制危险因素 主要是改变生活方式。

①戒烟。吸烟是冠心病发生发展的确切危险因素，烟草燃烧的烟雾中含有3800多种已知的化学物质，长期吸烟不仅会造成吸烟者成瘾，还会损害机体健康。戒烟带来的健康效益可以在数小时内显现并持续到此后的数十年。戒烟15年后，罹患冠心病的风险可降至与从未吸烟人群相同。

②健康均衡饮食。建议参照《中国居民膳食指南》的准则及其核心推荐平衡膳食，养成良好的饮食习惯。日常饮食增加粗粮、豆类，减少精米精面；多食用植物油，低温烹调；多食用鱼类等白肉，减少摄入牛羊肉等红肉；增加蔬菜、水果、豆制品、牛奶摄入；烹调方式减少油炸，以蒸、煮、涮方式为主。

③坚持规律性运动。运动可增加心肌供氧量，提高心脏工作效率；促进侧支循环的建立；辅助降糖、降压、调节血脂，还可以改善情绪，消除不良心态。长期坚持体育锻炼能够增强心脏功能，使心脏变得更加强健有力，对冠心病的预防和治疗大有好处。

④控制体重。规律生活作息，保证充足睡眠，减少熬夜、少吃夜宵、坚持运动，将体重控制在标准范围内。

⑤保持心理健康。放松心情，保持积极心态面对生活，参加有益身心健康的体育和娱乐活动。

（2）控制血糖、血脂和血压 积极治疗糖尿病、血脂异常、高血压等原发病，降低影响心血管健康的危险因素。

（3）早诊断、早治疗 有以下胸痛等症状应及时就医，早期诊断并规范治疗。劳累或精神紧张时出现胸骨后或心前区闷痛，或紧缩样疼痛，并向左肩、左上臂放射，持续3~5min，休息后自行缓解；体力活动时出现胸闷、心悸、气短，休息时自行缓解；出现与运动相关的头痛、牙痛、腿痛等；饱餐、寒冷或情绪应激时出现胸痛、心悸等。对于突发性心肌梗死或猝死患者来说，时间就是生命，如果突发性心梗，应立即拨打120急救电话，同时采取相应急救措施，如心肺复苏；家中备有硝酸甘油的，可以给予舌下含服。

（4）预防复发与防治慢性并发症 冠心病患者是发生严重心血管事件的高危人群，目前提倡规范治疗、患者教育与早期康复。大量的研究与实践证明，合理的运动不仅会促进瘢痕愈合（心梗后），还可以促进心功能改善、保持良好精神状态，既有治疗作用，又有预防疾病进展的效果；及时调整药物和运动量可以防治心力衰竭、心律失常等慢性并发症。

（二）高血压病

全球高血压流行趋势综合分析报告报道，在1990—2019年这30年期间，30~79岁高血压成年人从 6.5 亿人增加到 12.8 亿人，其中将近一半的人不知道自己患有高血压。《中国心血管健康与疾病报告 2021》显示，我国高血压患病人数约为 2.45 亿，其中超过半数合并血脂异常，二者并存可加速动脉粥样硬化进程，使心血管疾病风险明显升高。此外，患病人群越来越趋向于年轻化。目前，我国对高血压病的认知情况存在"三高"和"三低"现象：三高即患病率高（11.26%）、死亡率高、致残率高；三低即知晓率低（35.6%）、治疗率低（17.1%）、控制率低（4.1%），接受降压治疗者的血压达标率仅为 37.5%。高血压的重要危险因素包括高钠、低钾饮食，超重和肥胖，过量饮酒，长期精神紧张，以及年龄、吸烟、高血压家族史、缺乏体力活动、糖尿病、血脂异常等。

1. 高血压病的概念与分级

（1）**高血压病的概念** 高血压病是指以体循环动脉压增高为主要临床表现的临床综合征。大多数发病原因不明确，称为原发性高血压；有明确和独立原因的高血压称为继发性高血压。

（2）**高血压的诊断标准与分级** 高血压的诊断分级标准如表 10-1 所示。

表 10-1 高血压的诊断标准与分级（单位：mmHg）

级别	收缩压（SBP）	/	舒张压（DBP）
理想血压	< 120	和	< 80
正常血压	< 135	和	< 85
正常高值血压	130~139	和 / 或	85~89
高血压	≥ 140	和 / 或	≥ 90
1 级高血压（轻度）	140~159	和 / 或	90~99
2 级高血压（中度）	160~179	和 / 或	100~109
3 级高血压（重度）	≥ 180	和 / 或	≥ 110
单纯收缩期高血压	≥ 140	和	< 90

注：非用药物状态下，至少两次非同日所测定的静息血压值均在同一级别内，才可参照该标准进行诊断。测量血压要遵循三同一原则，即同一时间、同一状态、同一侧。

（3）**高血压的常见表现** 血压升高后，出现的常见不适症状为头痛，严重者影响睡眠；短暂性眩晕，特别是起床后最明显；失眠多梦；耳鸣和肢体麻木在长期血压偏高人群中最为常见；排除其他原因的频繁鼻出血也应引起重视。

（4）**高血压的后果** 长期高血压会导致心、脑、肾的损害。心脏会出现左心室肥厚，严重者会导致心力衰竭、冠状动脉硬化、心肌梗死等；脑卒中、肾功能衰竭、高血压眼底改变，严重者引起失明。临床上脑卒中与心肌梗死的发病比值，在我国高血压人群

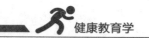
为 5~8：1，而西方高血压人群为 1：1。

2. 高血压病的预防与控制

（1）**控制危险因素**　针对高血压的危险因素，从饮食、运动等生活方式，以及心理疏导方面入手。

①改善高钠、低钾饮食结构。人体每天摄入 2~3g 的钠盐是维持生命所必需的，WHO 推荐每人每日食盐摄入量不超过 5g，过量摄入食盐可导致罹患高血压的风险增加。减少烹调用盐、味精、酱油等，少食含钠量较高的各类加工食品。钾能够促钠排出，钾的摄入量与血压水平呈负相关。低钠高钾食物有蔬菜和水果，如菠菜、椰子、香蕉等。

②控制体重。身体质量指数（BMI）与血压水平呈正相关，BMI 每增加 $3kg/m^2$，男性在 4 年内发生高血压的风险增加 50%，女性在 4 年内发生高血压的风险增加 57%。控制高热量的饮食（高脂肪食物、含糖饮料）摄入，进行规律的中等强度有氧运动有利于减控体重。

③适量运动。适量运动可缓解交感神经紧张、增加扩血管物质、改善内皮功能、促进糖脂代谢、降低血压及其他心血管疾病风险；运动锻炼全身肌肉，促使肌纤维增粗、血管内径增大、管壁弹性增强，心、脑等器官的侧支循环开放，血流量增加，有利于降低血压；运动能增加内啡肽、五羟色胺等物质的分泌，降低具有升压作用物质（如血浆肾素和醛固酮等）的水平而使血压下降。

④戒烟限酒。吸烟可增加心脑血管病风险，建议戒烟，并减少二手烟暴露；大量饮酒使血压升高，高血压患者不宜饮酒。

⑤保持心理平衡。长期精神紧张或焦虑、抑郁状态可增加高血压的患病风险，应保持积极乐观的心态，避免负面情绪，必要时积极接受心理干预。

（2）**监测血压与合理用药**　对于有高血压风险或者已确诊的高血压患者，应定期监测血压、改变生活方式。对于不能控制血压者，应和药物治疗并举，将血压控制在理想范围。

二、慢性阻塞性肺疾病

慢性阻塞性肺疾病是一种危害人类健康的常见病，严重影响患者的生命质量，具有高患病率、高发病率、高死亡率、高治疗成本的特点，是导致死亡的重要原因，目前全世界约有 3.5 亿慢性阻塞性肺疾病患者。2018 年中国成人肺部健康研究（CPHS）的结果显示，20 岁以上人群慢性阻塞性肺疾病患病总数将近 1 亿，我国 20 岁及以上成人慢性阻塞性肺疾病患病率为 8.6%，40 岁以上人群慢性阻塞性肺疾病患病率高达 13.7%。

（一）慢性阻塞性肺疾病的概述

1. 慢性阻塞性肺疾病的概念

慢性阻塞性肺疾病简称慢阻肺，是一种常见的慢性疾病，是可以预防和治疗的。慢性阻塞性肺疾病是以持续的呼吸道症状和气流受阻为特征的慢性支气管炎和（或）肺气肿，可进一步发展为肺心病和呼吸衰竭。危险因素主要包括：慢性阻塞性肺疾病家族史，吸烟、职业粉尘暴露、空气污染，以及肺部感染、慢性支气管炎等。最新流行病学调查显示，35.3% 的慢性阻塞性肺疾病患者症状轻微，是长期慢性累积的过程，如果具有经常出现咳嗽、咳痰、气短（呼吸困难）持续进行性逐渐加重、吸烟（现在或曾经吸烟）、年龄超过 40 岁（不是绝对的）上述 3 个及以上提示的即为慢性阻塞性肺疾病的高危人群。

2. 慢性阻塞性肺疾病的表现与诊断

慢性阻塞性肺疾病起病隐匿，常见的表现为咳嗽、咳痰、逐渐加重的呼吸困难、胸闷或喘息。活动性呼吸困难早期仅在运动、上楼或登山时出现，随着病情的进展，甚至静息时也会感到气促。此外，还可以出现频繁发生支气管炎、运动耐量降低、夜间因呼吸困难醒来、踝部水肿和疲劳等症状。

慢性阻塞性肺疾病的早期发现十分重要，出现上述表现时需要进行相应的临床辅助检查，包括肺功能检查、胸部 X 线、CT 和血气分析等。其中肺功能检查是判断气流受限的主要客观指标。一秒钟用力呼气量占用力肺活量百分比（$FEV_1/FVC\%$）是评价气流受限的一项敏感指标。若在使用支气管舒张剂后，其比值低于 70%，即可确诊为不能完全可逆的气流受限。肺功能检查不如测血压、血糖那么简单，这也是普及率低的原因，但便携式的肺功能计，可以用于社区的筛查。

（二）慢性阻塞性肺疾病的预防与控制

积极预防、早期筛查和早期干预对于控制病情至关重要。

1. 戒烟是关键

免于烟草暴露（主动和被动措施）是预防慢性阻塞性肺疾病的关键，虽然戒烟可能导致较轻的短期不良反应，例如体重增加、便秘，但其长期获益毋庸置疑。

2. 远离有害气体

避免暴露于有毒烟雾对于慢性阻塞性肺疾病的初级预防非常重要。对于由职业暴露

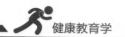

导致的疾病，可通过消除或减少暴露于工作场所来实现。此外，可以通过采取公共卫生措施来减少空气污染的危害，例如提倡步行或骑自行车；改用清洁燃料同时加强通风，减少吸入粉尘或有毒有害气体，可减少慢性阻塞性肺疾病的发病危险。

3. 接种疫苗

流感病毒疫苗、肺炎链球菌疫苗、百日咳疫苗、水痘－带状疱疹病毒疫苗和 2019 新型冠状病毒（COVID-19）疫苗的接种对防止慢性阻塞性肺疾病患者反复感染可能有益。

4. 加强体育锻炼与肺康复

预防慢性阻塞性肺疾病需要将运动锻炼与健康教育相结合。适量运动可促进机体血液循环，增加肺部血液流动的速度及血液量，提高心脏的泵血功能，从而起到提高心肺功能的作用；同时还可以增加肺活量，增强肺的换气和通气功能；运动时可提高机体的新陈代谢，呼吸肌力量增强，预防呼吸道疾病。

对于所有慢性阻塞性肺疾病患者，推荐进行体育锻炼，增强体质，提高免疫力。锻炼的内容建议包括：肌力训练，以上肢力量训练为主，并强化呼吸肌训练；有氧运动，根据病情与患者体力状态，选择步行锻炼、八段锦等传统体育运动、健身操等，提高心肺耐力，循序渐进；必要的呼吸训练，如缩唇呼吸、腹式呼吸等，缩唇呼吸升高呼气时的气道内压，防止气道塌陷和气体陷闭，腹式呼吸能使横膈膜的活动变大、胸锁乳突肌等辅助呼吸肌的活动减少，从而使潮气量、呼吸效率、动脉氧分压上升，呼吸频率下降。

5. 早期筛查，早期治疗

慢性阻塞性肺疾病高危人群应定期进行肺功能监测，以尽早发现并及时干预。治疗主要包括口服与吸入类药物、外科干预、肺移植等。

6. 其他

冬季可考虑采取屏蔽保护措施（例如佩戴口罩、尽量减少社交接触和经常洗手），同时建立慢性阻塞性肺疾病管理，从而帮助预防慢性阻塞性肺疾病急性加重。

三、糖尿病

2021 年全球成人（20~79 岁）糖尿病患病率为 9.8%，我国成年人 2 型糖尿病患病率高于全球平均水平。最新发布的流行病学调查数据显示，按照 WHO 标准，我国糖尿病患病率为 11.2%，知晓率为 36.5%，治疗率为 32.2%，控制率为 49.2%。

（一）糖尿病的概念与分型

1. 糖尿病的概念

糖尿病是一组由胰岛素分泌不足或胰岛素利用障碍所导致的人体血糖增高的代谢性疾病。血糖增高引起机体糖脂代谢紊乱，并发症遍及全身，如心、脑、肾、眼睛、外周血管和神经、足等，严重影响身体健康。糖尿病的主要危险因素有遗传因素、年龄因素（≥ 40 岁）、体重因素（超重或肥胖者特别是中心性肥胖者）、高血压、高血脂、妊娠糖尿病史及久坐等。

2. 糖尿病的分型

主要分为 1 型糖尿病和 2 型糖尿病。1 型糖尿病幼年发病，胰岛素分泌绝对不足；2 型糖尿病中年发病，主要是多种原因所导致的胰岛素抵抗，胰岛素分泌相对不足。还包括妊娠糖尿病、其他特殊类型的糖尿病如继发性糖尿病。

3. 糖尿病的表现

糖尿病患者典型的表现为"三多一少"，即多饮、多食、多尿、体重下降，特别是短期内体重下降。

（二）糖尿病的诊断标准

1. 2 型糖尿病的诊断标准

2 型糖尿病表现为典型的三多一少症状，其诊断标准如表 10-2 所示。

①空腹血糖 ≥ 7.0mmol/L。

②随机血糖 ≥ 11.1mmol/L。

③口服 75g 无水葡萄糖后做葡萄糖耐量试验，2h 后血糖 ≥ 11.1mmol/L。

④糖化血红蛋白（HbA1c）> 6.5%。（HbA1c 是人体血液中红细胞内的血红蛋白与血糖结合的产物，与血糖浓度成正比。通常可以反映近 8~12 周的血糖情况，被认为是糖尿病诊断新标准和治疗监测的"金标准"。）

表 10-2 2 型糖尿病的诊断标准

诊断标准	静脉血浆葡萄糖或 HbA1c 水平
典型糖尿病症状 加上随机血糖	≥ 11.1mmol/L

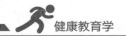

续表

诊断标准	静脉血浆葡萄糖或 HbA1c 水平
加上空腹血糖	≥ 7.0mmol/L
加上空腹葡萄糖耐量试验血糖	≥ 11.1mmol/L
加上 HbA1c	≥ 6.5%

注：无糖尿病典型症状者，需改日复查确认。

2. 糖尿病前期

（1）人体正常血糖标准

空腹血糖：3.9~6.1mmol/L；

餐后 2h 血糖：≤ 7.8mmol/L；

糖化血红蛋白（HbA1c）：4%~6%。

（2）糖尿病前期的概念　糖尿病前期即糖调节受损（IGR），是介于糖尿病和正常血糖之间的一种状态。糖尿病前期可以防治，通过合理的体育锻炼和改变生活方式，可防止这类人群病情发展为 2 型糖尿病。目前我国糖尿病前期人群的数量几乎是糖尿病患者的 2 倍，糖尿病前期的关键是早期筛查与重视。

糖尿病前期分为三类：餐后血糖在 7.8mmol/L 到 11.1mmol/L 之间（即糖耐量减低）；空腹血糖在 6.1mmol/L 到 7.0mmol/L 之间（即空腹血糖受损）；两者兼有。糖代谢状态分类如表 10-3 所示。

表 10-3　糖代谢状态分类（WHO，1999 年）

糖代谢分类	静脉血浆葡萄糖（mmol/L）	
	空腹血糖	糖负荷后 2h 血糖
正常血糖	<6.1	<7.8
空腹血糖受损（IFG）	6.1~7.0	<7.8
糖耐量减低（IGT）	<7.0	7.8~11.1
糖尿病	≥7.0	≥11.1

注：IFG 与 IGT 统称为 IGR，也称糖尿病前期。

（三）糖尿病的预防与控制

糖尿病的一级预防主要针对糖尿病前期人群，通过进行早期筛查来控制糖尿病的危险因素，预防糖尿病的发生；二级预防主要是通过早期发现、早期诊断和早期治疗，在已经确诊的 2 型糖尿病患者中，预防糖尿病并发症的发生；三级预防主要是通过缓解糖尿病并发症的发生、进展，降低致残率和死亡率，改善患者的生存质量。其具体措施如下。

1. 宣传教育

加强糖尿病教育活动，了解糖尿病的危险因素、发病机制、症状表现及其危害等知识，有助于早预防、早发现和早治疗；鼓励已经患病人群不惧怕疾病，积极面对，树立起战胜疾病的信心，了解药物、饮食、运动、血糖监测控制等综合治疗方案的知识。

2. 血糖监测

定期血糖监测十分必要，严格的血糖监测可以为糖尿病治疗管理保驾护航，可以根据监测结果及时发现血糖的高低，调整治疗方案，使血糖得到有效控制，并可早期发现、早期处理相关并发症。

3. 合理膳食

合理的饮食结构是控制血糖的基础，主食占总能量的 50%~60%，蛋白质占总能量的 10%~20%，脂肪占总能量百分比 < 30%。通过合理饮食控制血糖，减轻胰岛负担，纠正血脂、血糖等的代谢紊乱，有利于将体重控制在合理范围内，从而有助于血糖达标。控制饮食是控制糖尿病进展的最基本方法，需要根据个体血糖水平、身高、体重和活动量，计算出全天需要的热量，合理分配到三餐当中。糖尿病患者饮食需要清淡，禁止吃油腻食物。此外，还要少吃油炸食物和动物内脏等高嘌呤食物。

4. 科学运动

运动是预防与治疗糖尿病的良药。运动适用于轻中度 2 型糖尿病患者和稳定的 1 型糖尿病患者。推荐糖尿病患者进行有氧运动、抗阻运动、传统体育运动等，如慢跑、快步走、健身舞、游泳、球类运动、太极拳、八段锦等。建议糖尿病患者坚持进行每次 60min 的中等强度的有氧运动，每周 3 次以上，结合每周 2~3 次的抗阻训练，有助于降低体重，提高肌肉含量，长期坚持则可以将血糖控制在合理的范围内。

5. 药物控制

药物治疗通常在上述处理之中或之后进行，适用于采用上述方法后仍不能将血糖控制在正常范围内者。糖尿病患者需要口服降糖药和（或）注射胰岛素治疗，具体药物控制的方法要由医生根据患者的年龄、病情、血糖情况、合并症，以及有无其他系统疾病而确定，需要遵医嘱进行药物干预。

四、肿瘤

肿瘤是一种常见病、多发病，其中恶性肿瘤是严重危害健康的一类疾病。《2022 年

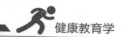

全球癌症报告》指出，癌症作为全球第二大死亡原因，其死亡例数和发病例数逐年上升，据 WHO 统计，预计未来 20 年，全球癌症例数可能会增加 60%，防控形势依旧严峻。《全国居民营养与慢性病状况报告（2020）》指出，我国居民癌症发病率为 293.9/10 万，仍呈上升趋势，我国恶性肿瘤死亡率居死因第二位。《2022 年全国癌症报告》指出，肺癌和乳腺癌分别位居男、女发病首位，癌症死亡率的前五位依次为肺癌、肝癌、胃癌、食道癌、结肠癌。

（一）肿瘤的概念与分类

1. 肿瘤的概念

肿瘤是人体组织细胞在内外各种有害因素的长期作用下，发生基因突变，表达紊乱，调节失控，由于过度增生及异常分化所形成的新生物或赘生物，临床上常以肿块形式出现。这种新生物并非机体所需要，不按正常规律生长或不可遏止地生长，已丧失正常组织细胞功能，并可破坏原来器官组织结构，进而危及生命。

肿瘤的病因目前尚未完全明确，通常认为其是多种因素长期共同作用所致的基因异常疾病。当机体受到环境中化学、物理、病毒等致癌物质的影响，以及遗传、内分泌、性别、年龄等因素的作用，发生一系列基因异常改变而形成了肿瘤。肿瘤的主要危险因素有吸烟、超重或肥胖、饮酒、病原体感染、紫外线照射、糖尿病、污染与致癌物暴露等。

2. 肿瘤的分类

依据肿瘤的侵袭性特点，分为良性肿瘤和恶性肿瘤。

（1）良性肿瘤 良性肿瘤生长缓慢，以膨胀性生长为主，常有包膜，与周围组织分界清楚，可推动，没有侵袭性或侵袭性极小，主要表现局部压迫或阻塞，一般对健康和生命没有大的危害，但如果发生在重要器官会引起严重后果。良性肿瘤预后良好，通常手术切除可以治愈。

（2）恶性肿瘤 恶性肿瘤即癌症，生长迅速，以浸润性生长为主，无包膜，与周围组织分界不清楚，固定不易推动，侵袭性强，播散性强，除压迫、阻塞外，还可破坏原发处和转移处组织，引起坏死、出血、感染、恶病质，最后引起死亡，对人体健康危害极大。恶性肿瘤根据发生的组织来源不同主要分为癌和肉瘤，上皮细胞起源的恶性肿瘤称为癌，间叶细胞起源的恶性肿瘤称为肉瘤。恶性肿瘤的预后较差，以手术结合放化疗为主。

（二）肿瘤的预防与控制

国际抗癌联盟认为，肿瘤的使动因素和促进因素可以通过主动努力得到改变，1/3 癌症可以预防，1/3 癌症若能早期诊断是可以治愈的，1/3 癌症可以减轻疼痛延长生命，关键在于早期发现、早期治疗。

1. 一级预防

消除或减少可能致癌的因素，防止癌症的发生，是肿瘤的一级预防。如改善生活习惯、戒烟戒酒、养成良好饮食习惯，多吃新鲜蔬果，忌食高盐和霉变食物，进行规律性运动。注意职业防护，减少与致癌物的接触，加强环境保护，控制大气、土壤、水的污染，妥善处理废弃物。

2. 二级预防

早期发现、早期诊断、早期治疗，是肿瘤的二级预防。定期对高发区和高危人群进行检查，癌前病变及时治疗和随访。

3. 三级预防

改善生活质量，对症处理，是肿瘤的三级预防。使癌症患者积极治疗，减轻疼痛，提高生存质量。

五、脑血管疾病

脑血管疾病是严重威胁人类健康和生命的常见病，具有致残率高、死亡率高及经济负担重等特点。有研究报道，我国每年有 150 万 ~200 万人患上脑血管病。《柳叶刀》2019 年调查的数据显示，全球新发脑梗塞 1370 万人，中国新发脑梗塞 551 万人，占全球总人数的 40%。我国每年因脑梗塞死亡的人数高达 200 万人，甚至已经超过了其他心血管疾病。其主要危险因素有：吸烟、酗酒、不合理膳食、缺乏运动、经常熬夜等不良的生活习惯；还包括遗传因素、环境因素、增龄因素；此外，高血压、高脂血症、糖尿病、动脉粥样硬化、脑血管发育异常或畸形等疾病，也会明显增加脑血管疾病的发生率。

（一）脑血管疾病的概念与分型

1. 脑血管疾病的概念

脑血管疾病是脑部血液供应障碍引起的脑部疾病的总称，临床以急性脑血管疾病多见。其病理变化为脑血管突然破裂或突然闭塞，从而造成该血管支配区域脑组织的功能障碍。常见的表现为运动、感觉、语言、意识障碍，典型症状可出现肢体偏瘫、口眼歪斜、言语障碍等，又称为"脑卒中"或"脑中风"。轻者经过 3~6 个月逐渐恢复，可以生活自理，

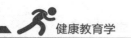

甚至可从事病前的工作；重者昏迷、死亡或遗留严重的后遗症，甚至需长期卧床，预后不良。近年来，脑卒中发病呈现年轻化趋势。

2. 脑血管疾病的分类

脑血管疾病按病程可以分为急性脑血管病和慢性脑血管病。慢性脑血管病包括脑小血管病、脑供血不足、脑血管畸形、脑动脉硬化、血管性认知障碍等。急性脑血管病按疾病性质可以分为缺血性脑血管疾病和出血性脑血管疾病两类。缺血性脑血管疾病比较多见，包括短暂性脑缺血发作、脑血栓形成、脑栓塞等，约占脑血管病的80%；出血性脑血管疾病包括脑出血、蛛网膜下腔出血等，约占脑血管病的20%。

（二）脑血管疾病的预防与控制

1. 控制"三高"（高血压、高血糖、高血脂）

高血压是脑栓塞最重要的危险因素，长期高血压引起心房颤动、冠心病、心力衰竭、瓣膜性疾病等，容易产生心源性栓子的疾病，大大增加患病风险；糖尿病患者发生脑栓塞的风险要高于普通人群；高血脂可增加动脉粥样硬化的患病风险，斑块脱落可使脑血管堵塞。"三高"患者应定期监测血压、血脂、血糖，高血压、糖尿病、血脂异常的患者应坚持长期服用降压、降糖和调脂的药物。

2. 戒烟限酒

吸烟显著增加缺血性脑卒中的风险，烟草中的尼古丁导致血管痉挛，促进动脉粥样硬化的发展，增加了脑血管疾病的患病风险。

3. 控制体重

肥胖与高血压、糖尿病、高血脂关系密切，增加了脑血管疾病的患病风险。通过合理的饮食、科学的运动将体重控制在理想范围内，可以降低脑血管疾病的患病风险。

4. 合理膳食

注意饮食多样化，减少钠盐和脂肪的摄入，增加膳食纤维的摄入。

5. 规律运动

科学合理的运动锻炼具有改善血压，降低血糖、血脂，提高心脏功能等作用。对于脑血管疾病患者，运动锻炼应遵医嘱，并在相关人员指导下进行，可以选择以有氧运动为主，如快步走、太极拳等，在运动锻炼时监测血压、心率等指标，脑血管病患者不适宜进行剧烈的运动，锻炼中若出现不适症状，应该立刻停止运动，必要时就医。

6. 健康教育

通过脑血管疾病的健康科普教育，针对不同的危险因素制订个体化的健康教育方案。

六、肥胖症

2021 年 WHO 数据显示，全球肥胖症人数高达 6.5 亿，近 30 年肥胖症患病率明显增加，已经成为全球共同面临的重大公共卫生问题。《中国居民营养与慢性病状况报告（2020 年）》指出，我国超过 50% 的成人存在超重或肥胖问题，其中超重率、肥胖率分别为 34.3%、16.4%。19% 的未成年人（6～17 岁儿童和青少年）存在超重或肥胖现象，而 6 岁以下的儿童中有 10.4% 人群存在超重或肥胖现象。我国体重超重人数超过 2 亿，其中肥胖症人数接近 1 亿。超重和肥胖会引发糖尿病、高血压，甚至引起睡眠呼吸暂停综合征等疾病，严重危害人类健康，影响生活质量，并给全社会的医疗服务造成巨大压力。伴随全球生活水平的改善，以及电子产品的普及，越来越多的工作具有久坐的性质，预计到 2030 年，肥胖人数将增长至 11.2 亿，能否减肥与控制体重成为影响人类健康的关键问题。

（一）肥胖症的概念与分类

1. 肥胖症的概念

肥胖症是指体内脂肪总含量过多和（或）局部含量增多及分布异常、体重增加的病理状态，是遗传因素和环境因素共同作用而导致的慢性代谢性疾病。肥胖症具有脂肪细胞数量增多、体脂分布失调及局部脂肪沉积三个特征。

肥胖者的早期表现仅仅是体重增加、外形改变。腹部型肥胖的脂肪主要沉积在腹部，而臀部型肥胖的脂肪则主要沉积在臀部和腿部。随着肥胖时间的延长和肥胖程度的加重，可渐渐出现对自己的肥胖存在悲观认识，甚至因此导致焦虑、抑郁、负疚感等不良心态。体重过重引起的症状有气短、肌肉疲乏、关节痛及水肿等表现。肥胖引起的并发症可以遍布全身，不同的并发症有其相应的临床表现：糖尿病会出现"三多一少"的症状；有高血压则自觉头痛、眩晕、心慌等；有痛风则感到关节特别是足部关节疼痛等。肥胖症的主要危险因素有遗传因素、饮食因素、运动因素、诱发因素（如年龄、妊娠等）和其他不良生活方式等。

2. 肥胖症的分类

（1）单纯性肥胖症　又称原发性肥胖，无明显内分泌、代谢病病因。主要由于饮食

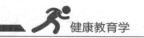

不合理、缺乏运动等导致营养过剩，全身性脂肪超标。根据发病年龄和脂肪组织病理又可分为体质性肥胖症（幼年起病性肥胖症）和获得性肥胖症（成年起病性肥胖症）。

（2）继发性肥胖症 由神经－内分泌紊乱等疾病引起的内分泌障碍导致的肥胖，如甲状腺功能减退症等。

（3）遗传性肥胖症 遗传物质变异（如染色体缺失等）导致的一种极度肥胖。

3. 肥胖程度的评价

（1）身体质量指数（BMI） WHO 以 BMI 即体重（单位：千克）除以身高的平方（单位：米），来对成人超重和肥胖进行分类。BMI 为 25~29.9 属于超重，≥30 即为肥胖。我国肥胖症专家组推荐的标准是 BMI 为 24~27.9 属于超重，≥28 即为肥胖。

BMI 也存在局限性，对肌肉非常发达的运动员或有水肿的患者，BMI 值可能过高估计其肥胖程度；老年人的肌肉组织与其脂肪组织相比，肌肉组织的减少较多，BMI 值可能过低估计其肥胖程度。

（2）腰围（WC） 目前公认腰围是衡量脂肪在腹部蓄积程度（即中心性肥胖）的最简单、实用的指标。男性腰围≥85cm、女性腰围≥80cm 是中心性肥胖（腹型肥胖）的切点。腰臀比男性 >0.9，女性 >0.85 属于中心性肥胖。

（3）体脂百分比（BF%） BF% 是指人体内脂肪重量占总体重的比例，又称体脂率，是判断肥胖程度比较理想的指标。WHO 指出，体脂率判定肥胖的标准为男性体脂率≥25%、女性体脂率≥35%，目前我国也普遍使用这一标准。如果 BMI 在正常范围，但 BF% 超标，也是隐性肥胖的表现。

（4）其他 CT 或磁共振成像（MRI）、骨密度测定等可以评估体内脂肪的分布，其数据更加准确，但需要借助仪器。

4. 肥胖症的危害

肥胖已成为全球面临的严峻问题，是目前公认的危害人类健康的"杀手"之一（表 10-4）。

表 10-4 肥胖者发生肥胖相关疾病或症状的相对危险度

危险性显著增高（相对危险度大于 3）	危险性中等增高（相对危险度大于 2~3）	危险性稍增高（相对危险度大于 1~2）
2 型糖尿病	冠心病	女性绝经后乳腺癌、子宫内膜癌
胆囊疾病	高血压	男性前列腺癌、结肠直肠癌
血脂异常	骨关节疾病	生殖激素异常
胰岛素抵抗	高尿酸血症和痛风	多囊卵巢综合征

危险性显著增高 （相对危险度大于 3）	危险性中等增高 （相对危险度大于 2~3）	续表 危险性稍增高 （相对危险度大于 1~2）
气喘	脂肪肝	生育功能受损
睡眠呼吸暂停综合征		背下部疼痛
		麻醉并发症

注：相对危险度是指肥胖者发生上述肥胖相关疾病的患病率是正常体重者该病患病率的倍数。

[来源：中国成人超重和肥胖症预防控制指南（2021）]

（1）肥胖是心脑血管疾病的独立危险因素　肥胖人群体内脂肪含量增高、血脂增高，更容易引起动脉硬化，造成血管堵塞，引起心脑血管疾病。伴随体重负担的日益增加，肥胖人群发生心脑血管病的风险也不断上升。

（2）肥胖易引起胰岛素抵抗　肥胖症人群患 2 型糖尿病的概率大大增加。

（3）肥胖者易发肝胆系统疾病　如胆石症、胆囊炎、脂肪肝等与代谢紊乱相关疾病。

（4）肥胖者是慢性病的高发人群　如哮喘、睡眠呼吸暂停综合征、骨关节炎等。

（5）肥胖者患恶性肿瘤风险增加　如乳腺癌、卵巢癌、大肠癌、前列腺癌等。

（6）肥胖症面临死亡风险更高　肥胖者比体重正常的健康人死亡风险高 50% 以上，同时医疗支出也增加。

（二）肥胖症的预防与控制

1. 平衡膳食

首先控制饮食摄入量低于消耗量。控制饮食总热量，多食新鲜蔬菜、水果，多吃含热量低、饱腹感强的食品，限制碳水化合物和脂肪的摄入量，避免摄入油炸食品。定时定量进餐，三餐热量合理分配，不吃零食，保证营养膳食平衡。对于肥胖症人群，医学营养减重与教育也十分必要，营养教育将各种能促进营养信息交流的教育策略进行组合，辅以环境支持，从个人、社区和政策等多种层面在多种场合以多种形式开展，以便参与者充分了解营养教育活动的目的，培养或引导个体及群体自愿采用有益健康的食物，以及采取其他与食品、营养相关的行为。

2. 科学运动

把运动习惯融入生活中，适当的运动计划与合理饮食相结合，并长期坚持，可以有效预防肥胖。运动在控制体重上能够起到诸多作用：改善心肺代谢和功能、增强肠蠕动、促进排泄、减少便秘；调节血脂，减少脂肪在体内沉积；增强肌肉重量及肌肉对胰岛素

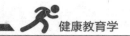

的敏感性。运动提高新陈代谢率，改善体态，增强自信。运动方式以有氧运动和抗阻训练为主。中低强度、长时间（40min以上）有氧运动，相当于每天消耗837~1256kJ能量。可以粗略估计能量消耗：1L氧相当于5kcal/min热量，这也是快步走的热量，慢跑相当于每分钟消耗2L氧，即消耗10kcal热量。力量练习，每周3次，每次15~25RM，重复3组，全身主要大肌群参加。需要根据自己情况，在专业人士指导下选择合适的运动方式及运动量，注意循序渐进。

3. 规律生活

作息规律、避免熬夜、不吃夜宵、减少在外就餐次数等均有助于减重。

4. 心理干预

心理因素在超重和肥胖的发生和发展过程中起着重要的作用，特别是肥胖与焦虑或抑郁等负性情绪关系密切。积极心理干预，保持心情愉悦和舒畅，有助于减轻和控制体重。

5. 加强教育

加强儿童青少年的健康教育，了解肥胖症的危害、影响因素，针对相关风险因素及早控制，有助于超重与肥胖症的预防。肥胖症人群应及时向专业人员求助，及早有效干预。

思考题

1. 简述慢性非传染性疾病的特点、分类及影响因素。
2. 简述心血管疾病、脑血管疾病及肥胖症的预防与控制措施。
3. 请谈谈你对慢性非传染性疾病呈年轻化趋势的认识及如何从自身做起。

健康传播

第十一章
CHAPTER 11

【导读】

　　健康传播是一项复杂的活动，是应用传播策略将健康知识通过有效的传播途径进行传播，使公众知晓和理解健康知识，从而转变态度采取有利于健康的行为和生活方式的过程。健康传播现已成为健康教育工作的主要手段之一，在疾病预防控制、疾病治疗与康复、突发公共卫生事件应对、基本公共卫生服务等方面发挥着至关重要的作用。健康传播具有一切传播行为共有的基本特征，也有着其自身特性和内在规律。掌握健康教育的基本策略、方法及一定的健康传播理论和技巧，有利于健康教育工作的顺利开展。

【学习目标】

1. 掌握健康传播的特点与方法。
2. 熟悉人际传播的基本技巧。
3. 了解传播的过程模式与健康传播材料的使用技巧。
4. 树立现代健康传播理念，培养"健康传播为人民"的情怀。

弘扬科学精神，提升健康传播权威性。

—— 第三届健康中国创新传播大会

【问题思考】

全民健康生活方式行动日

2007 年 9 月 1 日，卫生部疾病预防控制局、全国爱卫会办公室和中国疾病预防控制中心发起了以"和谐我生活，健康中国人"为主题，以"我行动，我健康，我快乐"为口号的全民健康生活方式行动，并确定每年的 9 月 1 日作为"全民健康生活方式行动日"。

请思考我国确定每年 9 月 1 日为"全民健康生活方式行动日"的目的和意义。

第一节　健康传播概述

人类对健康的认识随着文明的进步而不断地深化。古代人们获取健康信息的主要渠道是依靠感官的直接观察、感受或者少数的文献记载，健康传播停留在较低层次的水平。在现代，健康传播被注入了科学精神，政府部门和社会组织有计划地推进健康传播事业，成为普遍化、常态化的活动。个体不仅是健康信息的接收者，同时也是健康信息的生产者和传播者。当代健康传播以其自身独特的视角和功能，使人们对自身健康问题的观察与思考进入更深层次，也为人类提供了健康促进的新理念和新方法。

一、传播

传播是一种社会性传递信息的行为，是个人之间、集体之间，以及个人与集体之间交换和传递新闻、事实、意见的信息过程。

（一）传播发展阶段

人类信息传播活动经历了四个重要阶段。

1. 第一阶段：语言传播时代

语言是意义的载体，是作为信息传播工具而起作用的符号系统，使信息传播活动发生了明显的改变。口语的形成促进了人类思维的发展与社会化程度的加深，但口语符号系统受到的时空限制较大，因此无法传承与传播复杂的人类文明。

2. 第二阶段：文字传播时代

文字的产生标志着人类传播原始时代的结束，文明时代的到来。文字是语言的代表，随着文字的出现，加速了人类传播发展进程，是人类信息传播史上重要的里程碑之一。与口语传播相比，文字传播突破了其传播的时空局限性。文字的出现扩展了信息传播的空间，提高了信息传播的效率，使人类文明有据可考，源远流长。

3. 第三阶段：电子传播时代

电子传播是以电力方式实现的远程信息传播。起初仅指电报和电话，后来扩展到广播电视。电子传播为人类社会的发展起到了重要作用，极大提升了传播的效率，促成了大众传播时代的到来。电子传播使相对简单的文字与口语传播过渡到了复杂、广泛而复合的传播载体与过程。广播电视可以对遥远地方的新闻事实进行即时直播，大大压缩了信息传播的时间和空间。电子媒体改变了社会发展的节奏，大众传播时代开始了，传播

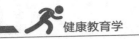

领域的工业化时代到来。

4. 第四阶段：网络传播时代

互联网的出现打破了原有信息传播的时空限制。网络传播其实就是指通过计算机网络进行的人类信息（包括新闻、知识等信息）传播活动。网络传播在传播主体、传播内容、传播渠道、传播对象和传播效果等方面具有许多新的特征和显著优势，具有经济性、保存性、检索性和互动性等优点。网络传播促进了地球村的形成，世界信息交换渠道与方式发生了翻天覆地的变化，个体化、智能化与数据化改变了原有的传播逻辑，传统的传播伦理也发生了改变。网络传播改变了世界，它影响的不仅是媒体运行，更是通过信息影响了整个社会运行的模式与节奏。

（二）传播的基本要素

传播是一个有结构的连续过程，这一过程由各个相互作用、相互联系的要素组成。传者、受者、信息、传播渠道、传播效果是构成传播的五个基本要素。

1. 传者

传者又称为传播者，是传播行为的发起者，即在传播过程中是信息传播的首次发布者。在信息传播过程中，传者可以是个体，也可以是群体、组织或传播机构。在生活中，每个人都在扮演着传者的角色。

2. 受者

受者又称为受传者，是指信息通过各种渠道所到达并被接收的个体或群体。大量的受者也可称为受众。

3. 信息

信息是用一定符号表达出来的对人或事物的态度、观点、判断及情感。这里的信息是指传播者所传递的内容，泛指人类社会传播的一切内容。

4. 传播渠道

传播渠道又可称为传播媒体，即信息传递的方式和渠道，是信息的载体。通俗来讲，传播渠道就是传送信息的快递员，它是连接传者和受者的纽带。在人类社会传播活动中，可以采纳的传播渠道是多种多样的。采取不同的传播渠道对传播的效果有直接的影响。通常传播渠道可以分为语言传播、文字传播、形象教育传播、电子媒体传播这四类。

5. 传播效果

传播效果指传播活动对受者所产生的一切影响和作用，通常体现在传播活动在多大程度上实现了传播者的意图或目的。传播活动效果如何，主要体现在受传者在认识、情感、态度、行为等方面发生的改变。健康传播的效果由低到高分为四个层次。

（1）知晓健康信息　通过对健康信息传播的强度、对比度、重复率和新鲜度等结构性因素的控制实施，使受者在多大程度上暴露在健康信息中，影响着受者接受健康信息的广度与深度。

（2）健康信念认同　受者接收到健康信息，并对信息中倡导的健康信念认同一致，实现传者的信息传递目的，同时有利于受者的态度、行为转变以及对健康环境的追求与选择。

（3）态度转变　受者形成新的健康观念，对健康形成固定的心理定式，这种观念态度不会轻易改变。态度能够决定受者的行为判断，形成相对稳定的行为模式。

（4）采纳健康的行为　传播效果的最高层次。采纳和实践健康的生活方式与行为活动才是健康传播的终极目的与效果，才能彻底改变人类的健康状况，实现全面健康的宏大目标。

（三）传播过程模式

1. 拉斯韦尔"直线传播模式"

美国学者哈罗德·拉斯韦尔（Harold Dwight Lasswell）提出的"直线模式"是传播学非常经典的传播模式。"直线模式"首次提出了构成传播的五种基本要素，并按顺序排列起来，形成了经典的"5W"模式（图11-1）。由于这5个W是按照直线模式排列的，也被称为传播的"直线传播模式"，或者"拉斯韦尔模式""拉斯韦尔'5W'传播模式"。

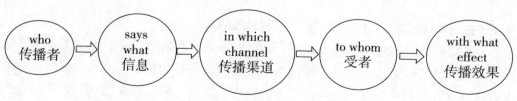

图 11-1　拉斯韦尔 "5W" 传播模式

根据"5W"传播模式，一个基本的传播活动主要由以下五个要素构成：①谁（who）：传播者；②说什么（says what）：信息（传播内容）；③传播渠道（in which channel）：传播媒介；④对谁（to whom）：受传者，传播者的作用对象；⑤传播效果（with what effect）：传播活动对受传者所产生的一切影响和作用（反馈）。拉斯韦尔的"直线传播模式"清晰简明地

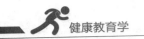

呈现出传播过程的基本要素与发生过程，给健康传播提供了基础框架。

2. 施拉姆"双向传播模式"

1954 年美国传播学者威尔伯·施拉姆（Wilbur Lang Schramm）在《传播是怎样运行的》一文中提出一个新的传播模式，是用双向传播模式将传播过程描述为一种有反馈的信息交流过程。该模式突出了信息传播过程的循环性，强调了传播的互动性，是对以前单向直线传播模式的一个突破。这一模式中，传播者和受传者都是传播行为的主体，但并不是完全对等的。在此模式中传授双方的角色不是固定不变的，而是可以相互转换的，传播者在接受反馈信息时可转换为受传者，而受传者在反馈信息时可转换为传播者（图 11-2）。

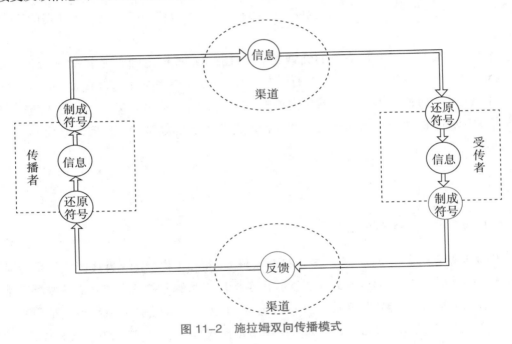

图 11-2　施拉姆双向传播模式

在施拉姆双向传播模式中，有两个重要的传播要素。

（1）传播符号　符号是信息的载体，是指能被感知并揭示意义的现象形式，即能还原成"意思"的传播要素。人类传播信息是借助语言符号和非语言符号。传播符号是人们在传播时将自己的"意思"转换成语言、动作、文字、图画或其他感知觉符号。人们进行信息交流的过程其实质上是符号往来的过程：作为传播者，编码、制作和传递符号；作为受传者，接收和还原符号，做出自己的理解。传播者和受传者相互沟通必须以对信息符号含义的共同理解为基础。例如：在器械健身咨询和指导中，健身教练告知健身爱好者"骨骼肌进行中低速大负荷抗阻训练有利于增加肌肉体积"，作为传播者的教练把此信息制成语言符号，作为受传者的健身爱好者，接收和还原该语言符号。

（2）**反馈**　指受传者在接受传播者的信息后引起的心理和行为反应。在传播过程中，反馈是传播者进行传播的初衷，也是受传者作出的自然的反应。反馈是体现信息交流的重要机制，其速度和质量依据传播媒体不同而不同。反馈的存在体现了传播过程的双向性和互动性，是一个完整的传播过程不可或缺的要素。例如：健身爱好者理解了"骨骼肌进行中低速大负荷抗阻训练有利于增加肌肉体积"这一信息，并在器械锻炼中实施一段时间后，发现自己的肌肉体积确实增加了，并把自己所锻炼部位的肌肉拍成图片（制成符号）用微信（渠道）转发给教练，教练看到图片后与抗阻锻炼前的图片进行比较（还原符号），来决定是否修订肌肉锻炼方案。

（四）传播活动分类

传播活动分类方法多种多样，不同角度有不同分类方法。按照传播符号可分为语言传播和非语言传播；按照传播媒体可分为语言传播、文字传播、形象教育传播和电子媒体传播。按照传播模式和传受双方的关系，可分为5类。

1. 自我传播

自我传播，又称人内传播，是指个人接受外界信息并在人体内部进行信息处理的活动，如自言自语、独立思考、批评和自我批评等。自我传播是人最基本的传播活动，是一切社会传播活动的前提和生物性基础。

2. 人际传播

人际传播，又称亲身传播，是指个人与个人之间的信息交流，如人们之间的谈话、聊天、打电话等。人际传播是人类交往过程中最原始、最基本和最重要的信息传播形式，它是人际关系得以建立的基础，也是人与人之间社会关系的直接体现。

3. 群体传播

群体传播，又称小组传播，是指一小群人面对面或以互联网为基础的参与交流互动的过程。他们有着共同的目标和观念，并通过信息交流以相互作用的形式达到他们的目标。群体传播有两种形式，一种是固定式群体传播，一种是临时性群体传播。

4. 组织传播

组织传播，又称团体传播，是以组织为主体的信息传播活动，是指组织之间或组织成员之间的信息交流行为，包括组织内传播和组织外传播。

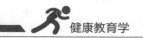

5. 大众传播

大众传播是指职业性传播机构通过大众传播媒体向范围广泛、为数众多的社会大众传播社会信息的过程。21 世纪以来，随着电子媒介和信息技术的快速发展，大众传播已成为人们不可或缺的传播方式，它向大众迅速、大量地传播信息，倡导健康的生活观念，促使人们形成健康的行为和生活方式，推动社会环境、文化环境等发生变化。

二、健康传播

1971 年美国斯坦福心脏病防御计划首次将传播学应用到健康领域。20 世纪 80 年代以艾滋病预防为目标的研究有力地推动了健康传播的发展。1996 年我国学者首次推出了健康传播的定义。目前，大部分学者最为认可的概念为："健康传播是运用各种媒介和方式将最新的医学成果转化为大众的健康知识，实现态度和行为的改变，以降低人的患病率和死亡率，有效提高一个社区或国家的生活质量和健康水准为目的的传播行为"。

（一）健康传播的特点

健康传播是一项复杂的传播活动，是一般传播行为在公共卫生和医疗服务领域的具体和深化，它既具有一切传播行为共有的社会性、互动性、普遍性、共享性等基本特征，又有着自身独特性和内在规律。健康传播的特点概括为以下几个方面。

1. 具有明确的目的性

从传播发起的目的来讲，健康传播是以健康为中心，力图达到改变个人和群体的知识、态度、行为，使之向有利于健康方向转化的目的。以通过健康传播来提高久坐少动的中老年人身体活动量为例，其过程可以分为：通过教育等健康传播活动，使得中老年人获得"久坐少动危害健康"的信息（知晓健康信息）；使中老年人相信久坐少动是一种有害身体健康的行为（健康理念认同）；从而在他们的意识里，形成不愿意久坐少动的认知（形成健康态度）；当有机会进行适当的身体活动时，他们会"迈开腿"参与到运动中（采纳健康行为）；从而养成经常参加体育锻炼的习惯。

2. 传递的是健康信息

从传播的信息内容上看，健康信息是一切有关人的健康知识、概念、技术、技能和行为模式。例如，医生或社会体育指导员告诉大家久坐少动危害健康，是传播健康知识；对准备进行体育锻炼的成年人进行运动指导，是传授技术；医生或社会体育指导员以身作则，积极参加体育锻炼，为大家树立积极运动的典范，这是用行为模式来传递健康信息。

3. 传播过程具有复合性

从传播过程方式上看，健康传播具有多级传播、多种传播媒体传播，以及多层反馈的特征。以每年9月1日的"全民健康生活方式行动日"，开展全民健康生活方式宣传月活动为例，国家卫生健康部门、疾病预防控制等多部门联动，省、地市、县区层级宣传，电视、报纸、网络和移动新媒体等多种媒体，以合理膳食和适量运动为切入点，倡导和传播健康生活方式理念，推广技术措施和支持工具，开展各种全民参与活动。随着活动的推进和深入，全民健康生活方式行动最终将涵盖与健康相关的所有生活方式和行为。

4. 具有公共性和公益性

从传播功能应用角度看，健康传播具有公共和公益属性：①健康传播活动提供现代社会不可缺少的健康信息，在满足公众和社会的健康信息需要方面起着公共服务的作用；②健康传播是健康教育与健康促进的基本策略和方法，而健康教育与健康促进作为公共卫生服务的重要内容，有显而易见的社会公益性。

5. 对传播者素质有特殊要求

从传播者的角色业务来看，健康传播者属于专门的技术人才，有其特定的素质要求，要有专业性和权威性。因此，健康教育工作者、医疗保健工作者、社会体育指导员、体育教师和健身教练等都是健康传播活动的主体。

6. 传播平台日益移动化、社交化

随着移动互联时代的到来，人们对健康追求的信息平台和行动指导通过手机媒体和社交软件越来越多地影响了大家的生活。新媒体社交平台已经成为人们日常获得健康信息的主要渠道，因此无论从健康传播的内容制作角度还是生活中的行为带动，移动思维与社交思维都是健康传播必须要遵守的规则。

（二）健康传播的方法

健康传播方法包括健康语言传播、健康文字传播、健康形象教育传播、电子媒体传播。在开展健康教育活动时，必须从实际出发，因时、因地、因人的需要，灵活选择传播方法，以达到最佳的传播和教育效果。

1. 健康语言传播

健康语言传播方法又称口头传播方法，包括健康咨询、个别劝导、小组讨论和专题讲座等。

（1）**健康咨询**　健康咨询是指运用医学健康相关学科的专业知识，遵循其基本原则，通过健康咨询的技术与方法，帮助求助者避免或消除心理、生理、行为及社会各种非健康因素的影响，以促进身心健康。具有针对性强、反馈及时、随时随地、简便易行等特点。特别是随着移动互联网的快速发展，依托在线健康咨询平台，能吸引更多的人群使用该方式获取医疗健康信息与服务。

（2）**个别劝导**　个别劝导是健康教育人员针对某个干预对象传授健康知识和技能，树立坚定的健康信念，说服被干预对象改变态度和行为，这是健康教育人员经常采用的健康教育传播方法。

（3）**小组讨论**　小组讨论是较小范围人群交流的方法，组织者为了某一目的将一定数量、具有相似背景的人召集在一起，在主持人的组织下就某一共同关心的主题进行开放式讨论。小组讨论针对性强、参与的人数少、能及时了解反馈信息，因而可以提高健康教育对象的参与度、积极性和干预效果。

（4）**专题讲座**　专题讲座是组织者对特定群体进行健康知识和技能集中讲授的一种人际传播活动。目的是引导受众树立健康意识，自愿改变不良的健康行为，消除或减轻健康危害因素，防治疾病，改善健康和提高生活质量。专题讲座是传统的、最常用的健康教育方法之一，具有针对性强、灵活多变、及时反馈、能形成现场群体压力等特点。

2. 健康文字传播

健康文字传播方法是通过文字进行信息传播的一种方法，该种传播形式具有异时和异地性，可以大幅度地扩大传播范围。文字传播以传单、手册、展板等为常见的传播形式，其特点是传播范围广、信息传递确切可靠，内容保存较长时间，同时可以随时查找。

（1）**印发健康传播纸质材料**　包括健康科普书籍、报纸、期刊等。健康传播纸质材料具有科学、规范、严谨和系统性的风格，同时也受到受众群体的欢迎，也是健康传播工作者相互学习的重要材料。其特点主要表现为简洁、便携、保存价值高、便于查阅等。

（2）**制作健康信息展板**　展板是指用于发布、展示信息时使用的板状介质，有纸质、新材料、金属材质等。健康展板可以在有限的空间内通过不同风格的画面设计呈现更多的健康信息，能够快速吸引受众的注意力，以达到更有效的宣传。健康展板具有视觉冲击力较强、展示内容和形式灵活、信息量大等特性。

3. 健康形象教育传播

健康形象教育传播泛指使用照片、美术、雕塑等形象化手段进行宣传教育。在健康教育中，形象教育通常以图画、照片、标本、模型、示范演示等方式进行，使用这些形象教育手段进行传播可以达到更好的效果。

（1）**图画、照片在健康传播中的应用**　图画和照片在传播健康知识的过程中可以更直观、形象和强烈地吸引受众的注意力，与此同时也能裂解比较抽象的健康知识理论，可以使深奥问题通俗化、抽象问题具体化、理性问题感性化，突破时空局限，既是对内容的形象化解释和直观概括，也是对文字内容的补充和延伸，是用视觉的艺术手段传达信息，能增强记忆效果，让受众更快、更直观地接受信息。

（2）标本、模型在健康传播中的应用 标本和模型都是以实体的真实感向受众展示某种动物、植物个体及其器官、组织的外部形状和内容结构，其最突出的特点就是真实性、直观性强，使人印象深刻，达到身临其境的效果。例如图11-3塑化标本所展示的是健康成年人和有吸烟习惯的成年人的肺，对比强烈，"吸烟有害健康"不言自明。

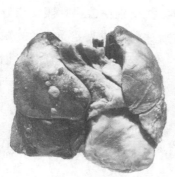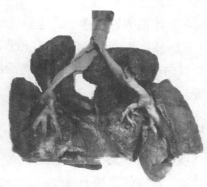

图 11-3　健康成年人的肺（左）和吸烟成年人的肺（右）

（3）健康传播中的示范演示 示范和演示将健康知识与实际操作结合起来，使健康教育方式可再现情景化、场景化，积极调动受众知识储备，学习并解决情景相关问题，以起到提高应用知识目的。示范和演示较传统健康教育方法更加生动和形象，提高了健康教育效果，从而增强受众对一些健康问题相关知识的认知能力，降低其负性情绪。通过示范和演示来传播健康知识和技能，对教育者自身素质提出了较高要求。教育者不仅要掌握理论知识，还要熟练操作技能，同时还要表达准确。

4. 健康电子媒体传播

电子媒体主要指20世纪兴起的以广播、电视这两种大众传播媒介为载体的传播方式。进入21世纪后，随着互联网的发展与普及，出现了各类以互联网为基础的新兴媒介，被称为"新媒体"。新媒体主要指基于数字技术、网络技术及其他现代信息技术或通信技术的具有互动性、融合性的媒介形态和平台，包括网络媒体、手机媒体及两者融合形成的移动互联网以及其他具有互动性的数字媒体形式等，具有数字化、融合性、互动性和网络化的特点。新媒体健康传播指借助于新媒体开展的健康传播，具有传播主体多元化、传播渠道互动化、传播内容多样化、传播受众精准化和传播效果高效化等特点。

新媒体的分类很多，例如各种形式的数字电视、网络广播、网站、社交媒体等。国

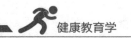

内新媒体健康传播的典型代表主要是"两微一端"，即微信、微博和移动客户端。

第二节　健康传播技巧

传播技巧是指能熟练地运用传播原理、知识和技术所表现出来的具体的传播技能或方法。健康传播是否达到预期目的，健康传播技巧举足轻重，只有科学、恰当地运用健康传播技巧，才能有效实现健康传播的目的。

一、人际传播基本技巧

健康教育中常用的人际传播形式包括咨询、交谈或个别访谈、劝服、指导。在健康传播中运用人际传播技巧，就是通过语言和非语言交流来影响或改变受传者的知识、信念、态度和行为的双向交流过程，主要包括谈话技巧、倾听技巧、提问技巧、反馈技巧和非语言传播技巧。

1. 谈话技巧

谈话技巧就是选择能够让对方领悟的语言或非语言符号，向受传者提供适合个人需要的信息。谈话技巧应注意如下几点。

（1）**内容明确，重点突出**　一次谈话紧紧围绕一个主题，保证沟通主题的完整性，避免涉及内容过多或过广。

（2）**语速适中，语调平稳**　避免过快或过慢，声音分贝恰当。

（3）**重复重要的概念，适当停顿**　一般在一次交谈过程中，重要或不易理解的内容应重复两三次，以加强理解和记忆。谈话过程中适当停顿，给对方提问和思考的机会。

（4）**把握谈话内容的深度，语言通俗易懂**　应根据谈话对象的身份、文化层次及对问题的基本了解程度，把握谈话内容的深度，尽量避免使用专业术语，必要时使用当地语言和居民习惯用语。

（5）**注意观察，及时取得反馈**　交谈过程中对方常常不自觉地以表情、动作等非语言形式来表达他的感受，要注意观察其情感变化及其内在含义，这将有助于与其深入交谈。

2. 倾听技巧

倾诉和倾听共同构成了交流的基础，倾听是维持人际关系的基本技能之一。倾听的技巧有以下几点。

（1）**主动参与，给予积极的反馈**　在听的过程中，采取稳重的姿势，力求与说话者保持同一高度，双目注视对方，始终保持友好和礼貌，切忌做一些小动作，以免对方认为自己不耐烦。

（2）**集中精力，克服干扰**　倾听过程中，诸如环境噪声、突然有人来访等，以及听者的分心、产生联想、急于表态等主观因素，都会给倾听带来干扰。对外界的干扰，要听而不闻，即使是偶尔被打断，也要尽快把注意力集中回来。

（3）**充分听取对方的讲话**　尽可能地多听和留意地听，不轻易做出判断或妄加评论，也不要急于做出回答。听的过程中，不断进行分析，抓住要点。不轻易打断对方的讲话，但对离题过远或不善言表者，可适当引导。

3. 提问技巧

提问是交流中获取信息、加深了解的重要手段。有技巧的发问，可以鼓励对方倾谈，可以获取深层次的信息。提问的方式可分为 5 种类型，每种提问方式都会产生不同的谈话效果。

（1）**封闭式提问**　这种提问方式比较具体，要求对方简短而确切地回答"是"或"不是"，"好"或"不好"，"有"或"没有"，以及名称、地点、数量等一类问题，适用于收集简明的事实性资料。

（2）**开放式提问**　这类问题比较笼统，能鼓励谈话者说出自己的感觉、认识、态度和想法，有助于谈话者真实地反映情况，并有助于谈话者的心理宣泄，表达他们被抑制的情感。其常用句式为"怎么""什么""哪些"等。例如，"你晚餐吃的什么菜呀？"

（3）**探索式提问**　又称探究式提问，适用于对某一问题进行深入的了解。为了解谈话者存在问题或某种行为产生的原因，常需要进行更深层次的提问，也就是再问一个"为什么"。如，"你为什么不去体检呢？"。

（4）**偏向式提问**　又称诱导式提问，提问者把自己的观点加在问话中，有暗示对方做出自己想要得到答案的倾向。如，"你今天感觉好点了吧？"在了解病情、收集信息为主要目的时，应避免使用此类提问方法。但可以用于有意提示对方注意某事的场合，如"你今天该去体检了吧？"

（5）**复合式提问**　指在一句问话中包括了两个或两个以上的问题。此类问题使回答者感到困惑，不知如何回答，且容易顾此失彼，应避免使用。

4. 反馈技巧

反馈技巧是指对对方表达出来的情感或言行作出恰当的反应，可使谈话进一步深入，也可使对方得到指导和激励。常用的反馈方法可分为以下几种。

（1）**肯定性反馈**　对谈话对方的正确言行表示赞同和支持。在健康咨询、技能训练、行为干预时，运用肯定性反馈会使对方感到愉快、受到鼓舞而易于接受。除了语言反馈外，也可用微笑、点头等非语言形式予以肯定。

（2）**否定性反馈**　对谈话对方不正确的言行或存在的问题提出否定性意见，给予改进

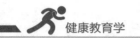

的意见。为了取得预期效果，使用否定性反馈时应注意两个原则：一是肯定对方值得肯定的一面，力求心理上的接近；二是用建议的方式指出问题所在。否定性反馈的意义在于，使谈话对方保持心理上的平衡，易于接受批评意见和建议，敢于正视自己存在的问题。

（3）**模糊性反馈**　向谈话对方作出表示没有明确态度和立场的反应，适用于暂时回避对方某些敏感问题或难以回答的问题，如"是吗?""哦!"等。

5. 非语言传播技巧

非语言包含表情、动作、姿态、眼神等，其蕴含着真实而丰富的信息内涵。非言语传播技巧是指以表情、动作、姿态等非语言形式传递信息的过程，人际交往中的大多信息是通过非言语形式传播的。非语言传播形式融会贯通在说话、倾听、提问、反馈等技巧之中，在运用时应注意一些技巧。

（1）**运用动态体语**　动态体语即通过无语言的动作来传情达意。如：用手势来强调某件事情的重要性；以皱眉、点头的表情来表示对倾诉对象的理解和同情；以注视对方的眼神表明在认真地听，表明对对方的重视和尊重。

（2）**注意静态体语**　静态的姿势也能传递丰富的信息，包括个人的仪表形象，如仪表服饰、体态、站姿等。与行为举止一样，它能够显示人的身份、气质、态度及文化修养，有着丰富的信息功能。在与社区居民交流时，衣着整洁大方、举止稳重的人，更容易让人信任，易于接近。

（3）**恰当运用类语言**　类语言并不是语言，但和语言有类似的地方，都是人发出的声音。哭声、笑声、呻吟声、叹息声、呼唤声等都是类语言。在交谈中适当地改变音量、声调和节奏，可有效地引起注意、调节气氛。类语言在人际传播中运用广泛，人们在发送微信时都有可能运用到。

（4）**创造适宜时空语**　时空语是指在人际交往过程中，利用时间、环境和交往气氛所产生的语义来传递信息，包括时间语和空间语。①时间语：准时赴约，不迟到，是表示对对方的尊重；无故爽约或迟到等这些"时间语"则会对传播效果产生负面影响。②空间语：包括交往环境和交往中双方所处的距离。安排适宜的交谈环境，如安静整洁的环境给人以安全感和轻松感；与交流对象保持适当的距离，如处于同一高度时（如：大人和孩子说话，最好蹲下来和孩子交流；和卧病在床的病人交流最好坐下来），较易建立融洽的交流关系。

二、健康传播材料的使用技巧

健康传播材料是健康传播活动中健康信息的载体，它是为了一定的健康传播目的，针对目标受众而设计、制作、承载和传递特定健康信息的载体，是开展健康教育活动的常用工具。以前曾被称为健康教育资料、媒体材料或健康教育材料。

健康传播材料多种多样，一般情况下按照健康传播材料的形式和使用对象等不同方面进行分类，具体分类的优缺点见表 11-1 和表 11-2。

表 11-1　传播材料按形式分类及优缺点

形式分类	优点	缺点
印刷材料	信息系统详尽、保留时间长、阅读方便、图文并茂、感染力强、成本低廉等	更新周期较长、持续时间短、受阅读者理解水平的限制等
声像材料	传播范围广、适合情景形象教育、增强健康知识易懂性等	受众接触时间短、不易反复观看或者收听、不利于理解、受到设备限制、制作费用高且周期长等
实物材料	真实性、直观性强，印象深刻，达到身临其境的效果，提高对健康知识的兴趣	缺乏反馈、成本较高等

表 11-2　传播材料按使用对象分类及优缺点

使用对象分类	优点	缺点
面向个体的材料	能及时反馈、互动性强、认同感较好、劝服性强、传播具有深度等	覆盖范围小、速度较慢、条件要求低等
面向群体的材料	设计精心、目的明确、传播效率高等	具有功利性等
面向大众的材料	覆盖范围广、速度较快、大众倡导性强等	缺少反馈、无互动、传播深度较低、条件要求高等

根据受众的不同，健康教育材料的使用技巧可分为以下 3 种。

（一）面向个体的健康传播材料

包括发放给个人或家庭中使用的图片、折页、小册子等健康教育材料。应当对材料的使用方法给予具体指导，主要的使用技巧有：①向受众强调学习和使用材料的重要作用，引起受众的重视；②强调材料的重点内容，引导受众加强学习，尽可能掌握；③讲解具体的使用或操作方法，使受众能够遵照有关步骤自行操作；④在受众再次咨询时，了解材料的使用情况，有需要时可以给予指导。

（二）面向群体的健康传播材料

在组织健康教育培训、专题讲座或小组讨论时，经常用到挂图、幻灯片、模型等健康传播材料。在使用这些面向群体的健康教育材料时，主要的使用技巧有：①与受众的距离恰当，文字、图画要让他们看得清晰；②面向受众，身体站在一侧，避免挡住部分受众的视线；③讲解要有所侧重，重点的内容应详细说明，同时充分利用好健康传播材料，充分发挥它们的优点，避免缺点（表 11-1 和表 11-2）；④设计好互动的问题，或

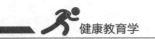
让受众提问，对于不理解的地方应做进一步的讲解；⑤活动结束前，总结要点，以便加深印象。

（三）面向大众的健康传播材料

在学校、居民区、城市广场、医院等公共场所张贴的宣传画、海报、布置的宣传栏等都属于此类宣传材料，使用时应注意：①地点便利：选择目标人群经常通过又易于驻足的地方；②位置适宜：挂贴的高度应以成年人注视时不必过于仰头为宜；③定期更换：一种宣传材料不宜留置过久，应定期更换，以便读者保持新鲜感；④维护和保管：发现有损坏应及时修补或更换。

三、健康讲座的技巧

健康讲座由演讲者、演讲内容、听众、环境、反馈和效果等基本要素构成，是比较传统和经常使用的健康教育方法之一。

健康讲座一般分为知识性讲座和说服性讲座两类。知识性讲座是指以讲解、传授、分享某方面的信息，增加受众知识为目的的讲座，目的在于使受众理解。通常情况下知识性讲座应明确定义，有对比、技能示范，使用教具，在知识模块之间恰当过渡等。说服性讲座是指以影响听众的态度、信念和行为为主要目标的讲座，通常包括事实说服型、价值观型和倡导型。

（一）演讲者的技巧

演讲者一般为具有医学教育背景和实际工作经验的专业人员，但在健康倡导、生活方式干预等方面，非医学背景的专业人员也可作为演讲者。演讲者应具有专业性、权威性、亲和力和演讲技巧。演讲者应掌握一定的语言技巧和人体语言技巧，恰当使用这些技巧，会显著提高演讲效果。

1. 语言技巧

应具有准确性、生动性、适宜性、包容性、平实性等特性。

①准确性：应使用受众较熟悉的语言，尽量少用专业术语；减少使用概念性或抽象性词汇；避免套话和繁杂的语言；避免照本宣科地念稿。②生动性：语言可以使用类比、比喻等修辞手法，可以使用对仗、排比等修辞手法，增加用词和语言的韵律性，这样可以有效激发受众的想象。③适宜性：要做到受众的文化水平、演讲者的特点、演讲的内容有机统一。④包容性：在演讲时应注意避免造成性别、年龄、种族、健康问题情况等方面的歧视。⑤平实性：应尽量使用质朴的语言和演讲风格，语速不可过快，平均以每分钟 100~150 字为宜。

2. 人体语言技巧

应在服装打扮、演讲姿势、表情和眼神、类语言上下功夫。

①服装打扮：一般穿着深色（灰、黑、蓝）正装，以彰显演讲者学识、素养、权威性和自信心。②演讲姿势：一般采用放松的站立姿势，同时可以多走动以便与受众交流。③表情和眼神：与受众多进行眼神的交流，会使受众产生备受关注的感觉。④类语言：使用语音、语调等类语言会显著增加演讲的感染力。

（二）激发受众兴趣

受众会更喜欢听具有幽默感和故事性强、互动参与多的健康讲座。激发受众兴趣的方法包括：关联性（讲座内容应与受众的日常生活和工作紧密关联）、实用性、邻近性（讲座内容应贴近受众的日常生活）、严重性（应让受众意识到某个健康问题正在威胁他们的生命健康，若不改正可能会引起严重后果）、通俗性、引导性、举例（鲜活的实例可以使受众产生身临其境的感觉）、比较和对比、关键词（每讲完某一阶段内容，可以使用几个关键词进行概括，以便于受众记忆）、分享共同经验（与受众分享自己的切身体验，易引起共鸣，进而拉近与受众的距离）。

（三）健康讲座环境要求

演讲环境包括物理环境和情境环境两种。物理环境包括空间大小、环境温度和湿度、照明、音响等；情境环境应具有生活性（与受众的实际生活情况关联密切）、形象性（受众能感知的、具体的场景）、专业性、问题性（提出问题并解答）和情感性（有效激发受众的情感）。

思考题

1. 简述健康传播的概念和方法。
2. 简述人际传播的谈话技巧和倾听技巧。

【导读】

　　健康管理是对个体或群体的健康进行全面监测、分析、评估，提供健康咨询和指导，以及对健康危险因素进行干预的全过程。其实质是通过健康管理来调动全社会的积极性，整合社会各界资源，为国民的健康促进提供具体途径和方法。构建高质量健康管理服务体系对贯彻新发展理念、提高人均预期寿命、增强我国综合国力和促进全民族健康发展意义重大。合理用药是健康管理的重要组成部分，是保证健康的重要措施，非法使用药物或使用违禁药物、禁用物质必须坚决制止和依法严惩。

【学习目标】

　　1. 掌握健康管理的基本内容和生活方式管理策略。

　　2. 熟悉健康管理的基本步骤和合理用药的基本原则。

　　3. 了解健康危险因素的概念与特点。

　　4. 树立健康管理理念，培养健康管理能力。

未病先防，既病防变，瘥后防复。

——《黄帝内经》

药品管理应当以人民健康为中心，坚持风险管理、全程管控、社会共治的原则，建立科学、严格的监督管理制度，全面提升药品质量，保障药品的安全、有效、可及。

——《中华人民共和国药品管理法》

【问题思考】

战国时期的名医扁鹊是中医世家，医术非常高超。当时魏文王曾求教于扁鹊，他问道："你们家兄弟三人，都精于医术，谁的医术最好呢？"扁鹊说："大哥最好，二哥差些，我是三人中最差的一个。"

"那为何你的声望要比两个兄长更大以至于名闻天下呢？"

"我的大哥治病于病情发作之前，那时候病人自己还不觉得有病，但大哥就下药铲除了病根；我的二哥治病于病情初起之时，病症尚不十分明显，病人也没有觉得痛苦，二哥就能药到病除；而我治病于病情十分严重之时，病人痛苦万分，病人家属心急如焚，此时他们看到我在经脉上穿刺，用针放血，或在患处敷以毒药以毒攻毒，或手术直指病灶，使危重病人病情得到缓解或很快治愈，所以我名闻天下。"

魏文王大悟。

请结合故事谈谈你对健康管理的认识和理解。

第一节　健康管理概述

健康管理一般是指以现代健康理念，即以生物、心理及社会适应能力为基础，在现代医学模式及传统中医思想指导下，应用医学和管理学知识，对个体或群体的健康进行监测、分析和评估，对健康危险因素进行干预及管理，提供连续服务的行为及过程。健康管理的目的是以最小的成本预防与控制疾病，提高人群生存质量。健康管理思想起源于古代，与生产力和人力资源观念的演变密切相关，在社会发展中不断实践与拓展，逐步形成完整的学科体系。

健康管理的需求
与兴起

一、健康危险因素的识别

健康管理的核心是针对健康危险因素所开展的干预和管理活动，全面了解和掌握健康危险因素的相关知识、掌握健康危险因素的评价方法，是开展健康管理活动必备的知识基础和核心技能。

（一）健康危险因素的概念

健康危险因素是指机体内外环境中存在的与疾病的发生、发展及预后有关的各种诱发因素，包括生物、心理、行为、经济和社会等方面因素。也就是说，因为健康危险因素的存在，所以疾病或死亡发生的可能性增加，健康不良结果的发生概率增加。健康危险因素有些是先天存在的，有些是后天形成的；有些是自然的，有些是人为的；有些是稳定的，有些是变化的。尽管健康危险因素本身的性质以及对健康的作用千差万别，但是不同危险因素间有着一些共同的特点。

（二）健康危险因素的特点

1. 长潜伏期

机体通常长期、反复暴露于危险因素中才容易发生疾病，通常把在危险因素中暴露与疾病发生之间存在的较长间隔称为潜伏期。潜伏期因人、因地而异，并且受到很多其他因素的影响。例如，吸烟是肺癌的一个危险因素，肺癌患者发病时吸烟史通常已经长达数十年；缺乏锻炼，高盐、高脂、高热量饮食，也需要长时间不断积累，才有可能引发心脑血管疾病。由于危险因素的潜伏期长，所以危险因素与疾病之间的因果联系不易确定，给疾病预防工作带来一定的困难。但正是由于潜伏期长，才给消除或减弱危险因素，阻断或延缓疾病的发生提供了时机。

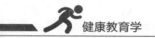

2. 弱特异性

危险因素对健康的作用，往往是一种危险因素与多种疾病有联系，也可能是多种危险因素引起一种疾病。正是因为许多危险因素的广泛分布及混杂作用，所以在一定程度上危险因素具有弱特异性。例如，吸烟是引起肺癌、支气管炎、心脑血管疾病和胃溃疡等多种疾病的危险因素；超重与冠心病、糖尿病有关，但冠心病、糖尿病的危险因素不止超重一种。由于危险因素与疾病之间具有弱特异性，加上存在个体差异，所以人们很容易忽视危险因素及其对健康的危害。

3. 联合作用

多种危险因素同时存在，可能存在联合或协同作用，明显增强致病危险性。例如，高血脂是冠心病发病的诱发因素，加上高血压引起血管内膜损伤，促使脂质在血管内膜沉积，提高了冠心病的发病风险。由于协同作用，具有多个危险因素的个体，即使每个危险因素水平轻度增加，也比只有一个高水平危险因素个体的发病概率要高，而这种情况需要引起我们的重视。

4. 广泛存在

危险因素广泛存在于人们的工作和生活环境中，存在于人们的日常活动之中，甚至伴随着个体的生存而存在，各因素紧密伴随、相互交织。其健康危害作用往往是潜在的、不明显的、渐进的和长期的，这就增加了人们认识危险因素的困难程度。特别是不良行为生活方式已经形成习惯，要改变习惯势必有一定的困难。因此，深入、持久、灵活、有效的危险因素干预策略便显得非常重要。

二、健康管理的基本内容

健康管理的基本内容包括以下 3 点。

（一）认识健康状况

在健康管理理念下，采用现代医学和管理学方法，对个体或群体的健康进行监测、分析和评估，并及时反馈给服务对象，让服务的个体或群体科学全面地了解自我健康状况，找出患病的风险及主要危险因素。

（二）树立健康理念

健康管理专业人员根据服务对象的健康状况，有针对性地改变服务对象对疾病与健康的认识。通过为服务对象提供健康咨询、交流与健康教育等手段，使其树立正确的健康理念，鼓励服务对象建立健康的生活方式和习惯。

（三）建立健康行为

建立健康行为是健康管理最重要的内容，也是对健康影响最大的因素。健康管理服务的个体或群体在健康管理专业人员的指导帮助下，在认识健康状况、树立健康理念的基础上，进一步在生活上采取行动、做出改变，根据自己的实际健康状况与风险，改变自己的生活方式与习惯；在科学方法的指导下，戒除不良习惯，建立健康的生活方式，减少危害健康的风险因素。

三、健康管理的基本步骤

健康管理主要包括了解健康状况、健康风险评估和健康干预3个基本步骤。这3个基本步骤是一个总的原则，应综合不同的危险因素和差异，制订个体化的健康管理方案，并积极地采用现代信息管理技术等多种管理手段以达到全过程的、细致化的健康干预。需要强调的是，健康管理是一个长期的、连续的过程，即在实施健康干预措施一定时间后，需要评估效果、调整计划和干预措施。只有周而复始、长期坚持，才能达到健康管理的预期效果。

（一）了解健康状况

通过健康调查（包括调查问卷法、访谈法、实地观察法等）或者健康体检等方式采集健康信息，找出危险因素，从而为下一步制订健康管理计划并实施有效的健康维护做准备。

1. 采集健康信息

服务对象的个人健康信息，包括个人一般情况、目前健康状况、疾病家族史、职业特点、生活方式、心理情况、具体体格检查和实验室检查等。

①健康信息来源与收集。健康信息的收集对于健康风险评估至关重要，为个人的健康状况及未来患病或死亡危险性的量化评估提供了基础。健康信息主要来源于各类卫生服务记录，包括卫生服务过程中的各种记录、定期或不定期的健康体检记录，以及健康或疾病调查记录等。

健康信息收集方法

②健康信息的管理。健康信息管理是了解健康状况的主要手段。首先要确保数据的准确无误和及时更新；其次要确保数据长久保存和信息安全；最后是信息数据的利用要依法依规地服务健康管理需要。管理的流程包括健康信息的数据录入、数据核查、信息整理、信息储存、信息更新、信息利用等，在信息管理全过程中要注意保护个人隐私。

健康信息的
管理流程

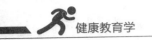

2. 建立完整健康档案

健康档案是记录每个人从出生到死亡的所有生命体征的变化，以及自身所从事过的与健康相关的行为与事件的档案。其具体内容主要包括个人生活习惯、既往病史、诊治情况、家族病史、现病史、历次体检结果及疾病的发生、发展、治疗和转归情况等。它是一个连续且全面的记录过程，通过其中详细完整的健康记录，为个人提供全方位的健康服务基础信息。

①健康档案的内容。健康档案包括个人健康档案、家庭健康档案和社区健康档案。**个人健康档案**：指一个人从出生到死亡的整个过程中，其健康状况的发展变化情况及所接受的各项卫生服务记录，主要由以问题为导向的诊疗记录和以预防为导向的周期性健康检查记录两个部分组成。**家庭健康档案**：包括家庭的基本资料、家系图、家庭评估资料、家庭主要问题目录（家庭事件）、问题描述和家庭各成员的个人健康档案。**社区健康档案**：指记录社区自身特征和居民健康状况的资料库，主要包括社区基本资料、社区卫生服务资源、社区卫生服务状况和社区居民健康状况等。

②健康档案的管理。健康档案的存放和保管可根据其规模、人员编制和人员素质情况而定，原则上应编制档案唯一编码。健康档案的保管应有必需的档案保管设施设备，按照防盗、防晒、防高温、防火、防潮、防尘、防鼠、防虫等要求妥善保管健康档案，并指定专人负责健康档案管理工作，保证健康档案完整、安全，以及服务对象的隐私。

（二）健康风险评估

健康风险评估也称健康危害评估，是根据个体或群体的健康危险因素与健康状况，来预测个人的寿命及其慢性病、常见病的发生率或死亡率。换言之，健康风险评估是一种分析方法或工具，用于估计特定事件发生的可能性，而不在于做出明确的诊断。其目的是帮助个体全面综合了解自身健康状况，强化健康意识，为制订个性化的健康干预措施并对其效果进行评价提供依据。

健康风险评估主要采用统计学、数学模型、现代信息技术等手段，对所收集的个体健康信息（包括个体健康史、既往史、家族史、生活方式、心理情况及各项身体检查指标）进行综合的数据分析处理，为服务对象的健康状况进行评估，同时对疾病发生或死亡的危险性进行量化并预测，提供评估、预测和指导报告。报告一般包括个人健康体检报告、个人总体健康评估报告和精神压力评估报告等。

（三）健康干预

健康干预是在了解健康状况和健康评估的基础上，以多种形式帮助个人采取行动，纠正不良的生活方式和习惯，控制健康危险因素，实现个人健康管理计划的目标。健康管理中的健康干预是个性化的，是根据个体的健康危险因素，由健康管理专业人员进行个体指导，设定个体目标，并动态追踪效果，通过个体健康管理日记、参与专项健康维护课程及跟踪随访措施来达到改善健康的效果。具体方式包括个人健康咨询、个人健康管理后续服务、专项健康与疾病管理服务。

1. 个人健康咨询

个人健康咨询是指在了解健康状况及进行健康风险评估后，为个体提供不同层次的健康咨询服务，让服务对象了解自己健康状况和疾病的危险因素、了解提高健康水平的具体措施、确定预防疾病发生的具体方案。具体内容应包括解析个人健康信息、评估健康检查结果、提供健康指导意见、制订个人健康管理计划和随访跟踪计划等。

2. 个人健康管理后续服务

个人健康管理后续服务是健康管理计划实行的监督、保证与完善步骤，具体根据被服务对象的需求，结合实际的医疗资源实施。具体内容包括对个体健康信息进行查询、做出指导、定期寄送健康管理通信与提示，以及检查健康管理计划的实现情况、主要危险因素的变化状况等。此外，健康教育课堂也是后续服务的重要措施，在营养改善、生活方式改变和疾病控制方面有良好的效果。

3. 专项健康与疾病管理服务

对于特殊服务对象，可根据特定的健康目标或疾病的预防指向制定专项健康与疾病管理服务。对已患有慢性病的个体，可针对特定疾病或危险因素提供专项服务，如糖尿病管理、血脂管理、心血管疾病危险因素管理、精神压力缓解、戒烟、运动、减重、营养和膳食咨询等。对未患有慢性病的个体，亦有可选择的服务，如个人健康教育、生活方式改善咨询和疾病高危人群的教育等。

健康管理案例——
肥胖症的健康管理

第二节　个体健康管理

在影响人类健康的因素中，个人行为与生活方式是最主要因素。强化个体健康管理，践行健康行为与生活方式是维护和促进个体健康行之有效的措施。

一、生活方式管理

生活方式与人们的健康和疾病密切相关，改变不良的生活方式可影响或改变人们健康状况，且改变生活方式永远不会晚，即使到中年或是晚年开始健康的生活方式，也能

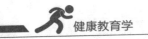

使人从中受益。

（一）生活方式管理的特点

生活方式管理是通过健康促进技术，如行为纠正和健康教育，来帮助人们远离不良行为，减少健康危险因素对健康的损害，预防疾病，改善健康。从卫生服务的角度来说，生活方式管理是指以个人或自我为核心的健康保健活动。该定义强调个人选择行为方式的重要性，因为其直接影响人们的健康，与危害的严重性相关联。膳食、体力活动、吸烟、饮酒、精神压力等因素是目前生活方式管理的重点。生活方式一旦形成，就有一定的稳定性和相对独立性。通过生活方式管理，可以帮助人们改变不良行为和生活习惯，减少健康危险因素对健康的损害，预防疾病，改善健康。生活方式管理有以下 3 个特点。

1. 以个体为中心，强调个体的健康责任和作用

不同的文化背景决定着人们的情趣、爱好、嗜好、价值取向等不同，并导致差异化的生活习惯和行为方式。因此，生活方式是由个体自己来掌控的，选择什么样的生活方式属于个人的意愿。生活方式管理的目的在于告诉人们应提倡和坚持有利于健康的生活方式，如戒烟限酒、规律运动、平衡膳食等。健康管理者提供条件供大家进行健康生活方式的体验，指导人们掌握改善生活方式的技巧，但不替代个人做出选择何种生活方式的决定。

2. 以健康为中心，强调预防为主，有效整合三级预防

在健康管理过程中，始终贯穿以人的健康为中心的理念。预防是生活方式管理的核心，其含义不仅仅是预防疾病的发生，还在于能在一定程度上逆转或延缓疾病的发展历程。在三级预防体系中，一级预防旨在控制健康危险因素，将疾病控制在尚未发生之前；二级预防则通过早发现、早诊断、早治疗而防止或减缓疾病发展；三级预防的重点是防止伤残和促进功能恢复，提高生存质量，延长寿命，降低病死率。三级预防在生活方式管理中都很重要，尤以一级预防最为重要。实际工作中针对个体或群体的健康状况，应有效地整合三级预防，而非片面地采用三个级别的预防措施。

3. 形式多样化，联合进行其他健康管理策略

与其他的医疗保健措施不同，以预防为主的生活方式管理通常是最经济且有效的，也是其他健康管理策略的基础。它可以以多种不同的形式出现，也可以融入健康管理的其他策略中。例如，生活方式管理可以纳入疾病管理项目中，用于减少疾病的发生率或降低疾病的危害。它可以在需求管理项目中出现，通过提醒人们进行预防性的医学检查等手段，来帮助人们更好地实现健康需求。但是不管采取何种方法与技术，生活方式管理的目的都是相同的，即通过选择健康的生活方式，减少或避免产生疾病的危险因素，

预防疾病的发生。这不仅使生活方式管理节省了更多的成本,同时收获了更多的边际效益。

（二）生活方式管理策略

1. 生活方式管理干预技术

生活方式管理主要通过一些干预技术,促使人们的生活方式朝着有利于健康的方向发展。生活方式管理的干预技术主要有教育、激励、训练和营销等。

（1）**教育**　教育是一种有目的、有组织、有计划、系统地传授知识和技术规范等的社会活动。教育的核心是教育人们树立健康意识、促使人们改变不健康的行为生活习惯,养成良好的行为生活习惯,以减少或消除影响健康的危险因素。将生活方式管理策略通过教育的手段实施,是干预技术中最直观的方式。教育要具有明确的目的性,要将确立个体正确的健康态度作为目的,不断加强对个体的教育,改变其不健康的行为方式。教育应根据教育对象的特征和健康教育的内容选择适当的教育形式。一般分为个别指导、集体讲解和座谈会3种形式。个别指导是针对个体进行的健康教育,是最有效的一种教育形式,其特点是易于双方沟通,可根据需要进行,简便灵活;集体讲座是针对群体进行的一种教育形式,其特点是开放、便于交流和讨论,可提高教育效果;座谈会是将相同特征的对象召集在一起,针对特殊健康知识的需求进行教育。

（2）**激励**　激励是组织通过设计适当的外部奖酬形式和工作环境,以一定的行为规范和惩罚性措施,借助信息沟通,来激发、引导、保持和规范组织成员的行为,以有效地实现组织及其个人目标的过程。在行为干预过程中,多通过正面强化、反面强化、反馈促进、惩罚等措施来进行行为矫正,达到改变不良行为的作用。个体在激励的作用下,不断产生改变生活方式的动力,从而达到干预的最终目的。因此,激励在干预技术中起着至关重要的内驱力作用。激励有助于挖掘个体的潜能,提升干预的效果。通过激励,个体不断提升自身内驱力,从内心渴望自我的突破和改变。

（3）**训练**　训练是通过一系列的参与式训练与体验,培训个体掌握行为矫正的技术。通过训练,使个体有计划、有步骤地学习和掌握生活方式的管理技术,不断提升个体的生活方式管理,这是生活方式管理干预技术中最高效的技术。训练在于不断增强个体新的生活方式频率,从而使个体对新的生活方式快速适应,最终获得习惯性。高强度的训练可以使个体在短时间内更容易地习惯健康的生活方式。

训练一般包括讲课、示范、实践、反馈、强化和家庭作业6个部分。第一,通过讲课形式教授技术;第二,示范并详细描述技术行为;第三,让参与者真正实践,亲自动手练习新技术;第四,由训练人向学员提供行为适度和效度的反馈信息;第五,提供奖赏性反馈来强化训练行为,如口头褒扬或物质奖励;第六,布置家庭作业帮助个体保持训练习惯。

（4）**营销**　营销是利用社会营销技术推广健康行为，营造健康的大环境，促进个体改变不健康的行为，是生活方式管理最具社会性的手段。营销的前提是明确社会群体中不同人群的不同需求，抓住不同人群的不同需求。一般来说，营销可以通过社会营销和健康交流等方式，帮助建立健康方案的知名度、增加健康管理方案的需求，最终帮助大众改变健康行为。

2. 生活方式管理策略步骤

（1）**收集生活方式信息**　在进行生活方式管理前，首先要收集管理对象的生活方式信息，包括饮食、起居、运动、娱乐、嗜好等。同时，还需要了解管理对象的价值取向和对健康行为的态度等。

（2）**评估行为危险因素**　根据管理对象的生活方式，分析判断存在的健康危险因素，如高脂饮食、高盐饮食、偏食、饮食无规律、饮食结构不合理、长期吸烟、酗酒、生活不规律、睡眠不足、缺乏体力活动、工作压力大、情绪紧张等。

（3）**判断行为改变所处阶段**　在使用行为改变模式阶段时，应根据行为改变的阶段模型，先对管理对象所处的行为阶段进行评估，以了解其处于何种行为改变阶段。评估确定管理对象所处的行为改变阶段后，再依据行为改变的干预策略，针对每个人所处的具体阶段，确定有针对性地帮助改变行为的办法。

（4）**制订和实施保健计划**　根据个体行为改变所处的阶段，与管理对象进行沟通提出阶段计划。在计划实施过程中，将行为的改善与管理对象的自我主观感觉和相关指标改善相联系，既有利于增强管理对象执行计划的信心，也有利于提高计划的执行率。在管理对象接受行为改变的建议并尝试进行行为改变后，应当为管理对象制定该行为改变的阶段计划并鼓励其付诸实践。

生活方式管理的成败，在很大程度上取决于被管理者对管理计划的参与和配合程度。多数不良的行为和生活方式是人们长期养成的生活习惯，要改变它并非易事。所以健康管理者在帮助建立健康的生活方式时不能急于求成，设置管理目标要兼顾理想与现实，注意可操作性，并且在开始要重点选择优先改变的项目，以后逐渐增加。此外，生活方式管理一般需要较长时间才能出现管理效果，所以管理者和管理对象都应该要有耐心。改变不良的生活方式是防治许多慢性病的有效方式，一旦显效，其效果稳定而长久，具有较好的预防价值。

二、合理用药

药物是疾病防治最主要的医疗手段，人们日常生活离不开药物。药物作为维护人类健康的特殊物品，不论是西药还是中药，都具有两面性，使用得当可以防病治病，使用不当轻则延误病情，重则出现毒性反应甚至危及生命。合理用药是个体健康管理的重要组成部分。只有做到合理用药，才能最大限度保证药物发挥预防和治疗疾病的作用。

（一）药物的分类

1. 根据原料来源和生产方法分类

（1）**中药**　中药的来源大多为天然植物和动物、矿物，包括原药材、经加工炮制和切制而成的中药饮片、传统中成药（丸、散、膏、丹等）、新型中成药（冲剂、口服液、片剂等）。

（2）**西药**　又称化学药品，主要包括合成药物（磺胺、吗丁啉、扑尔敏等）、提取药物（青霉素、头孢菌素、白蛋白等）和生物制剂（疫苗、单克隆抗体等）等。

2. 根据消费者获得和使用药品的权限分类

（1）**处方药**　处方药是指凭执业医师或执业助理医师处方才可调配、购买和使用的药品。这种药通常都具有一定的毒性及其他潜在的影响，用药方法和时间都有特殊要求，必须在医生指导下使用。

（2）**非处方药**　非处方药是指不需要凭执业医师或执业助理医师处方即可自行选择、购买和使用的药品，即常说的"OTC"药品。根据安全性的不同，非处方药又分为甲类非处方药（标有红色"OTC"标识）与乙类非处方药（标有绿色"OTC"标识）。甲类非处方药需在药店执业药师指导下购买和使用，如感冒药、止咳药、助消化药等；乙类非处方药则无须药师的指导就可以购买和使用，除在药店出售外，还可在超市、宾馆、百货商店等处销售。

（二）药物的合理应用

国际药学界给合理用药的定义是：以当代药物和疾病的系统知识和理论为基础，安全、有效、经济、适当地使用药物，其目的是让药物最大限度地发挥治疗或预防效能，将不良反应降低到最小，使患者得到有效合理的预防或治疗，并且医疗成本最小化。合理用药包括两个方面的含义，一是药品的有效性和安全性；二是力求在达到治疗目的前提下，尽可能降低医疗成本。

1. 合理用药的基本原则

（1）**安全性**　安全性是合理用药的基本前提。强调用药的安全性，并不是只能应用毒副作用最小的药物，或者用药治疗绝对不发生不良反应，而是让受药者承受最小的治疗风险来获得最大的治疗效果。

（2）**有效性**　有效性是合理用药的主要目标。以治疗疾病为目的的用药，其有效性可分为根除致病源治愈疾病、延缓疾病进程、缓解临床症状、预防疾病发生、调节人的生理功能等。至于如避孕、减肥、美容等非治疗目的的用药，药物所需达到的有效性也根据不同用药目的而千差万别。

（3）**适当性**　适当性是合理用药的必要保证。适当性即将适当的药品，以适当的剂量，在适当的时间，经适当的途径，给适当的患者，使用适当的疗程，达到适当的治疗目的。

（4）**经济性**　经济性是合理用药的基本要求。经济性并不是指尽量少用药或使用廉价药品，其正确含义是以尽可能少的药品资源、经济成本换取尽可能大的治疗效果。

1997年，WHO和美国卫生管理科学中心对合理用药制定了以下7个标准：①药物正确无误；②用药指征适宜；③药物的疗效、安全性、使用及价格对患者适宜；④剂量、用法、疗程妥当；⑤对患者没有禁忌证，可预见的副作用最小；⑥药品调配及提供给患者的药品信息无误；⑦患者遵医嘱情况良好。

2. 合理用药的注意事项

在现实生活中，由于药物的不合理使用，不良反应的发生率相当高，特别是长期误用或用药量较大时，情况更为严重，甚至可能出现严重的毒副反应。严格地讲，几乎所有药物在一定条件下都可能引起不良反应。但是，只要合理使用药物，就能避免或使其危害降到最低限度。药物的合理应用必须注意以下几点。

（1）**明确诊断**　合理应用药物的先决条件是明确诊断，对发病原因要有正确的认识，否则药物治疗便是无的放矢，非但无益，反而会影响疾病的治疗。如患者病因不明、病情不清，需去医院就诊，切忌盲目购用非处方药或保健药品。

（2）**谨慎选择**　在生活中，非处方药虽然可以到药店自行购买，但是非处方不代表"随意方"，使用非处方药时也应该明确用药目的，合理选用药物，要避免重复用药，注意药物之间的相互影响，不要过量服用。特别要注意小孩、老年人、孕妇、哺乳期妇女等特殊人群，千万不要盲目选药。

（3）**准确用药**　用药前，应注意详细查看药品说明书，对其批准文号、药品名、主要成分、药理作用等诸多内容认真阅读，尤应对适应证、禁忌证、不良反应、注意事项等内容细致了解，严格遵循用药剂量及疗程，明确药物的配伍禁忌及相互作用，避免出现严重不良反应。若个人无法判断，应及时咨询医师或药师。

（4）**依法依规**　药物合理应用必须符合法律法规，由于某些药物有特殊属性，禁止非法获取使用或滥用。例如，疫苗、血液制品、麻醉药品、精神药品、医疗用毒性药品、放射性药品、药品类易制毒化学品等国家实行特殊管理的药品不得在网络上销售；竞技体育运动员严禁使用含有禁用物质的药品。

（5）**密观反应**　在用药过程中应密切观察患者病情的变化，及时发现药物产生的不良反应，加以处理，尽量避免不良的后果。

思考题

1.简述健康管理的基本内容。

2.简述健康管理的基本步骤。

3.简述生活方式管理的策略。

4.简述合理用药的基本原则。

健康教育项目的设计、实施与评价

【导读】

　　健康教育与健康促进是一项复杂的社会系统工程，往往涉及多部门、多行业、多学科、多路径，需要权威性的领导和协调职能的组织，领导和协调不同的单位、组织、部门等形成合力，协调推进共同完成。任何一项健康教育项目都必须有科学周密的设计、有效的实施和系统的评价。健康教育项目的设计、实施与评价三者是一个相互制约、密不可分的整体。项目设计的目的是针对健康教育项目需求，合理调动和使用资源，寻求解决问题的最佳途径，为项目的实施与评价提供量化指标；项目实施是执行具体的项目计划，完成项目目标获得结果的过程，需选择最有效的策略和干预措施，并充分发挥政策、法规和组织的作用；项目评价是监控项目质量、检测项目成效的重要保障系统，贯穿项目始终。

【学习目标】

1. 掌握健康教育项目设计的基本原则和基本步骤。
2. 熟悉健康教育项目的实施过程与评价方法。
3. 了解健康教育项目评价的影响因素。
4. 培养健康教育项目设计、实施与评价的能力。

围绕重大卫生问题针对重点场所、重点人群，倡导健康的公共政策和支持性环境，以社区为基础，开展多种形式的健康教育与健康促进活动，普及健康知识，增强人们的健康意识和自我保健能力，促进全民健康素质提高。

——《全国健康教育与健康促进工作规划纲要》

【案例分析】

某社区卫生中心在老年人糖尿病防控方面存在一定困难，因为老年人的生活方式、饮食习惯和健康认知存在差异，缺乏科学的管理方法和健康知识。为了改变这种状况，该社区卫生中心拟计划组织一次关于糖尿病的健康教育项目。如果你作为此项目的负责人，谈谈该健康教育项目如何进行设计和有效实施，如何评价其实施的效果。

第一节　健康教育项目的设计

　　健康教育是一种有计划、有组织地提供健康知识和技能的过程，其目的是改善人们的健康水平。设计一份高质量的健康教育项目并组织实施，可以有效帮助人们预防疾病，提高健康水平，享受更健康、更美好的生活。

　　健康教育项目设计是根据卫生服务需求评估，通过科学的预测和决策，选择需要优先干预的健康问题，提出在未来一定时期内解决该健康问题的目标及实现该目标所采取的策略、方法、途径等所有活动的过程。健康教育项目内容涵盖健康促进、预防疾病、控制影响健康的各种危险因素，以及政策和组织机构等众多领域。因此，掌握健康教育项目设计的原则、步骤以及实施路径、评价方法对于开展健康教育与健康促进活动有重要意义。

一、健康教育项目设计的原则

　　健康教育项目设计是健康教育项目成功与否的关键环节，为项目实施及质量控制奠定了基础，也为科学评价效果提供了依据。健康教育项目设计应遵循以下基本原则。

1. 目标原则

　　健康教育项目设计必须始终坚持以正确的目标为导向，使项目计划活动紧密围绕目标进行，以确保健康教育目标的实现。健康教育项目设计必须目标明确、重点突出。

2. 整体性原则

　　健康教育是公共卫生工作的一个重要组成部分，制定健康教育项目应围绕卫生工作总方针、总目标展开。健康教育项目的设计要体现出整体性和全局性，以健康为中心，目标要体现社会长远发展背景下公众健康发展的总体需求。

3. 参与性原则

　　健康教育项目制定之前，要进行深入细致的卫生服务需求分析，只有把项目目标和目标人群所关心的健康问题紧密结合起来，才能广泛动员相关组织和目标人群的积极参与。任何一项健康教育项目都必须强调参与性原则，鼓励目标人群参与项目计划的制订以及实施的各项工作。

4. 可行性原则

　　健康教育项目的设计要从实际出发，结合目标人群的健康问题、认知水平、风俗

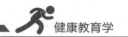

民情、生活习惯、经济状况等主客观情况，提出容易为目标人群接受、切实可行的健康教育项目。

5. 灵活性原则

项目设计应尽可能地预见到实施过程中可能发生的变化。因此，健康教育项目的设计应包含实施过程中可能发生的变化内容，并制定基于过程评价和反馈问题的应对策略、项目修订指征等，以确保项目的顺利实施。

二、健康教育项目设计的步骤

健康教育项目设计是在需求评估的基础上，对项目的具体内容包括项目目标、参与者、干预方式、经费预算等进行研究制定的过程，核心是确立干预目标和对策。主要包括以下基本步骤：

1. 确定目标

项目目标包括总体目标和具体目标。

（1）**总体目标** 又称远期目标，是指项目理想的最终结果。总体目标具有宏观性和远期性，有时可能永远不能实现。

（2）**具体目标** 又称近期目标，是为了实现总体目标而需要取得的各阶段、各方面、各层次的结果。具体目标多为明确的、具体的、切实可行的、可量化的、可测量的指标。其设计方法多样，一般按照"4W2H"要求进行设计（表 13-1）。

表 13-1　具体目标设计的要求

设计要求		含义
4W	Who	干预对象是谁
	What	实现什么变化
	When	在多长时间内实现这种变化
	Where	在什么范围内实现该变化
2H	How much	变化程度有多大（增加或减少多少）
	How to measure it	怎样测量这种变化

健康教育项目中的具体目标又可分为教育目标、行为目标、健康目标等。教育目标是为实现行为转变而设定的，健康教育项目应考虑到目标人群达到行为转变所必需的知识、信念、态度等；行为目标是该项目执行一定时间后有关行为的转化率，教育目标和行为目标一般称为近中期目标；而健康目标指在执行后产生的健康效益，健康目标既可以是某些生理生化指标的改变，也可以是疾病发病率或死亡率的变化。后者可以在执行

期内发生，也可以在执行期结束后相当长一段时间才能出现，称为远期效应。具体目标形成目标体系，反映出健康教育项目作为一个系统其各部分之间的结构关系。

2. 确定目标人群

目标人群是指健康教育干预的对象或特定群体。目标人群一般可分为 3 类。

（1）**一级目标人群** 一级目标人群指受疾病或健康问题影响最大、问题最严重、处于最危险状态的群体，是直接干预的、将实施健康促进行为的人群，是项目的直接受益者。如青少年控烟项目中，青少年为一级目标人群。

（2）**二级目标人群** 二级目标人群指对一级目标人群的健康知识、态度和行为可产生重要影响的人群，如卫生保健工作人员、亲属、朋友、同事或单位行政领导。

（3）**三级目标人群** 三级目标人群指对项目有支持作用或重大影响的人群，如行政决策者、项目资助者或其他对项目实施有重要影响的人。

在此基础上，还可根据各类目标人群内部的一些重要特征分出亚组，以利于制定策略和实施干预更有针对性。

3. 确定干预内容

任何健康行为都要受到倾向因素、促成因素和强化因素的影响，这 3 类行为影响因素在不同目标人群、在不同的干预阶段有不同的特点或侧重。应根据不同的目标人群进一步明确重要的干预措施，并根据项目目标选择干预内容。

（1）**倾向因素** 倾向因素通常先于行为，是产生某种行为的动机或愿望，或是诱发产生某行为的因素，其中包括知识、态度、信念及价值观等。一般可把倾向因素看作"个人"的偏爱，在教育过程中可能出现在一个人或一组人身上，这种偏爱不是趋向于有利的健康行为就是趋向于不利的健康行为。

（2）**促成因素** 促成因素是指促使行为动机或愿望得以实现的因素，即实现或达到某行为所必需的技术和资源，包括保健设施、医务人员、诊所及任何类似的资源；医疗费用、诊所距离、交通工具、个人保健技术；行政的重视与支持、法律、政策等。在教育过程中如不考虑促成因素，行为的目标就可能达不到。

（3）**强化因素** 强化因素是存在于干预行为后加强或减弱某种行为的因素，如奖励、惩罚等，以使某种行为得以巩固或增强、淡化或消除。与个体行为有直接影响的人是重要的强化因素之一，如有关的保健者、教师、同伴、长辈、配偶、领导等。如高血压病人的强化因素可为配偶、亲属或医生，他们经常督促病人及时服药，巩固病人依从性行为。

4. 确定干预场所

健康教育干预场所是指针对项目目标人群开展健康教育干预活动的主要场所，也是将健康教育干预活动付诸实践的有效途径。健康教育项目的干预活动是否能得到有效实施，一定程度上取决于场所是否适宜。可选择的场所包括社区医疗卫生机构、学校、工作场所、商业场所等。如青少年性与生殖健康教育项目一般以学校作为主要的干预场所，而高血压干预项目一般在社区卫生服务中心、社区活动中心等。

5. 确立干预策略

在健康教育项目制定过程中，一般将干预策略按教育策略、社会策略、环境策略及资源策略等分类确立。

（1）**教育策略** 教育策略又可分为信息交流类（即各种大众传播和人际交流策略手段）、技能培训类、组织方法类等。例如，针对目标人群的教育策略可包括：①大众传播，如广播、电视、报纸、网络等；②传播材料，如小折页、宣传栏、标语等；③讲座、培训；④医护人员指导；⑤社区活动，如咨询、义诊；⑥同伴教育。在确定教育策略时，要同时注意结合技能发展和个性化服务，进行可行性与成本分析。

（2）**社会策略** 社会策略即政策、法规制度、规定及其执行方法等。健康政策的支持和配合对于健康教育项目的顺利开展至关重要。要发掘并充分利用现有相关政策、法规，还有促成新的健康相关政策制订。例如，制定相关法规与政策；制定社区健康制度，如社区居民健康守则等。

（3）**环境策略** 环境策略即改善有关社会文化环境和物理环境的各种策略手段，包括：增加社区锻炼设施；增加社区卫生服务站；改造社区自然环境，如绿化植树、兴建体育场地；控制水或空气污染，如监督污染物排放，搬迁污染企业等。

（4）**资源策略** 资源策略即动员、筹集、分配、利用社区中各种有形和无形资源的途径、方法。加强动员，实施多部门的合作。

6. 确定干预活动

科学合理地安排健康教育项目的干预活动日程、准备教育材料、进行人员的组织培训是保证项目计划顺利实施的重要条件。项目进度是工作进程的总体安排，其制定应遵循合理原则。项目进度一般由时间段加工作内容等构成。项目进度应当有一定弹性，以免执行中无法按时完成。健康教育干预活动包括计划阶段、准备阶段、干预阶段、总结评价4个阶段。

（1）**计划阶段** 包括健康教育诊断（健康教育项目需求评估），制订项目计划、监测和评价计划。

（2）**准备阶段** 包括制作健康教育材料、人员培训、资源筹集分配、物质材料准备等。

（3）**干预阶段** 争取领导支持、应用各种媒介、实施干预措施、启动监测和评价计划。

（4）**总结阶段** 整理分析材料和数据，撰写项目总结报告。

7. 确定干预活动组织网络与人员队伍

健康教育工作是一项社会性的教育活动，因其涉及面广，需要形成多层次、多部门参与的网络组织。除各级健康教育专业机构外，网络中应包括有关政府部门、大众传播部门、教育部门、社区基层单位、医疗卫生部门等。各部门目标统一和行动协调配合，对健康教育项目的顺利开展至关重要。

在组建机构时，应充分考虑到项目所涉及的各方面、各层次人员参与，应以专业人员为主体，吸收网络中其他部门人员参与。对项目成功实施可能有实质性贡献的人员，可尽量纳入团队中。参与执行计划的各类人员应根据工作需要分别给予培训。

8. 确定监测与质量控制计划

为确保健康教育与健康促进的实施质量，在制订项目方案时，应同时制订实施过程中的监测与质量控制计划，具体应包括：监测与评价的内容，如具体目标完成情况、干预内容是否符合计划安排、进度执行是否符合计划；监测方法，如现场考察、资料查阅、访谈等；监测频率，如每半年或每年测评一次，或按单项活动进行监测与评价。

9. 确定项目预算

健康教育与健康促进活动过程中，必然会涉及经费使用。确定干预活动预算的原则是：科学合理、细致认真、厉行节约、留有余地。根据健康教育每项活动的目标人群、计划时间、项目内容方法与规模，分别测算出每项活动的开支类别和所需经费，汇总后即可得出整个项目的预算。

健康教育项目
设计的格林模式

"青少年肥胖与
健康管理"的健
康教育项目方案

第二节　健康教育项目的实施

健康教育项目实施是按照项目计划要求，实施各项干预措施，以有序和有效的工作去实现近、远期目标并获得效果的过程，是体现项目计划根本思想的具体活动和行动，是项目主体工作部分，也是重点和关键。健康教育项目实施过程包括制定计划进度表、建立实施领导与执行机构、培养技术骨干、干预活动、监测与质量控制等环节。

一、制定实施进度表

实施进度表是根据健康教育项目的计划进度，对各项具体工作的时间、地点、内容、

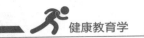

健康教育学

负责人及其他事项做出的具体安排，是各项干预活动、措施在时间和空间上的整合。各项干预活动的实施应以进度表为指引，逐步实现阶段目标和总体目标。进度表是以时间为引线，整合排列出各项干预活动的内容、工作日数量、工作目标与监测指标、工作地点、经费预算、分项目负责人，以及特殊需求等内容的一个综合的计划执行表。

二、建立组织管理机构

实施健康教育项目计划时，建立强有力的领导机构和高效率的执行机构对健康教育项目的顺利实施非常重要。健康教育项目取得成功的影响因素是多方面的，既需要有效动员目标人群参与，也需要具备良好技能的项目工作人员，同时也不可缺少多部门合作、组织保障以及政策环境的支持。因此，形成项目实施的组织网络，也是必不可少的环节。

1. 成立领导机构

领导机构的成立过程，也是开发与动员领导的过程。建立办事效率高、具有影响力和决策能力的领导机构是健康教育项目实施的基础，既有利于加强协调、动员多部门参与，又有利于建立一个支持性政策环境。领导机构应包括与计划实施直接相关部门的领导和主持实施工作的业务负责人，社区政府分管领导、社区卫生服务中心领导、社区重点企事业单位分管领导、社区重点人群代表也可以根据项目的需要，纳入领导机构中。领导机构要为健康教育项目提供政策支持、部门协调，研究解决健康教育工作中的困难和问题，领导机构对项目实施的作用是多方面的（表 13-2）。

表 13-2　领导机构对项目实施的作用

作用	内涵
政策支持	制定发布相关制度、办法、条例、意见等政策性文件
部门协调	协调相关部门的关系，发挥各部门在项目中的作用
社区开发	参与社区动员与开发，提高项目可信度，促进居民积极参与

2. 建立执行机构

执行机构的职责是具体负责落实和执行健康教育项目，分解项目计划中的每项活动，开展干预活动。执行机构一般设置在某一相关业务部门内，与项目负责人所在单位一致，如疾病预防控制中心、妇幼保健所等疾病预防部门。其成员大多以一个部门为主体，吸纳相关部门的专业人员参加。执行机构人员的数量和专业结构，应根据项目内容确定，应与设计方案保持一致。原则上，既要满足需要，又要避免过于庞杂。

三、项目实施人员的培训

项目正式实施前，应开展对项目实施人员的技术培训，使参与人员明确项目的目的、意义、内容方法及要求等，统一认识，统一技术，统一步调。通过培训，建立一支能胜任本项目实施任务的专业技术队伍。

1. 制订培训计划

开展培训应有充分的准备，包括确定培训内容与方法、预订培训场所、编印培训资料、落实培训师资、编制培训课表、安排服务保障等。

2. 培训内容

（1）项目管理人员的培训 培训内容一般应包括项目计划、质量控制、人员管理、财务与设备管理，以及项目评价与总结等。

（2）项目技术人员的培训内容 包括专业知识、传播材料制作、人际交流技术、人员培训方法和健康干预方法。

3. 组织培训

培训时间可根据项目情况确定，培训方法应灵活多样，包括讲授、咨询答疑、小组讨论、角色扮演、头脑风暴等。还可根据需要，通过技术观摩、操作或演练等开展培训。培训结束时应当对培训进行评价，包括培训讲师授课质量、学员出勤、学员考试成绩等。开展培训评价，能督促培训讲师认真备课与授课，还可促使学员认真学习。

项目管理人员和
项目技术人员
培训内容

四、实施健康教育干预活动

实施健康教育干预活动，应以目标人群的健康需求为导向，广泛调动目标人群参与的积极性。每一次健康教育与健康促进干预活动，都应该有精心的策划、组织、安排和实施。干预对象应突出重点，如某种疾病患者、高危人群等。干预的形式应灵活多样，可根据目标人群的性别、年龄、职业、受教育程度和干预内容等，选择适宜形式。干预活动的场所包括社区、医院、学校、工作场所等，在不同的项目中，干预场所有所不同。

五、项目监测与质量控制

监测是对项目实施过程的各个环节进行监督、测量的活动，是评估项目实施质量必不可少的工作。监测的内容主要有进度、质量、人员能力、效果、经费等，监测的

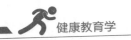

指标应根据所监测内容的特点确定，要能反映监测的内容。通过监测，发现项目实施中存在的问题，及时调整实施方法或方案，调整人员安排，以确保项目实施的质量。质量控制是对实施过程的质量保证，它有助于提高标准，确保活动符合利益相关者的需求。

第三节　健康教育项目的评价

健康教育项目的评价是对项目的目标、内容、方法、措施、过程和效果等进行评估的过程，可确定项目的先进性与合理性，督导项目的实施，确保项目实施质量并达到预期目标。

一、形成评价

形成评价是在项目执行前或执行早期，对项目内容进行的评价。形成评价有助于进一步完善项目方案，使所选择的干预策略、方法和措施等更加科学合理。高质量的形成评价可降低项目失败的风险，提高成功的可能性。

1. 形成评价的主要内容

包括目标是否明确合理、干预对象是否明确、干预内容与措施是否恰当、测量指标是否适宜、资源种类与数量是否充足、资料收集方法是否可行、经费预算是否符合规定等。总之，形成评价是使项目规划更完善、更合理、更可行、更容易为目标人群所接受。

2. 形成评价的常用方法

包括专家咨询、问卷调查、深入访谈、专题小组讨论、文献资料回顾等。

二、过程评价

过程评价是对项目从开始到结束的整个过程的评价，包括对项目方案、实施过程的各个环节、管理措施、工作人员情况等的评价。在项目执行的过程中开展评价，对项目的实施具有督导作用，有助于项目目标的实现。

1. 过程评价的主要内容

（1）**项目方案执行情况**　对项目方案的重要环节和主要活动应进行评价，包括各个环节的具体目标、目标人群接受干预情况、干预措施、按计划完成任务情况、取得的成绩及存在的问题等。

（2）**参与人员工作情况**　参与人员的态度与责任心，对专业知识和项目的熟悉程度，上下协调相互配合、内外联络等情况。

2. 过程评价的指标

根据项目内容及其特点选择评价指标，常用的评价指标有项目活动执行率、干预活动覆盖率（受干预人数／目标人群总数 ×100%）、目标人群满意度、资金使用率等。

3. 过程评价的方法

过程评价的方法主要是通过查阅资料、现场考察和工作人员调查收集资料与数据，并对获得的数据进行定性、定量分析。

三、效应评价

效应评价，又称影响评价或近中期效果评估，是评价项目实施之后目标人群健康相关行为及其影响因素的变化。

1. 效应评价的主要内容

（1）**倾向因素**　保健知识、健康价值观、对疾病或健康相关行为的态度、对自身易感性及疾病潜在威胁的信念等。

（2）**促成因素**　医疗保健服务的可及性、医疗卫生法律法规及相关政策、环境改变等。

（3）**强化因素**　一级目标人群采纳健康行为后可获得的社会支持、二级目标人群对健康相关行为与疾病的看法等。

（4）**健康相关行为**　涉及干预的健康相关行为的变化情况。

2. 效应评价的指标

常用的评价指标有健康知识平均分、健康知识合格率、健康知识知晓率（知晓人数／总调查人数 ×100%）、健康知识总知晓率（知晓题次／总调查题次 ×100%）、信念持有率、行为流行率、行为改变率等。

3. 效应评价的方法

对特定人群在干预前、后的评价指标变化进行比较，通过统计学检验确定干预措施的效果。由于健康教育的最终效果建立在知识、信念、行为的转变基础上，且最终效果往往要几年、十几年甚至几十年才能表现出来，要想使评价结果更具科学性和说服力，其评价设计的要求就更高。一般而言，应设立对照组进行同期随访，并与干预组进行对比分析。

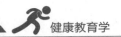

四、效果评价

效果评价，又称结局评价或远期效果评价，是评价实施之后目标人群的健康状况乃至生活质量的变化。简而言之，效果评价是指项目设计的最终目标是否实现。

1. 效果评价的主要内容

通常包括健康状况指标和生活质量指标评价。

（1）**健康状况指标**　包括身高、体重、血压、人格、情绪等生理心理指标，发病率、患病率、死亡率、婴儿死亡率、孕产妇死亡率，以及平均期望寿命等疾病与死亡指标。

（2）**生活质量指标**　包括生活质量指数、生活满意度指数、社区行动情况、健康政策和医疗卫生、环境条件改善等。

2. 效果评价的方法

同效应评价方法。

五、总结评价

　　总结评价是指综合形成评价、过程评价、效应评价和效果评价以及各方面资料做出的总结性的概括。总结评价能全面反映项目活动取得的成绩和存在的不足，以期做出该项目是否有必要重复、扩大或终止的决定，并为今后继续深入开展健康教育项目提供参考。

影响健康教育项目评价结果的因素

思考题

1. 简述健康教育项目设计的基本步骤与评价方法。
2. 在设计健康教育项目时，如何确定目标人群？

参考文献

[1] 傅华.健康教育学［M］.3版.北京：人民卫生出版社，2017.

[2] 黄敬亨，邢育健.健康教育学［M］.5版.上海：复旦大学出版社，2019.

[3] 王健，马军，王翔.健康教育学［M］.3版.北京：高等教育出版社，2021.

[4] 翟向阳.健康教育学［M］.重庆：重庆大学出版社，2018.

[5] 龙敏南.健康教育学［M］.北京：中国医药科技出版社，2021.

[6] 郑振佺，王宏.健康教育学［M］.2版.北京：科学出版社，2016.

[7] 马骁.健康教育学［M］.2版.北京：人民卫生出版社，2012.

[8] 程玉兰，田向阳.健康行为理论及应用［M］.北京：人民卫生出版社，2020.

[9] 赵文华，李可基，王玉英，等.中国人群身体活动指南（2021）［J］.中国公共卫生，2022，38
（2）:129-130.

[10] 王卫平，孙锟，常立文.儿科学［M］.9版.北京：人民卫生出版社，2018.

[11] 王瑞元，孙飚.运动生理学［M］.北京：人民体育出版社，2022.

[12] 马军.学校卫生学［M］.北京：高等教育出版社，2010.

[13] 黄希庭，郑涌.大学生心理健康［M］.3版.上海：华东师范大学出版社，2020.

[14] 俞国良.大学生心理健康［M］.2版.北京：北京师范大学出版社，2022.

[15] 张孟丽.大学生健康教育与常用急救技术［M］.北京：中国纺织出版社，2018.

[16] 傅小兰，张侃，陈雪峰，等.中国国民心理健康发展报告（2021—2022）［M］.北京：社会科学文
献出版社，2023.

[17] 詹思延.流行病学［M］.8版.北京：人民卫生出版社，2017.

[18] 李兰娟，任红.传染病学［M］.9版.北京：人民卫生出版社，2018.

[19] 王野川.中国学校生命与安全教育［M］.长春：吉林人民出版社，2019.

[20] 石泽亚.自救·互救·他救［M］.北京：人民卫生出版社，2016.

[21] 美国运动医学学会.ACSM运动测试与运动处方指南［M］.10版.王正珍，等译.北京：北京体育
大学出版社，2019.

[22] 张艺宏，徐峻华，何本祥，等.运动机能评定理论与方法［M］.北京：科学出版社，2018.

[23] 邓树勋，王健，乔德才，等.运动生理学［M］.3版.北京：高等教育出版社，2015.

[24] 于健春.临床营养学［M］.北京：人民卫生出版社，2021.

[25] 张蕴琨，金其贯.运动营养学［M］.北京：高等教育出版社，2019.

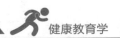

［26］弗朗西斯·显凯维奇·襄泽，埃莉诺·诺斯·惠特尼.营养学：概念与争论［M］.13版.王希成，王蕾，译.北京：清华大学出版社，2017.

［27］贝纳多特.高级运动营养学［M］.安江红，译.北京：人民体育出版社，2011.

［28］中国营养学会.中国居民膳食营养素参考摄入量（2013版）［M］.北京：科学出版社，2014.

［29］中国营养学会.中国居民膳食指南［M］.北京：人民卫生出版社，2022.

［30］杨月欣.中国食物成分表标准版［M］.6版.北京：北京大学医学出版社，2018.

［31］吴宗辉.性健康教育［M］.重庆：西南师范大学出版社，2022.

［32］朱俊勇.性与健康［M］.武汉：武汉大学出版社，2019.

［33］葛均波，徐永健，王辰.内科学［M］.9版.北京：人民卫生出版社，2018.

［34］冯连世.运动处方［M］.北京：高等教育出版社，2020.

［35］田向阳.健康传播学［M］.北京：人民卫生出版社，2017.

［36］李长宁.健康传播材料制作与评价［M］.北京：人民卫生出版社，2018

［37］李浴峰，马海燕.健康教育与健康促进［M］.北京：人民卫生出版社，2020.

［38］王高玲，申俊龙，钱学技.健康管理模式与路径的新思维［M］.南京：南京大学出版社，2021.

［39］刘良.中医临床安全合理用药［M］.北京：中国中医药出版社，2022.

［40］郭姣.健康管理学［M］.北京：人民卫生出版社，2021.

［41］程玉兰，李长宁.突发公共卫生事件健康教育实用技术与方法［M］.北京：人民卫生出版社，2018.

［42］万俊增.实用皮肤病性病图谱［M］.北京：人民卫生出版社，2021.

［43］张进军.医疗救护员培训教程［M］.北京：人民卫生出版社，2016.